HEALTH AND NUTRITION
FAT, CARB AND CALORIE COUNTER
WEIGHTLOSS AND DIABETIC DIET DATA

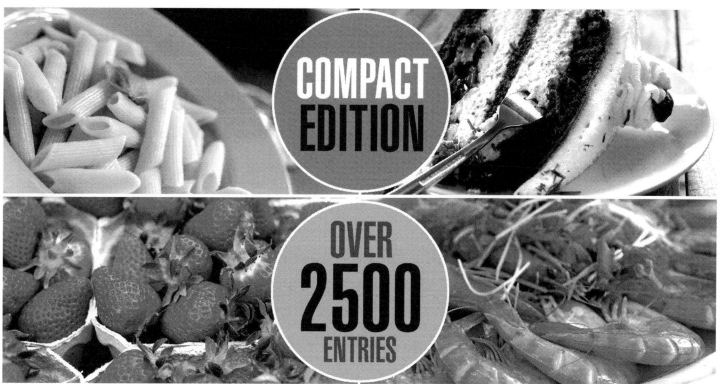

COMPACT EDITION

OVER 2500 ENTRIES

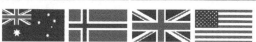

INTERNATIONAL GOVERNMENT DATA ON CALORIES, CARBOHYDRATE, SUGAR COUNTING, PROTEIN, FIBRE, SATURATED, MONO UNSATURATED POLY UNSATURATED, OMEGA 3 AND OMEGA 6 FAT BREAKDOWN, VITAMINS & MINERALS COUNT FOR HEALTHY LIVING OR DIABETES MANAGEMENT

First Edition Published by Reciprocity in 2016
All rights reserved.

EDITOR	WRITERS	NUTRITION ADVISOR
James Watkins	Marco Black, Susan Fotherington	Sibel Osman

Copyright © Reciprocity, London 2016

All Rights Reserved. No part of this publication may be reproduced, stored in a retrieval system, or transmitted, in any form, or by any means, electronic, mechanical, photocopying, recording or otherwise, without the prior permission of the publisher and copyright holder.

Disclaimer
The information in this book is provided on the basis that neither the authors nor the editors nor the publishers shall have any responsibility for any loss or damage that results or is claimed to have resulted from reading it.

THE COMPLETE COLLECTION OF
HEALTH AND NUTRITION
FAT, CARB AND CALORIE COUNTERS

GOVERNMENT FOOD DATA INTUITIVELY REWORDED AND CLEARLY PRESENTED

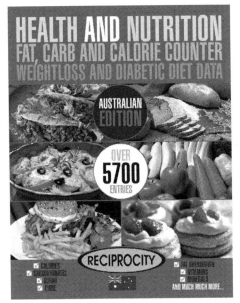

The AUSTRALIAN Edition
The Complete Australian Database

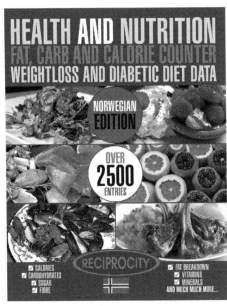

The NORWEGIAN Edition
The Complete Norwegian Database

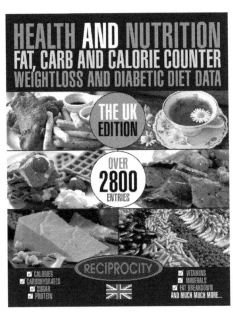

The UK Edition
The Complete United Kingdom Database

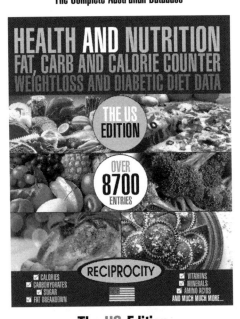

The US Edition
The Complete United States Database

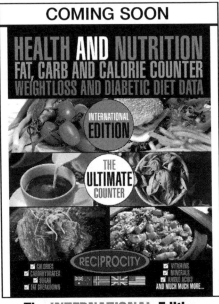

The INTERNATIONAL Edition
The majority of foods taken from the 4 databases

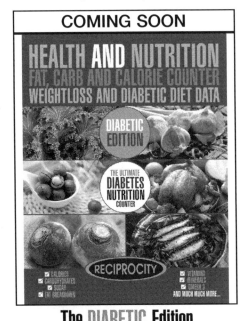

The DIABETIC Edition
The Nutrition Counter Database tailored for Diabetics

CONTENTS
THE PURPOSE OF THE DIRECTORY

Most western governments have done large amounts of analysis of food composition. But the results of their work have not proven to be very accessible to the public. Sales or ease of use have never been strong points for civil servants. Some commercial websites have attempted reasonably successfully to make the USDA food composition database in particular more accessible but...

"Beef, ground, unspecified fat content, cooked"
or...
"Beef, loin, top loin, lean/fat, 1/8" fat, choice, raw"

Is not the sort of thing one would generally enter into a search box.

So there was a lot of work to be done in order to make the data useable and useful to the general public. The US, the Australian, the British and the Norwegian governments have also produced mounds of food data in various less than optimal formats. This is the compact version of the most common foods found in those databases.

We sincerely hope that this directory will empower the food composition data you are looking for to jump off the page into your vision and that the first wording that comes to mind for the food you require data about will be what we imagined you would look for and how we reworded that item. So for example

Alcoholic Beverages, Wine, Red, French, Bordeaux is out.

and...
Red Wine bordeaux
or..
Bordeaux Red Wine are in.

There are many foods that are claimed to be superfoods and many stories about the true content of commercial hamburgers and Kentucky Fried Chicken etc. The Reciprocity series of food data directories gives you direct access to the facts behind these stories. See for yourself whether a food is super or whether it is full of trans fat and sugar and not very good for your health.

All the best - The Reciprocity Design Team

LISTING DATA

The Compact Health & Nutrition Counter is a catalogue of the more common foods taken from the 4 government databases. All data is per 100 grams of food. The data in this directory is taken from...
1. The USDA National Nutrient Database for Standard Reference release SR28 September 2015.
2. The Norwegian government food composition table from the Norwegain Food Safety Authority
3. The UK government composition of foods integrated data set (CoFID McChance and Widdowson March 25th 2015)
4. The Australian Food Supplement and Nutrient Database (AUSNUT 2011-2013), from Food Standards Australia and New Zealand.

Each listing contains..

10 essential vitamins: **A, B1 (Thiamin), B2 (Riboflavin), B3 (Niacin), B6 (Pyridoxines), B9 (Folates), B12 (Cobalamin), C, D, E.**

The breakdown of fats into: **Total Fat, Saturated Fat, Monounsaturated Fat, Polyunsaturated Fat, Trans Fat, Omega3, Omega6.**

10 essential minerals: **Calcium, Iron, Sodium, Potassium, Magnesium, Zinc, Selenium, Copper, Phosphorus and Iodine.**

General listings: **Percentage of food edibility, Water, Energy in kilojoules and kilocalories, Cholestrol, Carbohydrates, Starch, Sugar and Added Sugar, Fibre, Protein, Salt, Alcohol, Retinol and Beta-Carotene.**

TYPES OF FAT

These are the most technical elements or our listings. The 3 types of fat we eat are Saturated, Monounsaturated and Polyunsaturated. Saturated fats have no carbon double bonds, monounsaturated fats have one carbon double bond and polyunsaturated fats have several carbon double bonds. This is organic chemistry. It is all about the number of carbon double bonds and where they are in the carbohydrate chain of the fat and whether the type of the double bonds is 'cis' or 'trans'. A 'cis' double bond has its two hydrogen atoms adjacent to each other, whereas a 'trans' double bond has them opposite each other. So in a 'cis' double bond the two Hydrogen atoms are neighbours and in a trans double bond they live on opposite sides of the street. The chemical formula for a cis fat is the same as for a trans fat because the atoms in the carbohydrate chain are all connected in the same order. But cis and trans isomers (same formula but different double bond orientation) are nonetheless different chemical compounds with different boiling points and melting points etc.

cis-fat molecule

trans-fat molecule

These morphologies of fats are best seen pictorially...

SFA is a saturated fatty acid
MUFA is a monounsaturated fatty acid
PUFA is a polyunsaturated fatty acid.
OMEGA3 fats have two single carbon bonds and then a carbon double bond counting from the non acid end of the chain.
OMEGA6 fats have five single carbon bonds and then a carbon double bond counting from the non acid end of the chain.

It is amazing to the writer that having a carbon double bond 3rd from the non acid end of a molecule makes it Omega3 or n-3 and anti-inflammatory whereas having it 6th from the non acid end of a molecule make it Omega6 or n-6 and inflammatory. The human metabolism cannot move those double bonds. Likewise some trans fats are damaging to health whereas the cis version is not. Trans fats from meat and dairy have been shown not to be harmful in moderate quantity. Whereas trans fats produced by hydrogenating polyunsaturated vegetable oils by artificial chemical processes have been shown to be damaging. Food companies hydrogenate fats in order to give them a longer shelf life. The most beneficial fat of them all, Omega3 marine polyunsaturated fat (fish oil), has the shortest shelf life! Hence one does not generally buy sardines in their own oil. One buys them in olive oil, which is Omega6.

So to see precisely what types of fat you are eating as determined by the various government researched databases used by this directory please just look up the listing in the pages that follow.

Fig 1: Fatty Acids

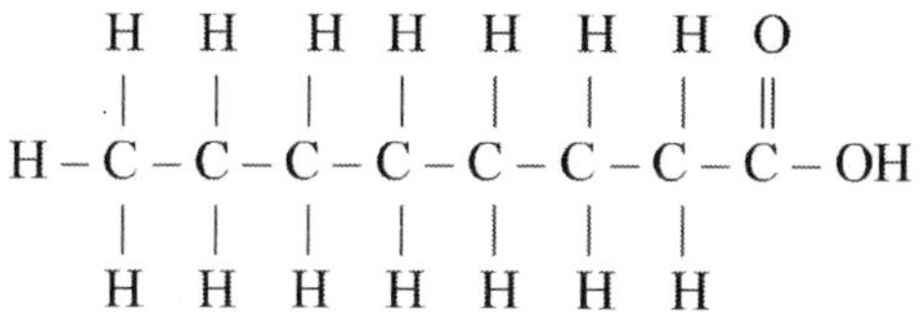

```
      H  H  H  H  H  H  H  O
      |  |  |  |  |  |  |  ||
  H – C – C – C – C – C – C – C – C – OH    Saturated Fatty Acid (SFA) example
      |  |  |  |  |  |  |
      H  H  H  H  H  H  H


      H  H        H  H  H  O
      |  |        |  |  |  ||
  H – C – C – C = C – C – C – C – C – OH    Monounsaturated Fatty Acid (MUFA) example
      |  |  |  |  |  |  |
      H  H  H  H  H  H  H


      H  H        H        H  O
      |  |        |        |  ||
  H – C – C – C = C – C – C = C – C – C – OH    Polyunsaturated Fatty Acid (PUFA) example
      |  |  |  |  |  |  |  |
      H  H  H  H  H  H  H
```

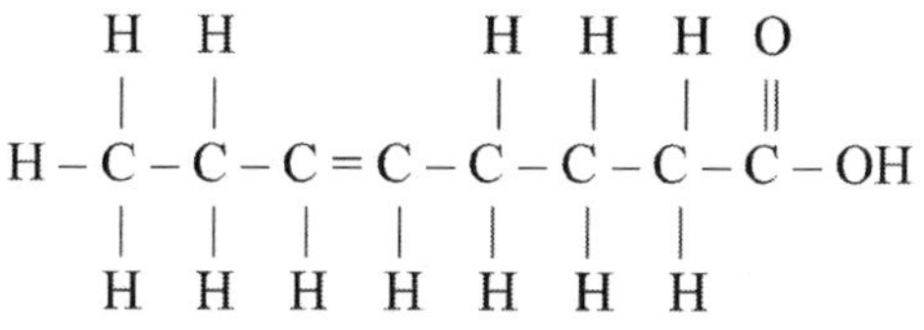

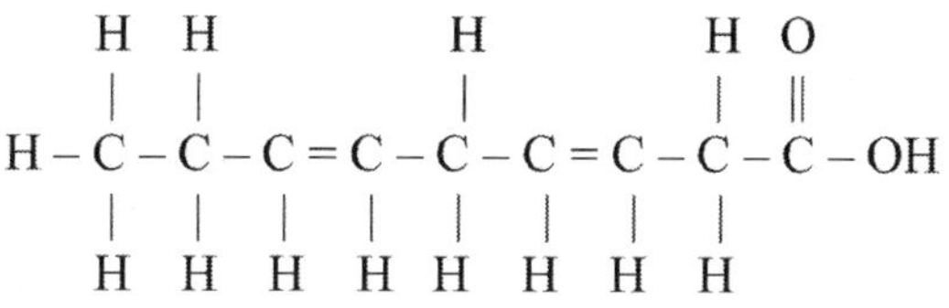

Linoleic Acid 18:2 n-6 Omega6 PUFA *(one example isomer)*

```
      H  H  H  H     H        H  H  H  H  H  H  O
      |  |  |  |     |        |  |  |  |  |  |  ||
  H – C – C – C – C – C – C = C – C – C = C – C – C – C – C – C – C – C – OH
      |  |  |  |  |  |  |  |  |  |  |  |  |  |  |  |  |
      H  H  H  H  H  H     H  H     H  H  H  H  H  H  H
```

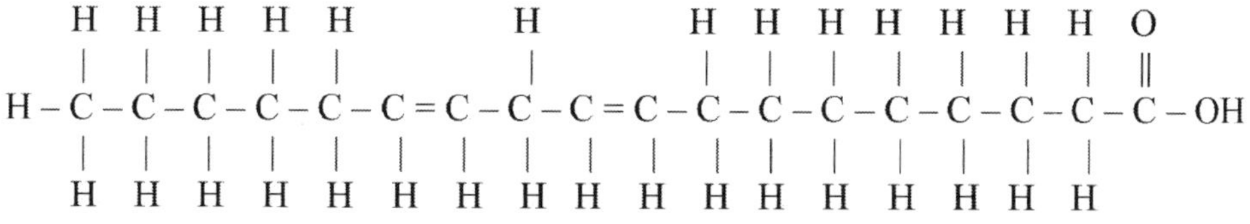

Alpha Linolenic Acid (ALA) 18:3 n-3 Omega3 PUFA *(one example isomer)*

```
      H  H     H        H     H  H  H  H  H  H  O
      |  |     |        |     |  |  |  |  |  |  ||
  H – C – C – C = C – C – C = C – C – C = C – C – C – C – C – C – C – C – OH
      |  |  |  |  |  |  |  |  |  |  |  |  |  |  |  |  |
      H  H  H  H  H  H  H  H  H  H  H  H  H  H  H  H  H
```

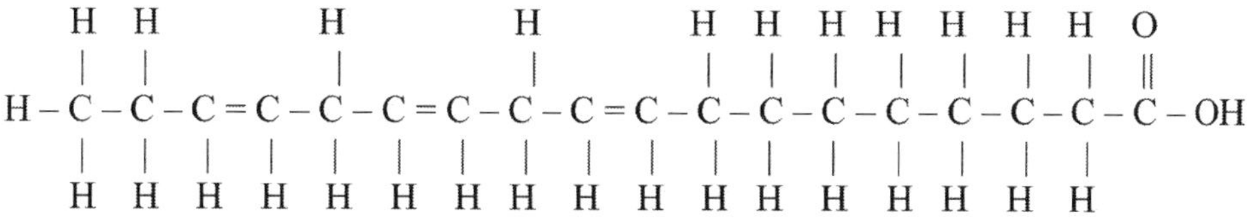

Eicosapentaenoic Acid (EPA) 20:5 n-3 Omega3 PUFA *(one example isomer)*

```
      H  H     H        H        H        H     H  H  H  O
      |  |     |        |        |        |     |  |  |  ||
  H – C – C – C = C – C – C = C – C – C = C – C – C = C – C – C = C – C – C – C – OH
      |  |  |  |  |  |  |  |  |  |  |  |  |  |  |  |  |  |  |
      H  H  H  H  H  H  H  H  H  H  H  H  H  H  H  H  H  H  H
```

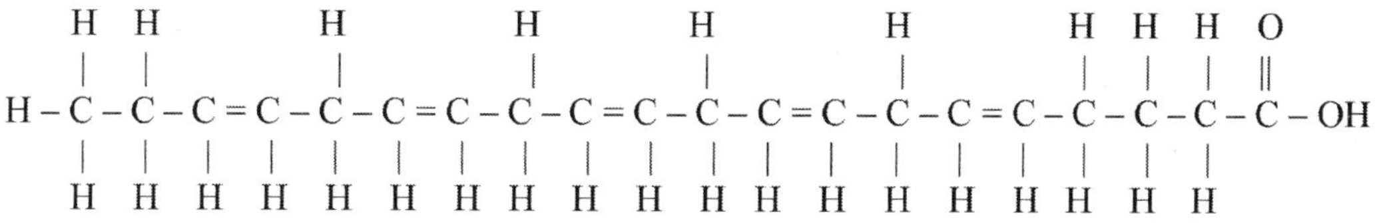

Docosahexaenoic Acid (DHA) 22:6 n-3 Omega3 PUFA *(one example isomer)*

```
      H  H     H        H        H        H        H        H  H  O
      |  |     |        |        |        |        |        |  |  ||
  H – C – C – C = C – C – C = C – C – C = C – C – C = C – C – C = C – C – C = C – C – C – C – OH
      |  |  |  |  |  |  |  |  |  |  |  |  |  |  |  |  |  |  |  |  |
      H  H  H  H  H  H  H  H  H  H  H  H  H  H  H  H  H  H  H  H  H
```

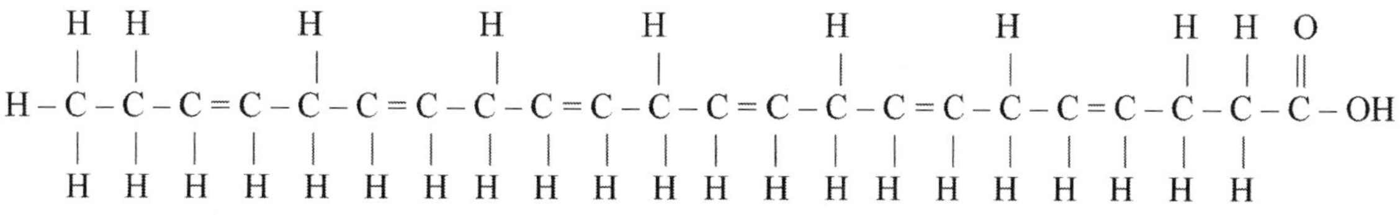

All data is per 100 grams of food
Dashes means data not included in source database

Name	% Edible	Water	kJoules	kcal	Total Fat	Saturated Fat	Trans Fat	Mono Fat	Poly Fat	Omega3	Omega6	Cholestrol	Carb	Starch	Sugar	Sugar Added	Fibre
Recommended Daily Amount Units	n/a %	3300 g	8700 kj	2000 Kcal	65 g	20 g	nr g	nr g	nr g	nr g	nr g	200 mg	300 g	278 g	nr g	nr g	25 g
After Eight Chocolate, filled with mint	100	4	1712	404	4.6	2.8	-	1.5	0.1	-	-	0	88.1	-	68.9	-	0
Alfalfa seeds, sprouted, raw	100	93	112	27	0.7	0.1	0	0.1	0.4	0.2	0.2	0	0.3	0	0.3	0	1.7
All-Bran Plus Wheat bran, roasted, sweetened	100	3	1409	336	4.6	0.6	0	0.5	2.2	0.1	1.8	0	47.4	29.8	17.5	12.5	27.8
All-Bran Regular Wheat flakes, roasted	100	3	1503	356	2	0.5	0	0.3	1	0	0.4	0	66	46	20	20	15
Almond beverage	100	94	109	26	1.3	0.1	0	0.8	0.3	-	-	0	3.5	-	3.1	-	0.2
Almond beverage, enriched	100	94	109	26	1.3	0.1	0	0.8	0.3	-	-	0	3.5	-	3.1	-	0.2
Almond cake, Swedish macaroon tea cake	100	15	1826	436	20.6	10.6	-	6.5	2.4	0.4	3.8	65	55	20.3	34.7	33	2.1
Almonds	100	5	2385	577	49.2	3.7	0	30.9	12.1	0	12.3	0	6.3	2.4	3.9	0	12.2
Almonds, without peel	100	4	2482	600	52.5	4	0	33.4	12.4	0	12.4	0	5.6	1	4.6	0	9.9
Anchovies, canned	100	53	903	216	13.1	3	0	5.4	3.4	1.9	2.4	90	12.1	0	12.1	12	0
Anchovy fillets, canned	100	58	1000	240	16	6.5	0	0.7	7.2	3.7	0	80	8	0	8	8	0
Angler fish, fillet, simmered	100	78	352	83	0.1	0	0	0	0	0	0	32	0	0	0	0	0
Angler fish, raw	34	83	272	64	0.1	0	0	0	0	0	0	25	0	0	0	0	0
Apple Pie	100	57	934	223	11.5	4.9	0.2	3.2	2.4	0.4	1.6	11	26.4	14.4	11.9	5.1	2
Apple juice	100	88	179	42	0.1	0	0	0	0	0	0	0	10.2	0	10.2	0	0.3
Apple, Granny Smith, Golden Delicious, raw	90	88	182	43	0	0	0	0	0	0	0	0	9.4	0	8.8	0	2.5
Apple, Ingrid Marie, raw	91	86	206	49	0	0	0	0	0	0	0	0	11	0.4	10.3	0	2.2
Apple, imported, raw	90	86	208	49	0.2	0	0	0	0.1	0	0	0	10.6	0.1	10.6	0	2
Apple, unspecified, raw	90	86	206	49	0.2	0	0	0	0	0	0.1	0	10.6	0.1	10.5	0	2.1
Apples, canned	100	82	291	69	0.5	0.1	0	0	0.2	0	0.1	0	15	0	15	10	1.8
Apples, dried	100	22	1152	272	0.5	0.1	0	0	0.3	0	0.2	0	60.1	0	60.1	0	9.7
Apricots, canned, in syrup	100	82	297	70	0	0	0	0	0	0	0	0	16.1	0	16.1	12	1.6
Apricots, dried	100	31	1049	248	0.5	0	0	0.1	0.1	0	0.1	0	53.8	0.4	53.4	0	7.3
Apricots, raw	93	86	219	52	0.4	0	0	0.2	0.1	0	0	0	9.7	0	9.3	0	2
Arborio Rice, risotto rice, uncooked	100	13	1605	378	1	0.2	0	0.2	0.4	-	-	0	85.2	84.9	0.2	0	1.4
Artichoke, globe, raw	43	85	117	28	0.2	0.1	0	0	0.1	0	0	0	1.3	0	1.3	0	5
Asparagus, canned, drained	100	94	99	24	0.6	0.1	0	0	0.3	0	0.3	0	1.6	0.5	1.1	0	1.6
Asparagus, raw	53	93	92	22	0.1	0	0	0	0	0	0	0	2	0.1	1.9	0	2.1
Aubergine, raw	81	94	84	20	0.1	0	0	0	0	0	0	0	2.5	0	2.5	0	2.4
Avocado, raw	74	70	804	196	19.6	3.4	0	12.7	2.6	0.2	2.3	0	0.5	0	0.5	0	4.8
Baby corn, canned	100	92	110	26	0.4	0	0	0	0	0	0.2	0	2	0.6	1.4	0	1.5
Baby food, in jars, pasta and beef, from 12 months	100	78	424	101	4.3	0.6	0	2.2	1.2	0.1	0.7	6	11	9.3	1.7	0	1.1
Baby food, in jars, pasta and beef, from 6 months	100	81	358	85	3.2	0.6	0	1.5	0.9	0.1	0.4	5	10.1	8.1	2	0	1.2
Baby food, in jars, pasta and ham, from 8 months	100	80	365	87	3	0.4	0	1.5	1	0	0.5	5	10.3	8.6	1.8	0	1.2
Baby food, in jars, potatoes and beef, from 12 months	100	80	365	87	3.5	0.6	0	1.8	0.8	0.1	0.6	7	9.7	7.1	2.7	0	1.3
Baby food, in jars, potatoes and fish balls, from 8 months	100	80	352	84	2.3	1.4	0.1	0.5	0.1	0.1	0.3	11	11.9	8.8	3.1	0	1.2
Baby food, in jars, potatoes and lamb, from 6 months	100	82	316	75	2.7	0.5	0	1.4	0.7	0.1	0.1	6	9.3	7.2	2.1	0	1.3
Baby food, in jars, rice & turkey/chicken, from 12 months	100	80	360	86	2.9	0.3	0	1.6	0.8	0.1	0.9	11	10.1	8.2	1.9	0	1.2
Bacon with rind, pan-fried	100	41	1867	452	43.1	16.2	0.1	18.7	5.5	0.6	5.4	54	0	0	0	0	0
Bacon, Pork side, raw	93	50	1585	384	36.6	13.8	0.1	15.9	4.7	0.5	4.6	46	0	0	0	0	0
Bacon, Pork side, without bone, cured, pan-fried	100	41	1863	451	42.9	15.4	0.3	18.8	6.1	0.5	4.8	75	0	0	0	0	0
Bacon, with rind, raw	100	51	1402	339	31.5	11.9	0.1	13.7	4.1	0.4	3.9	46	0	0	0	0	0
Baguette, white, bake-off, ready to eat	100	34	1100	260	1.4	0.4	-	0.2	0.7	0	0.4	0	50.6	47.4	3.2	0	2.5
Baked Beans, white, in tomato sauce, canned	100	75	390	93	1.4	0.2	0	0.6	0.5	0.1	0.4	0	12.4	8.6	3.7	0.4	4
Baking powder	100	6	731	172	0	0	0	0	0	0	0	0	37.8	37.8	0	0	0
Baking soda	100	0	0	0	0	0	0	0	0	0	0	0	0	0	0	0	0
Balsamic vinegar	100	76	262	62	0	0	0	0	0	0	0	0	15	-	15	-	0
Bamboo shoots, canned	58	92	58	14	0.2	0.1	0	0	0.1	0	0.1	0	0.7	0	0.7	0	1.7
Banana, raw	66	76	352	83	0.3	0.1	0	0	0.1	0	0	0	18.1	4.4	13.9	0	1.7
Barley flour	100	15	1279	302	1.1	0.2	0	0.1	0.5	0	0.4	0	60.6	59.7	0.9	0	7.6
Basil, dried	100	10	1013	244	4.1	2.2	0	1.2	0.5	0.3	0.2	0	10	8.3	1.7	0	37.7
Basil, fresh	64	90	128	31	0.7	0	0	0.1	0.4	0.3	0.1	0	1.2	0	1.2	0	3.4
Basmati Rice, cooked	100	69	526	124	0.4	0.2	0	0.2	0.2	0	0.1	0	26.9	26.8	0.1	0	0.2
Basmati Rice, uncooked	100	12	1504	354	1	0.2	0	0.3	0.3	0	0.2	0	76.8	76.6	0.2	0	0.5
Bay leaf, dried	100	5	1477	353	8.4	2.3	0	1.6	2.3	-	-	0	48.6	0	-	0	26.3
Beef Liver, raw	100	72	524	124	3.2	1.1	0	0.4	0.7	0.4	0.4	230	3.5	3.5	0	0	0
Beef patties, fried	100	63	928	223	16.7	7.4	0.1	7.4	0.7	0.1	0.2	45	4.7	2.8	1	0	0.1
Beef patties, raw	100	66	858	206	15.4	6.8	0.1	6.8	0.6	0.1	0.5	42	4.4	2.6	0.9	0	0.1

Protein	Salt	Alcohol	VitaminA	Retinol	Beta-Carotene	VitaminD	VitaminE	VitaminB1	VitaminB2	VitaminB3	VitaminB6	VitaminB9	VitaminB12	VitaminC	Calcium	Iron	Sodium	Potassium	Magnesium	Zinc	Selenium	Copper	Phosphorus	Iodine
50 g	2300 mg	nr mg	900 µg	nr µg	nr mg	600 µg	1 mg	1.5 mg	1.7 mg	20 mg	2 mg	400 µg	6 µg	60 mg	1000 mg	18 mg	2400 mg	3500 mg	400 mg	15 mg	70 µg	2 mg	1000 mg	150 µg
2.6	0	0	0	0	0	0	0.2	0.02	0.03	0.2	0.02	5	0	0	19	2	3	184	51	0.8	0	-	77	0
4	0	0	8	0	96	0	0	0.04	0.06	0.5	0.03	36	0	2	32	1	6	79	27	0.9	1	0.16	70	-
12.4	1.1	0	0	0	6	0	2.3	0.41	0.33	15	1.06	100	0	0	42	9.6	450	969	242	5.6	4	0.45	588	0
11	1	0	0	0	0	0	-	0.41	0.33	15	1.06	100	0	0	30	9.6	400	520	130	2.5	4	0.45	370	0
0	0.1	0	0	0	0	0	0	0	0	0.1	0	0	0	0	-	0	49	16	6	0	0	0.02	67	0
0	0.1	0	0	0	0	0.9	2.9	0	0.2	0.1	0	0	0.4	0	133	0	49	16	6	0	0	0.02	67	0
6.7	0.4	0	225	222	36	1.7	4.8	0.03	0.16	0.7	0.05	23	0.3	0	39	0.9	157	150	30	0.7	4	0.2	99	5
21.2	0	0	0	0	1	0	26.2	0.21	1.01	3.4	0.14	50	0	0	264	3.7	1	705	268	3.1	3	1	484	2
21.4	0	0	0	0	4	0	23.8	0.19	0.41	3.5	0.12	49	0	0	236	3.3	19	659	268	3	3	1.03	481	2
12.5	6.9	0	54	54	0	0.2	0.6	0.02	0.16	2.2	0.45	5	10	0	99	1.3	2750	145	13	1.8	20	0.16	141	45
16	7.1	0	30	30	0	11	0.5	0.03	0.17	2.5	0.05	1	5.6	0	60	0.7	2826	123	9	0.1	14	0.08	51	-
20.5	0.3	0	104	104	0	1.3	0.6	0.03	0.08	2.6	0.3	16	1	0	6	0	106	444	25	0.4	39	0	208	-
15.8	0.2	0	80	80	0	1	0.5	0.03	0.06	2	0.23	12	0.8	0	5	0	82	342	19	0.3	30	0	160	-
2.6	0.2	0	136	130	70	1.4	1.5	0.07	0.02	0.4	0.04	4	0	2	8	0.3	90	125	11	0.2	1	0.05	86	-
0	0	0	0	0	0	0	0	0.02	0.2	0.1	0.03	1	0	1	7	0.4	3	119	5	0	0	0.01	7	0.7
0	0	0	3	0	34	0	0.3	0.01	0	0.1	0.04	3	0	0	4	0.1	0	62	4	0	0	0.05	8	0
0	0	0	1	0	16	0	0.4	0.01	0.01	0.1	0.05	2	0	5	2	0.1	0	68	3	0	0	0.03	6	0
0.3	0	0	2	0	23	0	0.2	0.02	0.03	0.1	0.04	1	0	3	6	0.1	1	147	6	0	0	0.03	107	0
0.3	0	0	2	0	22	0	0.2	0.02	0.02	0.1	0.04	1	0	4	5	0.1	1	144	6	0	0	0.03	93	0
0.2	0	0	2	0	30	0	0.1	0.09	0.01	0	0.03	1	0	0	4	0.2	4	112	2	0	0	0.02	5	0
2	0	0	7	0	91	0	1.4	0	0.16	0.9	0.13	0	0	0	16	0.5	16	540	16	0.5	0	0.11	43	0
0.5	0	0	66	0	789	0	0.6	0.02	0.02	0.3	0.05	2	0	3	11	0.4	4	138	8	0.1	0	0.08	13	0
3.4	0	0	180	0	2163	0	4.3	0.02	0.07	2.6	0.14	10	0	1	55	2.7	10	1162	32	0.4	2	0.34	71	3.4
1.4	0	0	91	0	1094	0	0.9	0.03	0.04	0.6	0.05	9	0	10	13	0.4	1	259	10	0.2	0	0.08	23	0.5
6.4	0	0	0	0	0	0	0	0.09	0	1.6	0.11	13	0	0	5	0.2	1	86	30	1.4	5	0.2	125	0
2.8	0.1	0	7	0	90	0	0.2	0.06	0.05	1.3	0.03	68	0	2	41	0.7	27	360	22	0.5	0	0.09	38	1
2.1	0.7	0	41	0	493	0	1.2	0.06	0.1	1	0.11	96	0	18	16	0.4	287	172	10	0.4	0	0.1	43	1
2.2	0	0	37	0	440	0	1.1	0.14	0.14	1	0.09	52	0	6	24	2.1	2	202	14	0.5	1	0.06	52	0
1.1	0	0	2	0	31	0	0.1	0.02	0	0.6	0	21	0	3	10	0.2	2	210	14	0.2	1	0.05	24	1
1.9	0	0	4	0	48	0	3.4	0.07	0.1	1.8	0.37	116	0	3	14	0.3	5	600	32	0.4	0	0.23	67	2
2.9	0.3	0	12	0	140	0	0	0.02	0.04	0.1	0	0	0	14	8	1.2	120	180	0	0	0	0	0	0
4	0.3	0	39	1	462	0	1.3	0.05	0.03	1	0.07	8	0.1	7	10	0.7	120	181	13	0.7	6	0.06	49	-
3.5	0.1	0	72	0	862	0	1	0.05	0.03	0.9	0.06	8	0.1	3	13	0.6	30	179	12	0.6	6	0.06	45	-
4	0.2	0	58	0	688	0	0.9	0.03	1.3	0.11	11	0	3	10	0.6	60	241	16	0.5	6	0.07	56	-	-
3.6	0.3	0	87	1	1039	0	1.1	0.04	0.05	1.1	0.09	13	0.2	14	26	0.6	120	288	16	0.8	1	0.06	57	-
3.3	0.2	0	111	29	991	0.2	0.3	0.06	0.07	0.9	0.08	10	0.2	5	47	0.3	90	276	20	0.3	3	0.06	66	-
2.8	0.1	0	86	0	1030	0	0.8	0.05	0.03	1.2	0.08	11	0.1	7	13	0.5	30	282	18	0.5	0	0.06	48	-
4.4	0.2	0	67	1	797	0	0.9	0.04	0.05	1.5	0.11	11	0.1	3	12	0.5	90	218	15	0.4	2	0.08	54	-
16	0.2	0	19	19	0	0.5	1.8	0.46	0.13	7.4	0.16	1	0.5	0	6	0.6	73	409	14	1.9	12	0.09	188	0
13.6	0.2	0	16	16	0	0.5	1.5	0.39	0.11	6.3	0.14	1	0.4	0	5	0.5	62	348	12	1.6	10	0.08	160	0
16.2	3	0	9	9	0	0	0.5	0.32	0.11	4.5	0.07	1	0.4	0	12	1.6	1200	300	20	1.9	15	0.08	247	0
13.9	2.8	0	14	14	0	0.4	1.3	0.5	0.16	4.5	0.49	1	0.4	0	7	0.6	1120	190	15	1.6	2	0.11	142	0
9.9	1.1	0	0	0	0	0	0.3	0.14	0.09	0.8	0.04	40	0	0	25	1.1	445	126	21	0.8	4	0.14	102	-
5.6	0.4	0	17	0	211	0	1.1	0.13	0.04	0.6	0.13	94	0	6	58	2.6	161	563	47	0.9	0	0.28	80	3
5.2	29.5	0	0	0	0	0	0	0	0	0	0	0	0	0	1130	0	11800	49	9	2.8	0	0	8430	0
0	68.4	0	0	0	0	0	0	0	0	0	0	0	0	0	0	0	27360	0	0	0	0	0	0	-
0.5	0.1	0	0	0	0	0	0	0	0	0	0	0	0	0	0	0	23	112	12	0.1	-	0.03	19	-
1.5	0	0	1	0	10	0	0.6	0.09	0.06	0.5	0.14	3	0	0	13	0.4	4	530	3	1.1	0	0.19	39	-
1.1	0	0	2	0	19	0	0.2	0.03	0.07	0.7	0.37	15	0	9	6	0.3	1	416	35	0.2	1	0.08	22	0
8.6	0	0	0	0	0	0	0.7	0.3	0.13	4.5	0.3	20	0	0	27	2.2	2	315	59	1.5	3	0.56	250	0.5
23	0.2	0	31	0	378	0	10.7	0.08	1.2	4.9	1.34	310	0	1	2240	89.8	76	26	711	7.1	3	2.1	274	-
3.1	0	0	296	0	3550	0	1.7	0.06	0.19	1	0.16	76	0	22	213	4.3	6	298	64	0.8	0	0.39	46	-
3.2	0.4	0	0	0	0	0	0	0.05	0.02	0.5	0.15	3	0	0	6	0.1	150	26	9	0.5	5	0.09	35	-
9.2	0	0	0	0	0	0	0	0.15	0.05	1.3	0.42	9	0	0	18	0.4	0	76	26	1.5	13	0.27	101	-
7.6	0.1	0	309	0	3710	0	-	0.01	0.42	2	1.74	0	0	0	830	43	23	530	120	3.7	3	0.42	110	-
20.3	0.2	0	23220	23220	0	1.1	1.3	0.3	2.8	10	0.74	529	200	25	4	7.4	68	321	18	3.8	15	4.1	406	3
13.5	1.3	0	8	8	7	0.1	0.4	0.07	0.16	3.3	0.02	3	0.1	0	56	1.5	519	47	21	2.8	1	0.01	24	5
12.5	1.2	0	7	7	6	0.1	0.3	0.06	0.15	3	0.02	3	0.1	0	53	1.4	480	44	19	2.6	1	0.01	23	-

COMPACT EDITION - RECIPROCITY

All data is per 100 grams of food
Dashes means data not included in source database

Name	% Edible	Water	kJoules	kcal	Total Fat	Saturated Fat	Trans Fat	Mono Fat	Poly Fat	Omega3	Omega6	Cholesterol	Carb	Starch	Sugar	Sugar Added	Fibre
Recommended Daily Amount	n/a	3300	8700	2000	65	20	nr	nr	nr	nr	nr	200	300	278	nr	nr	25
Units	%	g	kj	Kcal	g	g	g	g	g	g	g	mg	g	g	g	g	g
Beef pound, salted, boiled	100	70	429	102	4.3	1.5	0.2	1.8	0.2	0.1	0.1	78	0	0	0	0	0
Beef rissoles, fried	100	65	829	199	13.5	5.8	0.1	6.2	0.6	0.2	0.4	43	6	3.4	0.4	0.2	0.2
Beef, Short loin, with bone, raw	79	72	692	165	9	4	0.1	3.4	0.4	0.1	0.2	38	0	0	0	0	0
Beef, Short ribs and brisket plate, raw	79	66	869	209	14.8	6.9	0.2	5.8	0.6	0.2	0.4	41	0	0	0	0	0
Beef, bottom round, silverside, stewing, raw	100	73	524	124	4.1	1.8	0.1	1.5	0.2	0.1	0.1	38	0	0	0	0	0
Beef, chuck roll, raw	80	70	679	162	9.2	4.1	0.1	3.4	0.4	0.1	0.2	38	0	0	0	0	0
Beef, clod (shoulder), for roast, without bone, raw	100	74	507	120	3.7	1.7	0.1	1.4	0.2	0	0.1	38	0	0	0	0	0
Beef, clod (shoulder), foreshank removed, raw	83	70	669	160	8.8	3.9	0.1	3.3	0.4	0.1	0.2	38	0	0	0	0	0
Beef, inside round, topside, raw	100	75	445	105	1.7	0.8	0	0.6	0.1	0	0	38	0	0	0	0	0
Beef, minced meat, max 14% fat, raw	100	68	784	188	13.2	5.5	0	6.6	0.5	0.1	0.2	58	0	0	0	0	0
Beef, minced meat, max 6% fat, pan-fried without fat	100	61	809	193	7.8	3.5	0.1	2.9	0.3	0	0.3	52	0	0	0	0	0
Beef, minced meat, max 6% fat, raw	100	75	483	115	4.2	1.7	0	2	0.2	0	0.2	55	0	0	0	0	0
Beef, minced meat, pan-fried, without fat	100	51	1197	288	20	8.3	0.4	7.7	0.4	0.1	0.3	86	0	0	0	0	0
Beef, roast beef, lightly roasted	100	68	634	151	4.6	2	0	1.8	0.2	0.1	0.1	48	0	0	0	0	0
Beef, roast of knuckle, raw	100	74	451	107	2	0.9	0	0.7	0.1	0	0.1	38	0	0	0	0	0
Beef, rolled	100	55	694	166	8.7	3.2	0	3.9	0.9	0.1	1.2	62	0.5	0.2	0.1	0	0
Beef, trimmed fat, raw	100	17	3011	732	80	37.4	1.2	31.2	3.4	1.1	2.2	69	0	0	0	0	0
Beef, unspecified, boiled	100	57	957	229	12.6	5.6	0.1	4.7	0.6	0.1	0.3	54	0	0	0	0	0
Beer, light beer, low carbohydrate	100	94	133	32	0	0	0	0	0	0	0	0	1	0	1	0	0
Beer, malt, non-alcoholic	100	89	161	38	0	0	0	0	0	0	0	0	9.1	3.4	5.7	0	0
Beer, malted, dark, bock beer 6.5% Vol alcohol	100	88	265	63	0	0	0	0	0	0	0	0	6	3	3	0	0
Beer, non-alcoholic	100	94	103	24	0	0	0	0	0	0	0	0	5	2.5	2.5	0	0
Beetroot, pickled	100	84	252	59	0.1	0	0	0	0.1	0	0	0	12.5	0	12.5	7.8	1.7
Berliner, filled doughnut	100	17	1835	439	23.2	10.3	0	8.4	3.1	0.5	2.2	63	49.2	29.2	20	18.5	2
Biscuit, cookies with chocolate and nuts	100	3	2056	491	25.3	12.4	0.2	9.1	2.1	0	2.1	0	59.1	28.4	30.7	29	2.3
Biscuit, cookies with chocolate chips and nuts	100	9	1765	420	16.4	6.1	-	7.1	1.2	0	1.3	24	60.7	22.8	37.9	37	2.8
Biscuit, sweet, filled	100	3	2014	480	21.2	12.5	0.1	5.7	1.5	0	1.4	0	65.3	33.4	31.9	30	2.4
Biscuit, sweet, filled with jam or fruit	100	12	1628	386	9.8	3.3	0	2.6	0.7	0.1	0.6	0	68.9	17.3	51.6	44	2
Biscuit, sweet, for children	100	3	1852	440	12.5	4.8	-	5.2	1.5	0	1.4	0	74.8	45	29.8	29	2.3
Biscuit, sweet, wholemeal flour, Digestive	100	3	1971	470	20.3	7.5	-	7.9	3.3	0.2	3.1	0	62.9	46.9	16	15	3.6
Biscuit, sweet, with chocolate, for children	100	3	2022	482	21.3	10.3	0.8	6.9	1.4	0.1	1.3	0	64.6	33	31.6	28	2.1
Biscuit, sweet, with oats, chocolate covered	100	3	2048	489	24.2	10.8	0.7	9.2	2.4	0	2	4	58.6	28.2	30.4	28	4.2
Biscuit, thin, sweet, with oats	100	3	2032	485	22.4	7.6	-	10	3.9	0.8	3.2	0	64	22.6	41.4	41	2.6
Black Beans, canned	100	69	447	106	1	0.2	0	0.1	0.5	0.2	0.2	0	12.8	12.5	0.3	0	6.8
Black chokeberry, raw	100	85	210	50	0.1	0	0	0	0	0	0	0	8.8	0	8.8	0	5.6
Black pudding, with animal blood	100	27	1542	369	20.4	7	0	8.8	2.9	0.1	1.3	65	30.5	13.8	16.5	11	3.4
Blackberries, raw	100	88	167	40	0.5	0	0	0	0.3	0.1	0.2	0	4.9	0	4.9	0	5.3
Blackcurrants, raw	100	78	230	55	1	0.1	0	0.2	0.4	0.2	0.3	0	7.6	0	7.6	0	5.2
Blood, beef, raw	100	81	327	77	0.2	0	-	-	0.1	0	0	100	0	0	0	0	0
Blue ling, raw	-	82	270	64	0.1	0	0	0	0	0	0	46	0	0	0	0	0
Blueberries, raw	100	83	215	51	0.9	0	0	0.1	0.5	0.2	0.2	0	7.5	0	7.5	0	4.6
Bog blueberries, raw	100	85	268	63	0	0	0	0	0	0	0	0	14.3	0	14.3	0	1.8
Bologna Sausage	100	59	1024	247	19.9	7.5	0	9.1	2	0.3	1.8	41	5.3	3.7	1.5	0	0.1
Bologna Sausage, lean	100	68	697	167	10.1	4	0	4.8	0.7	0.1	0.4	38	6.5	4.3	0	0	0.1
Bouillon powder	100	5	608	144	4.5	-	-	-	-	0	0.2	0	9	-	-	6	0
Bounty Chocolate Bar, filled with coconut	100	9	1999	478	25.7	19.5	-	4.3	0.6	-	-	7	56.1	-	46.2	-	4.2
Brazil nuts	51	3	2805	680	66.4	15.1	0	24.5	20.6	0	22.3	0	2.6	0.2	2.3	0	7.5
Bread, 1/3 wholemeal flour, skimmed milk, home made	100	37	1036	245	1.3	0.2	0	0.2	0.6	0	0.6	0	46.8	44.8	2	0	4.5
Bread, 1/3 wholemeal flour, water, home made	100	39	1004	237	1.3	0.2	0	0.2	0.6	0	0.6	0	45.7	44.8	0.9	0	4.5
Bread, 100% wholemeal flour, skimmed milk, home made	100	35	993	235	1.7	0.3	0	0.3	0.8	0.1	0.9	0	40	36.4	3.6	0	8.5
Bread, 2/3 wholemeal flour, skimmed milk, home made	100	35	1029	243	1.5	0.2	0	0.2	0.7	0.1	0.7	0	43.9	40.6	3.3	0	6.5
Bread, 2/3 wholemeal flour, water, home made	100	39	966	228	1.5	0.2	0	0.2	0.7	0.1	0.7	0	41.7	40.6	1.1	0	6.5
Bread, 25% wholemeal flour, skimmed milk, home made	100	37	1047	247	1.3	0.2	0	0.2	0.6	0	0.6	0	47.8	45.9	1.9	0	4
Bread, 25% wholemeal flour, water, home made	100	39	1011	239	1.2	0.2	0	0.2	0.6	0	0.6	0	46.7	45.9	0.8	0	4
Bread, 40% wholemeal flour, wheat and rye, home made	100	36	1018	241	2.7	0.5	0	0.7	0.9	0.1	0.9	1	43.1	41.4	1.8	0.6	5.5
Bread, 50% wholemeal flour, skimmed milk, home made	100	37	1017	240	1.4	0.2	0	0.2	0.7	0	0.7	0	44.8	42.7	2.1	0	5.5
Bread, 50% wholemeal flour, water, home made	100	39	985	233	1.4	0.2	0	0.2	0.7	0	0.7	0	43.7	42.7	1	0	5.5
Bread, 75% wholemeal flour, home made	100	34	1040	246	2.6	0.6	0	0.6	0.9	0.1	0.9	0	42.8	41.6	1.3	0	7.3

HEALTH AND NUTRITION COUNTER

Protein	Salt	Alcohol	VitaminA	Retinol	Beta-Carotene	VitaminD	VitaminE	VitaminB1	VitaminB2	VitaminB3	VitaminB6	VitaminB9	VitaminB12	VitaminC	Iron	Calcium	Sodium	Potassium	Magnesium	Zinc	Selenium	Copper	Phosphorus	Iodine
50 g	2300 mg	nr mg	900 μg	nr μg	nr mg	600 μg	1 mg	1.5 mg	1.7 mg	20 mg	2 mg	400 μg	6 μg	60 mg	1000 mg	18 mg	2400 mg	3500 mg	400 mg	15 mg	70 μg	2 mg	1000 mg	150 μg
15.9	2	0	4	4	5	0	0.2	0.06	0.14	4	0.1	2	1.5	0	3	1.8	786	390	23	3.6	5	0.03	185	-
13.3	1.7	0	11	10	9	0.1	0.4	0.07	0.18	3.3	0.03	5	0.2	0	85	1.6	694	89	20	3	1	0.02	50	-
21.1	0.1	0	7	6	8	0.1	0.2	0.03	0.11	4.1	0.15	3	1	0	7	1.6	54	270	16	3.4	4	0.04	140	-
18.9	0.2	0	9	8	11	0.2	0.4	0.04	0.16	4.3	0.16	3	1.6	0	12	2	81	280	18	4.7	5	0.06	160	-
21.9	0.1	0	4	4	5	0.1	0.2	0.05	0.15	4.7	0.23	5	1.5	0	3	1.8	52	390	23	3.6	5	0.03	185	-
19.9	0.2	0	8	7	12	0.1	0.4	0.04	0.18	4	0.2	3	2	0	10	2.2	67	300	19	2.2	5	0.04	160	-
21.8	0.1	0	4	4	6	0.1	0.3	0.05	0.18	5.1	0.23	4	1.8	0	4	2.3	54	360	22	4.7	6	0.03	180	-
20.2	0.2	0	8	7	10	0.1	0.4	0.05	0.17	4.5	0.18	3	1.7	0	11	2.1	75	300	19	4.7	5	0.06	170	-
22.5	0.1	0	2	2	3	0	0.3	0.04	0.14	5.5	0.38	6	1.4	0	3	2.3	46	400	25	4	6	0.03	200	-
17.4	1	0	9	8	10	0	0.3	0.07	0.16	4.9	0	3	1.5	0	9	2.2	393	1	20	4.1	0	0	0	1
30.6	1.4	0	4	4	0	0.1	0.6	0.06	0.17	6.2	0.71	6	1.6	0	6	3	565	500	28	7	12	0.09	232	-
19.3	1	0	4	4	6	0	0.3	0.07	0.17	3.1	0	3	1.1	0	9	1.9	393	1	21	0	0	0	0	-
26.9	1.3	0	11	9	30	0.3	0.7	0.04	0.21	6	0.37	4	1.4	0	11	2.6	514	414	27	5.4	10	0.07	229	-
27.3	0.2	0	6	5	8	0	0.4	0.06	0.23	6.4	0.29	5	2.3	0	5	2.9	68	450	28	5.9	8	0.04	225	-
22.2	0.1	0	3	3	4	0	0.2	0.04	0.16	4.7	0.31	6	1.4	0	3	2.1	51	390	24	4.9	6	0.05	195	-
21.4	0	0	5	5	7	0	0.4	0.08	0.19	3.4	0.01	3	0	0	13	2.2	2	15	21	0	1	0.01	4	-
3	0	0	25	25	0	0.6	1.3	0.01	0.02	1.1	0.11	1	0.7	0	2	0.9	19	132	6	1	5	0.02	58	-
28.9	0.3	0	11	10	14	0.1	0.6	0.07	0.24	6.4	0.26	4	2.4	0	16	3	107	429	27	6.7	7	0.09	243	-
0.4	0	3.8	0	0	0	0	0	0	0.03	0.3	0.04	3	0	0	7	0	6	30	8	0	0	0.01	9	0
0.4	0	0	0	0	0	0	0	0.04	0.03	0.4	0.02	5	0	0	3	0	2	40	8	0	0	0.01	20	1
0.7	0	5.2	0	0	0	0	0	0.01	0.02	0.6	0.05	3	0	0	5	0	4	42	8	0	0	0.01	22	0
0.4	0	0.4	0	0	0	0	0	0	0.02	0.6	0.03	5	0	0	3	0	2	30	7	0	0	0	19	1
1.3	0.4	0	0	0	0	0	0	0	0	0.1	0	22	0	3	17	0.3	170	180	9	0.3	0	0.05	17	1
7.3	0.6	0	34	34	5	1.7	4.3	0.19	0.15	1	0.07	43	0.4	5	36	1	239	147	21	0.9	5	0.09	117	-
5.7	0.8	0	0	0	0	0	2.9	0.1	0.09	1.6	0.14	9	0.1	0	78	2.4	313	230	35	0.6	3	0.59	142	22
6.1	0.8	0	8	8	0	0	1.5	0.1	0.1	0.7	0.14	19	0.2	0	55	3.2	310	289	45	0.8	2	0.35	112	-
5.9	0.7	0	3	0	34	0	2.4	0.09	0.08	0.9	0.13	10	0.1	0	44	1.3	272	196	20	0.4	3	0.18	66	-
4.6	0.3	0	15	13	16	0	0.8	0.05	0.07	0.5	0.13	6	0.2	0	17	2	114	129	25	0.5	4	0.19	98	-
5.9	1.3	0	0	0	0	0	2.1	0.05	0.02	1.3	0.12	8	0	0	12	0.9	538	129	14	0.4	4	0.12	40	-
7.2	1.6	0	0	0	0	0	3.7	0.05	0.03	2.2	0.15	8	0	0	16	1.1	629	164	28	0.8	3	0.14	108	1
7	0.6	0	14	14	0	0	1.3	0.09	0.13	0.9	0.16	11	0.2	0	80	1.6	258	232	30	0.6	2	0.22	96	-
7.2	0.5	0	0	0	0	0	2.3	0.18	0.11	0.8	0.11	10	0	0	95	1.8	190	255	65	1.2	3	0.2	171	-
5.6	0.7	0	22	20	22	0	3.8	0.04	0.07	0.9	0.16	10	0.1	0	28	1.2	286	153	36	0.9	4	0.13	219	-
8.1	0.6	0	0	0	0	0	0.1	0.08	0.04	0.4	0.05	19	0	0	75	2.1	226	218	31	0.7	0	-	91	1
0.7	0	0	94	0	1130	0	1.4	0.02	0.02	0.3	0.03	7	0	28	32	0.9	3	218	16	0.3	0	-	72	2
14.2	1.5	0	20	20	1	0.2	0.8	0.16	0.06	2.1	0.08	17	0.5	0	18	19.5	596	211	36	1	12	0.13	124	-
1.4	0	0	11	0	128	0	1.2	0.02	0.03	0.6	0.03	25	0	21	29	0.6	1	162	20	0.5	0	0.17	22	0.4
1.3	0	0	8	0	103	0	2	0.02	0.01	0.3	0.07	15	0	159	65	1.3	0	346	26	0.2	0	0.11	68	0
18.8	0.6	0	28	28	0	0.1	0.4	0.02	0.04	0.4	0.01	12	0.6	0	5	35.5	226	43	2	0.4	9	-	23	5
15.7	0.3	0	2	2	0	3.4	0.2	0.05	0.12	2.5	0.3	7	2	0	9	0.1	104	312	23	0.4	40	0	160	-
1	0	0	8	0	96	0	2	0.03	0.01	0.7	0.07	31	0	12	29	0.4	0	122	11	0.3	0	0.11	29	1.2
0.6	0	0	1	0	13	0	1.8	0.03	0.03	0.4	0.06	6	0	38	15	0.7	3	103	7	0.3	0	0.08	9	1
11.6	2	0	6	6	5	0.1	0.4	0.12	0.13	2.9	0.02	3	0.2	0	37	1.2	803	64	16	2.1	3	0.02	37	-
12.5	2	0	5	5	6	0	0.3	0.06	0.16	2.8	0.02	4	0.2	0	77	1.4	805	70	17	2	2	0.01	41	-
17	55	0	-	0	0	0	-	0.15	0.9	-	-	-	0	0	40	1.1	22000	1500	120	1.6	-	-	-	-
3.6	0.2	0	20	19	8	0.6	0.2	0.02	0.12	0.4	0.06	13	0.2	0	79	1.6	82	316	47	0.8	5	-	125	0.1
14.3	0	0	0	0	0	0	5.7	0.62	0.04	0.3	0.1	22	0	1	160	2.4	3	659	376	4.1	1090	1.74	725	0
9.2	0.3	0	0	0	1	0	0.6	0.29	0.1	2.5	0.1	36	0.1	0	39	1.6	129	221	45	1.4	5	0.15	176	-
8.4	0.3	0	0	0	1	0	0.6	0.28	0.06	2.4	0.09	36	0	0	16	1.6	120	186	43	1.3	5	0.15	154	-
10.7	0.3	0	0	0	2	0	0.6	0.43	0.15	4.7	0.16	48	0.2	0	68	3	138	370	85	2.3	8	0.25	307	-
10.3	0.3	0	0	0	1	0	0.6	0.37	0.14	3.6	0.13	42	0.2	0	65	2.3	138	313	66	1.9	6	0.2	252	-
8.8	0.3	0	0	0	1	0	0.6	0.34	0.07	3.6	0.12	41	0	0	19	2.3	120	243	62	1.7	6	0.2	209	-
9.1	0.3	0	0	0	1	0	0.6	0.28	0.1	2.2	0.09	35	0.1	0	38	1.5	128	207	41	1.3	5	0.14	162	-
8.3	0.3	0	0	0	1	0	0.6	0.27	0.06	2.2	0.08	34	0	0	15	1.5	119	172	39	1.2	5	0.14	141	-
8.3	1	0	9	9	6	0.1	0.8	0.34	0.09	2.5	0.1	45	0	0	16	1.6	402	211	44	1.5	5	0.15	169	-
9.4	0.3	0	0	0	1	0	0.6	0.32	0.1	3	0.11	39	0.1	0	40	2	129	249	55	1.6	6	0.18	203	-
8.6	0.3	0	0	0	1	0	0.6	0.31	0.07	3	0.1	38	0	0	17	1.9	120	214	53	1.5	5	0.17	182	-
9.3	1	0	0	0	2	0.1	0.8	0.35	0.06	3.9	0.12	33	0	0	20	2.5	405	264	70	1.7	6	0.22	231	-

COMPACT EDITION - RECIPROCITY

All data is per 100 grams of food
Dashes means data not included in source database

Name	% Edible	Water	kJoules	kcal	Total Fat	Saturated Fat	Trans Fat	Mono Fat	Poly Fat	Omega3	Omega6	Cholestrol	Carb	Starch	Sugar	Sugar Added	Fibre
Recommended Daily Amount	n/a	3300	8700	2000	65	20	nr	nr	nr	nr	nr	200	300	278	nr	nr	25
Units	%	g	kj	Kcal	g	g	g	g	g	g	g	mg	g	g	g	g	g
Bread, 75% wholemeal flour, skimmed milk, home made	100	35	1023	242	1.6	0.2	0	0.3	0.7	0.1	0.8	0	43	39.6	3.4	0	7
Bread, 75% wholemeal flour, water, home made	100	39	956	226	1.5	0.2	0	0.3	0.7	0.1	0.8	0	40.8	39.6	1.2	0	7
Bread, coarse (50-75%), unspecified, industrially made	100	36	1022	242	3.4	0.6	0	0.5	1.3	0.2	1.1	0	41.4	39.8	1.6	0.1	5.4
Bread, extra coarse (75-100%), unspecified, industrially made	100	38	952	226	3.8	0.8	0	0.8	0.9	0.2	1.2	0	35.2	33.2	2	0.7	5.8
Bread, gluten-free, brown, with soy beverage with calcium, home made	100	44	961	227	2.7	0.6	0	0.8	1.2	0.5	1.1	0	44.4	37.5	6.9	4.2	4.6
Bread, gluten-free, coarse, low-fat milk, home made	100	44	917	217	2.3	0.8	0	0.7	0.6	0.1	1	2	42.8	37.5	5.3	2.6	4.3
Bread, gluten-free, coarse, water, home made	100	50	886	209	1.4	0.3	0	0.6	0.6	0.1	0.7	0	44.4	41.8	2.6	2.6	4.2
Bread, gluten-free, coarse, with soy beverage, home made	100	46	897	212	2.8	0.6	0	0.8	1.3	0.5	1.1	0	40.3	37.5	2.8	2.6	4.6
Bread, gluten-free, white, with low-fat milk, home made	100	44	931	220	1.8	0.6	0	0.7	0.3	0.1	0.7	2	46.5	40.8	5.7	2.8	3.1
Bread, gluten-free, white, with water, home made	100	50	876	207	1	0.1	0	0.6	0.3	0	0.6	0	47.4	44.8	2.6	2.6	2.1
Bread, rye, coarse (50-75%), industrially made	100	36	1095	259	2.4	0.6	0	0.5	0.9	0.1	0.7	0	48.4	41.8	6.7	5.5	8.3
Bread, rye, light (0-25%), industrially made	100	35	1047	248	2.6	0.9	-	0.7	1	0.1	0.8	6	45.7	43	2.8	0	5
Bread, semi-coarse (25-50%), industrially made	100	37	978	231	2.4	0.4	0	0.4	1	0.1	0.8	0	42.2	40.8	1.4	0.2	4.5
Bread, white (0-25%), bake-off, ready to eat	100	33	1098	259	1.6	0.5	-	0.3	0.5	0	0.2	3	50.2	47.4	2.9	0	3.7
Bread, white (0-25%), industrially made	100	33	1154	272	2.3	0.6	0	0.6	0.8	0.1	0.6	0	53	52.3	0.7	0	2.7
Bread, white (0-25%), spirally shaped, industrially made	100	34	1117	264	3.3	1	-	0.8	0.8	0.1	0.5	8	47.5	45	2.5	0	3.9
Bread, white (0-25%), squared-shaped, industrially made	100	34	1084	256	2.9	1	-	0.7	0.8	0.1	0.4	7	46.6	44.4	2.2	0	3.1
Bread, white, with skimmed milk, home made	100	35	1168	276	4.4	1.2	0	1.4	1.3	0.2	1	2	48.9	46.1	2.8	0	2.4
Bread, white, with water, home made	100	39	1105	262	4.4	1.2	0	1.4	1.3	0.2	1	2	46.7	46.1	0.6	0	2.4
Breakfast cereal, chocolate flavoured	100	4	1637	386	2	0.7	0	0.7	0.3	0.1	0.2	0	83	44.8	38.3	37.7	3.4
Breast milk	100	87	296	71	4.1	1.9	-	1.5	0.5	0.1	0.7	16	7.2	0	7.2	0	0
Breast milk replacement from 6 months - powder	100	3	2171	519	27.8	11.2	-	9.9	5	0.6	4.4	-	54.9	6.5	51.9	-	4
Breast milk replacement from 6 months - prepared	100	88	286	68	3.2	1.3	-	1.2	0.6	0.1	0.5	-	8.3	-	6.6	-	0.3
Breast milk replacement from birth - powder	100	3	2172	519	27.8	11.2	-	9.9	5	0.6	4.4	-	55.9	-	55.9	-	2
Breast milk replacement from birth - prepared	100	88	272	65	3.5	1.4	-	1.2	0.6	0.1	0.6	-	7	-	7	-	0.2
Brie Cheese, ripened	100	47	1490	360	32	21	0.7	7.2	0.8	0.2	0.6	86	0	0	0	0	0
Broccoli, cooked	86	89	126	30	0.3	0	0	0	0.1	0.1	0.1	0	2.1	0	2.1	0	3
Broccoli, with stalk, frozen	100	91	113	27	0.3	0	0	0	0	0.2	0	0	1.9	0	1.9	0	2.7
Broccoli, with stalk, imported, raw	86	90	124	30	0.3	0.1	0	0	0.2	0.1	0.1	0	2.1	0	2.1	0	2.9
Broccoli, with stalk, unspecified, raw	86	90	123	29	0.3	0	0	0	0.2	0.1	0.1	0	2	0	2	0	2.8
Brown Beans, cooked	100	64	527	125	0.6	0.1	0	0	0.4	0.2	0.1	0	17.8	16	1.8	0	6.6
Brown Beans, dry	100	11	1319	313	1.5	0.2	0	0.1	0.9	0.5	0.3	0	44.6	40	4.6	0	16.4
Brownies, with chocolate icing, industrially made	100	15	1761	421	20.2	5.2	0.8	5.9	6.9	0.7	6.2	40	54.2	13.8	40.4	39	3
Brussel sprouts, frozen	100	86	182	43	0.4	0	0	0	0.2	0.1	0.1	0	4.3	0.4	3.9	0	3.7
Brussel sprouts, raw	80	82	220	52	0.6	0	0	0	0.2	0.2	0.1	0	4.4	0.5	3.9	0	4.6
Buckwheat flour, white	100	13	1398	330	2	0.3	0	0.5	0.5	0	0.3	0	70.4	70	0.4	0	1.9
Buckwheat, grain	100	14	1419	335	2	0.3	0	0.2	0.9	0	0.5	0	65.3	64.9	0.4	0	5.8
Bulgur, cooked	100	63	554	131	0.9	0.1	0	0.1	0.4	0	0.3	0	24.9	24.3	0.6	0	3.1
Bulgur, uncooked	100	9	1383	327	2.3	0.2	0	0.2	0.5	0	0.8	0	61.9	61.4	0.5	0	7.7
Bun, sweet, gluten-free, with low-fat milk	100	34	1183	281	7.8	3.3	0.1	2.6	1.3	0.2	1.1	32	49.2	40.7	8.4	6.2	0.4
Bun, sweet, industrially made	100	22	1521	361	11.3	3.7	0	4.3	2.4	0.6	2	0	55.7	44.3	10.7	10.1	3.1
Bun, sweet, skimmed milk	100	30	1364	324	9.4	3.9	0.1	2.6	2.2	0.3	1.5	9	50.8	38.7	12.1	9.7	2.3
Bun, sweet, whole milk	100	28	1440	342	11.5	3.8	0.1	4	2.8	0.4	2.1	9	50.7	38.7	12	9.7	2.3
Bun, sweet, with custard, icing and desiccated coconut	100	30	1373	326	10.7	4.6	0	3.4	1.9	0.4	1.6	1	49.7	34	15.1	13.8	2.7
Bun, sweet, with low-fat milk	100	29	1386	329	10	4.2	0.1	2.7	2.2	0.3	1.5	11	50.8	38.7	12.1	9.7	2.3
Bun, sweet, with raisins, industrially made	100	20	1502	357	10.4	3.4	0	3.9	2.2	0.5	1.8	0	56.9	40	16.2	9.2	3.2
Burger, double, with bread, cheese, lettuce, dressing, fast food restaurant	100	54	1036	248	14.7	4.3	0.1	5.4	4	0.5	3.2	32	17.2	13.8	3.3	2	0.7
Burger, extra large, with bread, cheese, fast food restaurant	100	55	983	235	13.2	5.7	0.1	5.5	1.1	0.2	0.8	42	13.4	10.2	3.2	2.6	0.6
Burger, single, with bread, dressing, fast food restaurant	100	48	1069	255	10.8	3	0	5.4	1.7	0.3	1.3	28	26	22.9	3.1	2.6	1
Burger, soya, fried in vegetable oil, industrially made	100	57	815	195	11	1.5	0	4.2	4	0.4	3.6	32	11.7	8.4	3.3	0	3.6
Burger, vegetarian, with beans, fried in soy oil	100	61	799	192	11.1	3.3	0.1	4.2	2.6	0.5	2	87	14.3	12.1	2.1	0	3.5
Butter	100	16	3051	742	82	53	2	19	2	0.4	1.4	231	0.5	0	0.5	0	0
Butter, unsalted	100	16	3088	751	83	54	2	19	2	0.4	1.4	234	0.5	0	0.5	0	0

Protein	Salt	Alcohol	VitaminA	Retinol	Beta-Carotene	VitaminD	VitaminE	VitaminB1	VitaminB2	VitaminB3	VitaminB6	VitaminB9	VitaminB12	VitaminC	Calcium	Iron	Sodium	Potassium	Magnesium	Zinc	Selenium	Copper	Phosphorus	Iodine
50 g	2300 mg	nr mg	900 µg	nr µg	nr mg	600 µg	1 mg	1.5 mg	1.7 mg	20 mg	2 mg	400 µg	6 µg	60 mg	1000 mg	18 mg	2400 mg	3500 mg	400 mg	15 mg	70 µg	2 mg	1000 mg	150 µg
10.4	0.3	0	0	0	2	0	0.6	0.38	0.14	3.9	0.14	44	0.2	0	66	2.5	138	327	71	2	7	0.21	266	-
8.9	0.3	0	0	0	2	0	0.6	0.36	0.07	3.9	0.12	42	0	0	20	2.4	120	257	67	1.8	6	0.21	223	-
8.8	1.1	0	1	1	2	0	1	0.25	0.08	2.5	0.09	29	0	0	23	2.1	446	227	60	1.5	6	0.22	205	-
9.8	0.9	0	2	2	2	0	1.2	0.25	0.09	2.8	0.09	34	0	0	29	2.6	373	254	73	1.6	7	0.25	259	-
4.1	0.6	0	4	4	2	0	0.3	0.12	0.13	1	0.07	28	0	1	83	0.9	235	141	35	0.9	3	0.22	104	-
4.1	0.6	0	11	10	8	0	0.2	0.12	0.14	1	0.08	26	0.2	0	81	0.8	252	162	32	1	2	0.18	104	-
2.7	0.6	0	4	4	2	0	0.2	0.1	0.05	0.9	0.05	24	0	0	17	0.8	230	76	25	0.8	1	0.17	56	-
4.2	0.6	0	4	4	2	0	0.3	0.12	0.08	1	0.07	30	0	0	24	1	236	116	33	0.9	3	0.22	82	-
2.9	0.8	0	8	8	7	0	0.2	0.1	0.13	0.5	0.04	19	0.2	0	76	0.2	300	112	12	0.4	1	0.02	65	-
1	0.7	0	1	1	1	0	0.2	0.08	0.04	0.4	0.02	16	0	0	5	0.2	275	17	4	0.2	0	0.01	11	-
6.9	0.4	0	0	0	1	0.1	0.8	0.35	0.13	0.9	0.11	39	0	0	16	1.7	168	231	46	1.5	4	0.16	191	-
7.9	1	0	0	0	0	0	0.4	0.18	0.11	1.1	0.12	25	0	0	24	1	401	163	25	0.9	5	0.13	116	-
8	1.1	0	1	1	1	0	0.8	0.22	0.09	2	0.09	32	0	0	26	1.8	428	208	49	1.3	5	0.2	173	-
9.1	0.9	0	0	0	2	0	0.5	0.22	0.13	1.2	0.09	30	0	0	25	1.1	373	156	27	0.6	2	0.13	123	17
8.6	0.9	0	0	0	0	0.1	0.8	0.23	0.05	1.4	0.07	30	0	0	14	1	367	136	26	0.9	4	0.11	105	3
9.2	1	0	0	0	0	0	0.6	0.17	0.11	1.3	0.06	23	0	0	24	1.1	405	132	25	0.8	3	0.13	119	-
9.4	1	0	0	0	0	0	0.5	0.13	0.11	1.3	0.06	22	0	0	25	1	399	136	25	0.8	3	0.17	120	-
9.1	0.8	0	26	25	10	0.3	1.1	0.25	0.13	1.4	0.08	36	0.2	0	58	1	310	195	27	1.1	4	0.1	139	-
7.6	0.7	0	25	24	10	0.3	1.1	0.22	0.06	1.3	0.06	34	0	0	12	0.9	293	126	23	0.9	3	0.1	96	-
7.3	0.7	0	1	1	0	0	0.2	0.06	0.06	1.2	0.19	21	0.1	0	33	2.8	280	337	45	1.5	2	0.22	142	-
1.3	0	0	60	58	24	-	0.3	0.02	0.03	0.2	0.01	5	0	4	34	0.1	15	58	3	0.3	1	0.04	15	7
10.3	0.3	0	468	-	-	8.6	7.2	0.49	0.88	4.7	0.4	77	1.5	78	355	5.4	126	508	38	4.4	11	0.36	191	89
1.4	0.1	0	72	-	-	1.2	1	0.08	0.16	0.6	0.05	11	0.2	12	56	0.9	21	76	7	0.7	2	0.06	38	15
10.3	0.3	0	468	-	-	8.6	7.2	0.49	0.88	4.7	0.43	77	1.5	78	355	3.2	126	507	38	3.6	11	0.32	191	89
1.3	0	0	62	-	-	1.2	1	0.07	0.13	0.6	0.05	10	0.2	10	44	0.4	17	65	5	0.5	1	0.04	23	13
18	1.5	0	305	289	188	0	0.8	0.06	0.31	1.1	0.13	48	1.6	0	500	0.1	600	86	21	2.9	10	0.02	370	43
3.2	0	0	52	0	630	0	0.6	0.03	0.05	0.4	0.04	32	0	47	46	0.7	11	372	21	0.5	0	0.06	76	0
2.8	0	0	30	0	360	0	1.3	0.04	0.06	0.5	0.18	190	0	68	32	0.6	10	224	17	0.4	2	0.05	66	0
3.2	0	0	30	0	360	0	0.5	0.07	0.12	0.6	0.06	69	0	65	50	0.6	11	436	26	0.4	0	0.05	66	0
3.2	0	0	30	0	360	0	0.5	0.06	0.09	0.6	0.06	68	0	67	47	0.6	11	416	23	0.4	0	0.05	71	0
8.8	0	0	0	0	7	0	0.1	0.22	0.08	0.9	0.12	158	0	0	54	2	10	416	52	0.8	1	0.2	168	-
22	0.1	0	1	0	18	0	0.3	0.55	0.2	2.2	0.3	394	0	0	135	5	25	1040	131	2	2	0.5	420	1.9
4	0.7	0	2	2	0	0	3.1	0.04	0.09	0.5	0.19	5	0.2	0	39	3	267	223	29	0.6	0	0.26	80	-
3.8	0	0	17	0	200	0	0.5	0.11	0.07	0.6	0.14	136	0	117	37	0.5	5	378	20	0.3	0	0.06	103	1
5.1	0	0	18	0	220	0	0.3	0.11	0.07	0.6	0.14	159	0	113	38	1.3	3	564	25	0.3	0	0.06	103	0.2
6.6	0	0	0	0	0	0	0.3	0.35	0.11	2.7	0.28	20	0	0	8	2.1	1	200	48	2	5	1.53	190	1
11.1	0	0	1	0	12	0	0.1	0.39	0.1	3.5	0.4	40	0	0	18	3.8	1	460	180	2.5	5	0.62	320	0.5
4.3	0.5	0	0	0	0	0	0.6	0.09	0.05	2	0.14	11	0	0	12	1.9	197	105	46	1.1	2	0.13	127	-
10.8	0	0	0	0	0	0	1.4	0.23	0.12	5.1	0.36	21	0	0	33	2.5	17	410	116	2.8	4	0.32	270	2.7
3.2	0.9	0	91	88	35	1	1	0.15	0.15	0.8	0.05	45	0.3	0	91	1.3	374	164	11	0.9	2	0.02	159	-
7.7	0.4	0	0	0	0	1	2.5	0.25	0.08	1.5	0.07	49	0	0	14	1	168	138	24	1	3	0.1	99	-
7.9	0.2	0	103	100	43	1.1	1.4	0.26	0.14	1.5	0.08	54	0.2	0	49	0.9	86	184	24	1.2	4	0.09	131	-
7.9	0.2	0	83	80	37	0.7	2.1	0.26	0.14	1.5	0.08	54	0.2	0	55	0.9	62	182	25	1.2	4	0.09	125	-
6.5	0.3	0	2	2	2	0.8	1.9	0.2	0.09	1.2	0.07	39	0.1	0	29	0.9	134	145	23	0.9	3	0.09	95	-
7.9	0.2	0	110	106	46	1.1	1.4	0.26	0.14	1.5	0.08	54	0.2	0	49	0.9	85	182	24	1.2	4	0.09	131	-
7.3	0.4	0	0	0	0	0.9	2.3	0.25	0.09	1.5	0.08	48	0	0	18	1	162	209	25	1	3	0.13	101	-
11.4	1.3	0	33	24	104	0	1.2	0.09	0.11	2.2	0.03	18	0.1	0	55	1.1	539	90	15	2.1	2	0.04	69	2
15.4	1.6	0	48	44	54	0	0.9	0.09	0.15	2.8	0.03	14	0.2	1	104	1.4	659	65	23	2.8	2	0.04	100	4
12.9	1.3	0	4	4	6	0	1.4	0.13	0.11	2.9	0.03	20	0	0	11	1.4	505	57	16	2.4	2	0.05	54	-
10.6	0.7	0	31	16	176	0.1	1.3	0.23	0.11	0.9	0.17	47	0.2	5	66	2.6	266	447	52	1.1	4	0.28	211	54
6.9	1.4	0	109	106	32	1.4	2.7	0.14	0.15	0.7	0.11	89	0.4	3	42	1.6	545	337	34	0.7	4	0.14	139	-
0.5	1.3	0	781	741	483	10	2.1	0	0.03	0	0.02	1	0.1	0	17	0	520	12	0	0	4	0	24	26
0.5	0	0	791	750	489	10	2.2	0	0.03	0	0.11	1	0.1	0	17	0	0	13	0	0	4	0.01	24	0

COMPACT EDITION - RECIPROCITY

All data is per 100 grams of food
Dashes means data not included in source database

Name	% Edible	Water	kJoules	kcal	Total Fat	Saturated Fat	Trans Fat	Mono Fat	Poly Fat	Omega3	Omega6	Cholestrol	Carb	Starch	Sugar	Sugar Added	Fibre
Recommended Daily Amount Units	n/a %	3300 g	8700 kj	2000 Kcal	65 g	20 g	nr g	nr g	nr g	nr g	nr g	200 mg	300 g	278 g	nr g	nr g	25 g
Béarnaise Sauce, powder base, prepared	100	70	914	221	20.7	9	0.3	6.2	4	0.7	2.7	20	6.3	0	0.9	1	0
Béchamel Sauce, powder base, prepared	100	84	289	69	2.4	1.3	0	0.8	0.1	0	0.1	13	7.9	0	4.7	0	0
Cabbage, Chinese, raw	92	95	63	15	0.1	0	0	0	0	0	0	0	1.8	0	1.8	0	1.2
Cabbage, pak-choi, bok choy, raw	88	95	78	18	0.2	0	0	0	0.1	0	0	0	2.2	-	1.2	0	1
Cabbage, red, raw	80	90	136	32	0.3	0.1	0	0	0.2	0.1	0.1	0	5	0	5	0	2.6
Cabbage, spring green, raw	80	92	77	18	0.3	0.1	0	0	0.1	0	0	0	0.9	0.1	0.8	0	1.9
Cabbage, white, cooked	91	90	135	32	0.1	0	0	0	0	0	0	0	5.2	0.1	5.1	0	2.6
Cabbage, white, domestic, raw	92	90	137	32	0.1	0	0	0	0	0	0	0	5.2	0.1	5.1	0	2.6
Caffe Latte, single, with semi-skimmed milk	100	89	174	41	1.3	0.8	-	0.4	0	0	0	5	4.4	0	4.2	0	0
Caffe Latte, single, with whole milk	100	86	243	58	3.4	2.1	-	1	0.1	0	0.1	13	3.9	0	3.8	0	0
Caffe Mocha	100	76	383	91	2.1	1.4	0	0.6	0.1	0	0	5	15.7	0.5	15.2	13	0
Café au lait	100	92	131	31	1.8	1.2	0	0.4	0	0	0	5	2.2	0	2.2	0	0
Cake, soft, with minced nuts	100	20	1750	419	23.6	2.4	0	16.6	3.1	0.1	3.1	117	39.9	7.6	32.3	30.3	3.6
Cake, syrup	100	32	1128	266	1.3	0.5	0	0.2	0.4	0	0.3	1	56.2	30.7	22.7	19.1	2
Camembert Cheese, French, ripened, low-fat,	100	60	834	199	11	7.1	0.4	3	0.3	0.1	0.2	36	0.1	0	0.1	0	0
Camembert Cheese, ripened	100	50	1359	328	28	18	0.6	6.3	0.7	0.2	0.5	75	0	0	0	0	0
Cantaloupe Melon, raw	51	90	163	38	0.2	0.1	0	0	0.1	0	0	0	7.9	0	7.9	0	0.9
Cape gooseberry, raw	94	80	268	64	0.6	0.2	0	0.1	0.1	0	0	0	10.7	0	10.7	0	4.2
Capers, canned	100	84	104	25	0.9	0.2	0	0.1	0.3	0.2	0.1	0	0.4	0	0.4	0	3.2
Cappuccino, single, with semi-skimmed milk	100	88	160	38	1.2	0.7	-	0.4	0	0	0	5	4	0	3.7	0	0
Cappuccino, single, with whole milk	100	86	220	53	3	1.8	-	0.9	0.1	0	0.1	12	3.6	0	3.3	0	0
Carambola, raw	97	91	154	36	0.3	0.1	0	0.1	0.1	0	0.2	0	7.3	0.2	7.1	0	1.3
Caramel	100	7	1569	376	22	11.2	-	8.9	0.8	0.1	9.6	13	42.9	0	42.9	33	0
Caramel Sauce	100	30	1190	280	0	0	-	0	0	0	0	0	70	0	70	70	0
Caramels, chocolate covered	100	5	1902	455	23.6	13.8	0.1	7.5	1.1	0	0.2	13	56	0	56	49	0.7
Caraway seeds	100	10	1382	334	14.6	0.6	0	7.1	3.3	0.2	3.1	0	11.9	11.3	0.6	0	38
Cardamom, ground	100	8	1343	321	6.7	0.7	0	0.9	0.4	0.1	0.3	0	40.5	-	-	0	28
Carrot Cake, with icing, industrially made	100	31	1391	331	12.4	2.8	0.2	5.3	3.4	0.6	2.8	21	50.3	16.7	33.6	32	1.6
Carrot Cake, without icing	100	37	1221	290	9.3	3.2	0.1	3.2	1.9	0.2	1.5	70	44.5	18.4	25.8	23.3	1.9
Carrot, baby, frozen	100	91	109	26	0.2	0	0	0	0.1	0	0.1	0	4	0.4	3.7	0	2.3
Carrot, baby, imported, raw	100	91	120	28	0.1	0	0	0	0.1	0	0.1	0	5	0	5	0	2.3
Carrot, cooked	86	89	151	36	0.1	0	0	0	0.1	0	0.1	0	6.7	0.2	6.5	0	2.7
Carrot, cubes, frozen	100	91	112	27	0.2	0	0	0	0.1	0	0.1	0	4.1	0	4.1	0	2.4
Carrot, imported, raw	89	90	122	29	0.2	0	0	0	0.1	0	0.1	0	4.6	0	4.6	0	2.4
Carrot, peas, frozen	100	83	227	54	0.3	0.1	0	0	0.2	0	0.1	0	7.7	1.8	5.8	0	4.2
Carrot, unspecified, raw	89	89	151	36	0.1	0	0	0	0.1	0	0.1	0	6.7	0.2	6.5	0	2.7
Cashew nuts, raw	100	5	2458	592	43.8	7.8	0	23.8	7.8	0.2	7.2	0	29.4	23.5	5.9	0	3.3
Cashew nuts, with salt, unspecified	100	3	2500	603	48.7	8.7	0	31	9.2	0.3	8.9	0	19.2	13.3	5.9	0	8.3
Cassava, raw	84	60	673	159	0.3	0.1	0	0.1	0	0	0	0	36.8	35.3	1.5	0	1.8
Casserole base, Italian style, pasta, no meat, prepared	100	82	267	63	0.7	0	0	0	0	0.1	0.2	0	12	0	0	0	0
Casserole base, Mexican style, rice, no meat, prepared	100	82	292	69	0.8	0	-	0	0	0	0.3	0	13.3	0	0	0.1	0.9
Casserole base, Oriental style, no meat, prepared	100	86	242	57	1.8	0.3	0	1.3	0.2	0	0.2	22	8.5	0	0	0.3	0.2
Casserole base, Pasta di Napoli, no meat, prepared	100	71	514	122	3	0.4	0	0.7	1.7	0	1.5	0	20.2	0	0	1.3	0
Casserole base, Stroganoff, no meat, prepared	100	85	271	64	2.1	0.7	0	1.1	0.1	0	0.2	19	8.5	0	2.2	0.3	0.1
Casserole mix, with pasta, powder	100	6	1440	340	4	-	-	-	-	0.3	1.2	0	64	-	-	0	0
Casserole mix, with rice, powder	100	6	1566	370	4.5	-	-	-	-	0.2	1.8	0	71	-	-	0.3	4.9
Casserole, with Pollock, onion and sweet pepper sauce	100	76	411	98	2.9	0.9	0	1	0.7	0.2	0.5	36	5	3.1	1.9	0	0.6
Casserole, with beans, no meat	100	80	296	70	0.4	0	0	0	0.2	0.1	0.1	0	10.3	7.2	3	0.1	3.7
Casserole, with beef, tomato, sour cream	100	60	1019	245	18.4	10.1	0.5	5.1	1.5	0.3	0.5	60	4.4	1	3.4	0.3	0.6
Casserole, with chicken, tomato, onion and mushroom	100	82	331	79	2.9	0.8	0	1.1	0.7	0.1	0.6	28	3.1	1.2	1.8	0	1
Casserole, with cod and tomato	100	81	348	83	2.5	0.6	0	0.7	0.7	0.2	0.4	40	1.8	0	1.8	0	0.7
Casserole, with vegetables and potatoes	100	85	237	56	1.5	0.2	0	0.8	0.5	0.1	0.4	0	8.5	3.7	4.8	0	2.3
Catfish, fillet, rolled in flour, fried in fat	100	68	668	159	7.1	1.9	0	2.6	2	0.2	1.2	63	2.9	2.8	0.1	0	0.1
Catfish, fillet, simmered	100	71	530	126	3.2	0.6	0	1.2	1	0.1	0.4	71	0	0	0	0	0
Catfish, raw	50	78	409	97	2.5	0.5	0	0.9	0.8	0.1	0.3	55	0	0	0	0	0
Cauliflower, cooked	74	92	99	23	0.2	0.1	0	0	0.1	0.2	0	0	2.3	0	2.3	0	2.3
Caviar spread, cod roe	100	74	457	109	5.5	1.1	0	1.4	2.6	2.2	0.1	300	0	0	0	0	0
Caviar, capelin roe	100	32	1713	413	35.2	4.6	0	7.5	19.8	3.1	16.2	101	13.7	0	13.7	14	0

Protein	Salt	Alcohol	VitaminA	Retinol	Beta-Carotene	VitaminD	VitaminE	VitaminB1	VitaminB2	VitaminB3	VitaminB6	VitaminB9	VitaminB12	VitaminC	Calcium	Iron	Sodium	Potassium	Magnesium	Zinc	Selenium	Copper	Phosphorus	Iodine
50 g	2300 mg	nr mg	900 µg	nr µg	nr mg	600 µg	1 mg	1.5 mg	1.7 mg	20 mg	2 mg	400 µg	6 µg	60 mg	1000 mg	18 mg	2400 mg	3500 mg	400 mg	15 mg	70 µg	2 mg	1000 mg	150 µg
2.4	1.6	0	242	234	101	2.5	2.2	0.03	0.07	0	0.01	1	0.2	0	47	0.1	631	142	6	0.3	0	0	65	-
3.9	1	0	19	18	12	0.1	0	0.06	0.17	0.1	0.04	7	0.5	0	139	0	408	164	14	0.4	1	0.01	92	-
1.1	0	0	6	0	70	0	0.4	0.02	0.01	0.5	0.08	28	0	22	33	0.5	9	227	9	0.2	0	0.03	36	0
1.5	0.2	0	223	0	2681	0	0.1	0.04	0.07	0.5	0.19	66	0	45	105	0.8	65	252	19	0.2	0	0.02	37	-
1.1	0	0	0	0	3	0	0	0.06	0	0.4	0.17	46	0	59	33	0.3	8	260	11	0.2	1	0.02	25	0
2.1	0	0	2	0	20	0	0.2	0.05	0.06	0.3	0.15	73	0	66	34	0.4	6	249	9	0.2	-	0.07	32	0
1.4	0	0	5	0	59	0	0.3	0.04	0.02	0.3	0.06	13	0	35	47	0.3	10	317	15	0.2	0	0.02	39	-
1.4	0	0	1	0	12	0	0.2	0.06	0.03	0.4	0.1	26	0	54	47	0.3	10	317	15	0.2	0	0.02	39	2
3	0.1	0	14	13	8	0	0	0.04	0.13	0.1	0.04	4	0.4	1	89	0.1	35	136	12	0.4	1	0.01	92	7
3	0.1	0	37	35	20	0	0.1	0.04	0.14	0.1	0.04	4	0.4	1	89	0.1	33	134	11	0.4	1	0.01	92	11
2.2	0.1	0	20	19	13	0	0	0.03	0.13	1.4	0.02	3	0.3	0	90	0.2	55	134	30	0.2	0	0.04	67	12.7
1.7	0	0	19	18	12	0	0	0.03	0.12	0.2	0.02	2	0.2	0	69	0	20	135	6	0.2	0	0.01	61	9.5
10	0.3	0	61	61	5	1.1	6.6	0.29	0.2	0.8	0.23	60	0.7	2	84	1.8	137	310	62	1.2	7	0.45	257	-
6.4	0.1	0	5	5	4	0	0.4	0.14	0.08	0.7	0.06	10	0.2	0	68	0.8	24	220	29	0.6	3	0.13	99	-
25	3.2	0	98	94	48	0	0.3	0.04	0.45	1.8	0.25	62	1.1	0	720	0.2	1297	187	20	2.4	8	0.07	370	14
19	1.5	0	267	253	164	0	0.7	0.06	0.33	1.1	0.14	51	1.7	0	540	0.1	600	91	23	3	11	0.02	390	45
0.8	0	0	167	0	2000	0	0	0.04	0.02	0.7	0.07	21	0	37	9	0.2	16	267	12	0.2	0	0.04	15	0
1.8	0	0	137	0	1650	0	0.7	0.11	0.04	2.8	0.26	51	0	11	8	0.8	1	382	23	0.4	2	-	39	1
2.4	6.9	0	7	0	83	0	0.9	0.02	0.14	0.7	0.02	23	0	4	40	1.7	2769	40	33	0.3	1	0.37	10	60
2.8	0.1	0	12	12	7	0	0	0.04	0.12	0.1	0.03	4	0.3	1	79	0.1	31	119	15	0.3	1	0.01	81	7
2.8	0.1	0	32	31	18	0	0.1	0.04	0.12	0.1	0.03	4	0.3	1	79	0.1	29	117	14	0.3	1	0.01	81	10
0.5	0	0	2	0	25	0	0.2	0.03	0.03	0.4	0.02	12	0	31	5	0.6	2	150	6	0.1	1	0.12	15	0
1.5	0.8	0	0	0	0	0	0	0	0	0	0	0	0	0	95	1.5	320	210	25	0.3	0	0.4	64	12
0	0	0	0	0	0	0	0	0	0	0	0	0	0	0	0	0	0	0	0	0	0	0	0	-
4.2	0.4	0	91	90	15	0	1.5	0.02	0.3	0.2	0	4	0	0	154	1.3	160	297	37	0.8	2	0.17	156	40
19.8	0	0	17	0	206	0	2.5	0.38	0.38	3.6	0.36	10	0	21	689	16.2	17	1351	258	5.5	12	0.91	568	-
10.8	0	0	0	0	0	0	-	0.2	0.18	1.1	0.23	-	0	21	383	14	18	1119	229	7.5	-	0.38	178	-
3.8	1.3	0	50	10	480	0	2.7	0.03	0.18	0.4	0.08	6	0.2	0	79	0.6	514	78	9	0.3	2	0.07	214	-
6.2	0.5	0	212	101	1330	1.3	2.4	0.11	0.13	0.6	0.06	19	0.4	1	58	0.9	208	174	24	0.7	4	0.09	198	-
0.8	0.1	0	717	0	8600	0	0.8	0.04	0.04	0.5	0.1	33	0	4	25	0.2	32	151	10	0.3	1	0.07	33	3
0.6	0.2	0	650	0	7800	0	0.4	0.03	0.04	0.6	0.11	26	0	3	29	0.2	78	206	8	0.2	1	0.1	28	3
0.7	0.1	0	510	0	6120	0	0.6	0.04	0.02	0.6	0.03	7	0	3	28	0.3	32	298	12	0.3	0	0.05	29	3
0.9	0	0	717	0	8600	0	0.9	0.04	0.04	0.5	0.1	20	0	4	24	0.2	10	174	9	0.3	1	0.07	33	3
0.9	0	0	329	0	3950	0	0.3	0.07	0.06	1	0.14	14	0	2	41	0.3	12	282	10	0.2	0	0.05	35	3
3	0.1	0	345	0	4145	0	0.3	0.16	0.06	1.3	0.07	40	0	14	25	0.8	22	240	21	0.6	0	0.08	55	3
0.7	0.1	0	437	0	5250	0	0.6	0.05	0.02	0.8	0.05	15	0	4	28	0.3	32	298	12	0.3	0	0.05	29	3
18.2	0	0	0	0	0	0	0.9	0.42	0.06	1.1	0.42	25	0	0	37	6.7	12	660	292	5.8	2	2.2	593	11
18	0.7	0	0	0	7	0	0.8	0.44	0.14	0.9	0.55	47	0	0	42	5	287	580	257	4.7	15	1.83	487	0
1.4	0	0	1	0	8	0	0.2	0.09	0.05	0.9	0.09	27	0	21	18	0.5	5	330	21	0.6	1	0.09	34	-
2.2	1	0	0	0	0	0	0	0	0	0	0	0	0	0	10	0.4	411	168	0	0	0	0	0	-
1.7	1	0	0	0	0	0	0	0.07	0.03	0	0	0	0	0	19	0.3	393	168	8	0.2	0	0	0	-
1.7	0	0	26	0	318	0	0.5	0.04	0.05	0.5	0	0	0	0	12	0.1	0	0	5	0.1	0	0	0	-
3.5	0.8	0	0	0	0	0	0	0	0	0	0	0	0	0	20	0.5	317	0	17	0.4	0	0	0	-
2.8	0	0	27	7	243	0	0.4	0.05	0.11	0.4	0.02	3	0.2	0	63	0.1	19	74	10	0.3	0	0.01	42	-
12	5.5	0	-	0	-	0	-	-	-	-	-	-	0	-	55	2.3	2200	900	-	-	-	-	-	-
9	5.2	0	-	0	-	0	-	0.4	0.15	-	-	-	0	-	100	1.6	2100	900	44	0.9	-	-	-	-
12.6	0.5	0	27	21	68	0.8	1.2	0.06	0.17	2.5	0.38	13	2.8	15	31	0.2	190	354	21	0.7	21	0.01	187	-
4.5	0.3	0	13	0	157	0	0.7	0.12	0.04	0.8	0.11	83	0	6	32	1.3	111	345	31	0.4	0	0.15	89	-
15.2	0.6	0	220	198	267	0.4	1.7	0.08	0.16	3.7	0.25	11	0.9	1	36	1.6	252	416	23	2.6	4	0.08	157	-
9.6	0.9	0	27	18	108	0.2	0.8	0.09	0.14	3.8	0.21	17	0.2	5	12	0.7	349	301	17	0.7	4	0.13	87	-
12.9	1	0	39	20	234	1.5	1.6	0.06	0.04	1.7	0.15	22	1	8	16	0.5	409	442	23	0.3	15	0.08	149	-
1.1	0.6	0	34	0	408	0	0.6	0.05	0.02	1.1	0.09	15	0	18	25	0.3	238	311	17	0.2	0	0.05	41	-
20.9	0.3	0	61	60	13	2.3	2	0.09	0.09	2.5	0.33	12	2.2	0	15	0.3	111	406	23	1	55	0.06	239	-
24.2	0.3	0	35	35	0	2.3	1.4	0.09	0.1	2.9	0.39	13	2.6	0	17	0.3	106	471	26	1.2	65	0.06	275	-
18.6	0.2	0	27	27	0	1.8	1.1	0.07	0.08	2.2	0.3	10	2	0	13	0.2	82	363	20	0.9	50	0.05	212	90
1.9	0	0	1	0	10	0	0.3	0.06	0.03	0.4	0.06	28	0	38	21	0.4	8	360	14	0.3	0	0.04	54	0
14.9	5.4	0	9	9	0	3.8	7.5	0.33	0.46	0.5	0.1	6	12	0	20	0.5	2158	77	4	1.2	52	0.04	125	-
10.5	6.1	0	0	0	0	0	5.8	0.22	0.27	0.6	0.05	21	6.7	0	20	0.1	2449	117	7	2.6	41	0.05	166	85

COMPACT EDITION - RECIPROCITY

Name	% Edible	Water	kJoules	kcal	Total Fat	Saturated Fat	Trans Fat	Mono Fat	Poly Fat	Omega3	Omega6	Cholestrol	Carb	Starch	Sugar	Sugar Added	Fibre
Recommended Daily Amount Units	n/a %	3300 g	8700 kj	2000 Kcal	65 g	20 g	nr g	nr g	nr g	nr g	nr g	200 mg	300 g	278 g	nr g	nr g	25 g
Caviar, cod roe with mayonnaise	100	26	2237	542	53.1	7.9	0	11.5	30.3	4.4	16.1	97	9.2	1	8.2	8.4	0
Cayenne Pepper,	100	8	1561	375	17.3	3.3	0	2.8	8.4	0.7	7.7	0	29.4	-	10.3	0	27.2
Celeriac root, Norwegian, raw	70	87	114	27	0.3	0.1	0	0	0.2	0	0.1	0	2.8	0.2	2.6	0	3.5
Chantherelle Mushroom, raw	89	90	71	17	0.5	0	0	0	0.2	0	0.2	0	0.4	0	0.4	0	1.9
Chapatis, made with wholemeal flour	100	34	993	235	1.8	0.2	0	0.3	0.8	0.1	0.9	0	40.6	39.1	1.5	0	8.9
Char, fried without fat or grilled	-	68	632	151	8.4	1.4	0	3.8	1.4	1.8	0.5	72	0	0	0	0	0
Char, raw	78	73	536	128	7.1	1.2	0	3.2	1.2	1.5	0.4	61	0	0	0	0	0
Char, rolled in flour, fried in fat	-	60	850	204	12.5	2.7	0	5.3	2.5	1.9	1.3	73	3.6	3.5	0.1	0	0.2
Cheddar Cheese, hard	100	37	1725	416	34.9	21.7	1.4	8.4	0.7	0.2	0.6	86	0.1	0	0.1	0	0
Cheese burger, single, with bread, cheese, dressing, fast food restaurant	100	46	1144	273	13.6	5.3	0.1	5.6	1.6	0.3	1.2	36	22.7	20	2.7	2.2	0.8
Cheese cake, with biscuit bottom	100	39	1407	337	19.4	10.9	0.5	5	1.8	0.4	1.4	38	36.6	7.3	29.3	27.1	0.9
Cheese doodles	100	2	2065	495	30.2	4.8	0.1	8.8	15.5	0.1	15.4	11	44.4	41.3	2.9	0.2	3.3
Cheese spread, 10% fat	100	68	676	162	10	6	0.3	2.7	0.2	0.1	0.2	27	0	0	0	0	0
Cheese spread, 3% fat	100	75	421	100	3	1.9	0.1	0.7	0.1	0	0.1	10	0	0	0	0	2.7
Cheese spread, 7% fat	100	71	546	130	6.5	4.2	0.2	1.5	0.1	0	0.1	17	0	0	0	0	0
Cheese spread, bacon flavour	100	64	887	214	17	11	0	-	-	0.1	0.3	45	0.2	0	0.1	0	0
Cheese, for burgers	100	41	1493	360	29	17.9	2.1	7.8	0.5	0.2	0.5	78	0.2	0	0.2	0	0
Cheese, grated	100	40	1475	355	27	17	0.6	6.1	0.6	0.2	0.5	72	0	0	0	0	0
Cheese, whey spread	100	35	1192	283	8	5.2	0.2	1.8	0.2	0	0.2	22	46	0	42	9	0
Cheese, whey spread	100	37	1083	256	4	2.6	0.1	0.9	0.1	0	0.1	11	48	0	45	9	0
Cheese, whey spread, with iron	100	35	1197	284	8	5.2	0.2	1.8	0.2	0	0.1	46	46	0	43	8	0
Cheese, whey, cow and goat milk	100	20	1872	449	29	19	0.7	6.6	0.7	0.2	0.5	82	36	0	31	0	0
Cheese, whey, cow and goat milk, low-fat	100	24	1527	364	16	11	0.4	3.7	0.4	0.1	0.3	47	43	0	42	0	0
Cheese, whey, cow milk	100	20	1815	435	27	18	0.7	6.2	0.6	0.2	0.5	76	37	0	33	0	0
Cheese, whey, cow milk, low-fat	100	23	1544	368	16	10	0.4	3.7	0.4	0.1	0.3	46	44	0	41	0	0
Cheese, whey, goat milk	100	19	1832	439	27	18	0.5	6.2	0.7	0.2	0.5	80	36	0	29	0	0
Cheese, whey, unspecified	100	21	1824	437	26.2	17	0.9	6	0.5	0.2	0.5	70	39.7	0	39.8	0	0
Cheese, white, unspecified	100	42	1447	348	26.7	17.7	1	6	0.5	0.2	0.5	71	0	0	0	0	0
Cheese, with goat milk, Feta	100	56	1038	250	20.2	13.7	-	4.1	0.6	0.1	0.4	70	1.5	0	1.5	0	0
Cheese, with vitamin D	100	42	1458	351	27	18	1	6.1	0.5	0.1	0.5	72	0	0	0	0	0
Cheese, with vitamin D, low-fat	100	48	1136	272	16	10	0.6	3.6	0.3	0.1	0.2	43	0	0	0	0	0
Cherimoya, raw	69	79	295	70	0.7	0.2	0	0.1	0.2	0.2	0	0	12.9	0	12.9	0	3
Cherries, raw	86	83	174	41	0	0	0	0	0	0	0	0	9	0	9	0	1.1
Cherries, sweet, raw	89	83	221	52	0.1	0	0	0	0	0	0	0	11.3	0	11.3	0	1.3
Chestnuts, roasted	63	40	776	184	2.2	0.4	0	0.8	0.9	0.1	0.8	0	34	27	7	0	7.9
Chewing gum, with sugar	100	3	1384	326	0	0	0	0	0	0	0	0	81	0	81	81	0
Chia seeds, dried	100	6	1825	442	30.7	3.3	0.1	2.3	23.7	17.8	5.8	-	7.7	-	-	0	34.4
Chick peas, canned	100	67	522	124	2.5	0.3	0	0.7	1.1	0	1	0	14.8	14.4	0.4	0	6.2
Chick peas, dry	100	10	1436	341	5.4	0.5	0	1.1	2.7	0.1	2.4	0	46.4	43.8	2.6	0	10.7
Chicken Liver, raw	100	75	476	113	4.1	1.2	-	0.7	1	0	0.6	380	0	5	0	0	0
Chicken and turkey, minced meat, pan-fried without fat	100	61	874	209	12	3.5	0	5.6	2.1	0.2	1.9	125	0	0	0	0	0
Chicken and turkey, minced meat, raw	100	69	747	179	11.7	3.2	0	5.1	2.1	0.2	1.4	79	0	0	0	0	0
Chicken breast, fried in fat	100	69	605	144	4	1.2	0	1.5	0.9	0.2	0.7	65	0	0	0	0	0
Chicken breast, fried without fat	100	71	515	122	1.2	0.4	0	0.4	0.2	0	0.2	65	0	0	0	0	0
Chicken burger, breaded, fried, with bread, lettuce, dressing, fast food restaurant	100	49	1048	250	11.4	2.3	0.5	4.9	2.9	0.3	2.6	30	24.8	21	3.8	2.6	2.6
Chicken nuggets, deep fried, fast food restaurant	100	52	1009	241	12.9	3.1	0.6	7	1.4	0.2	1.3	61	14.2	13.8	0.4	0	1.3
Chicken nuggets, deep fried, industrially made	100	54	1124	269	16.7	3.5	0.5	9.4	1.8	0.3	1.4	43	13.1	13	0.1	0	0
Chicken wing, with skin, roasted	69	53	1110	266	17.4	5.4	0	8.1	2.4	0.3	2.7	110	0	0	0	0	0
Chicken, breast, with skin, raw	100	72	529	126	4.6	1.3	0	2.1	0.8	0.1	0.7	69	0	0	0	0	0
Chicken, breast, without skin, raw	100	75	440	104	1	0.3	0	0.3	0.2	0	0.1	56	0	0	0	0	0
Chicken, drumstick, with skin, raw	69	71	649	155	8.7	2.5	0	4.1	1.6	0.2	1.4	81	0	0	0	0	0
Chicken, drumstick, without skin, raw	66	76	458	109	3.7	0.9	0	1.4	0.9	0.1	0.5	77	0	0	0	0	0
Chicken, leg (thigh and drumstick), with skin, raw	78	68	836	201	14.2	3.8	0	6.2	2.5	0.2	2.1	83	0	0	0	0	0
Chicken, leg (thigh and drumstick), with skin, roasted	77	60	1048	252	17.8	4.8	0	7.8	3.1	0.3	2.6	104	0	0	0	0	0
Chicken, leg (thigh and drumstick), without skin, raw	74	73	619	148	8.5	2.4	0	3.9	1.5	0.2	1.3	80	0	0	0	0	0
Chicken, meat and skin, raw	71	67	819	197	13.6	4.2	0	6.3	1.9	0.3	2.3	75	0	0	0	0	0

Protein	Salt	Alcohol	VitaminA	Retinol	Beta-Carotene	VitaminD	VitaminE	VitaminB1	VitaminB2	VitaminB3	VitaminB6	VitaminB9	VitaminB12	VitaminC	Calcium	Iron	Sodium	Potassium	Magnesium	Zinc	Selenium	Copper	Phosphorus	Iodine
50 g	2300 mg	nr mg	900 µg	nr µg	nr mg	600 µg	1 mg	1.5 mg	1.7 mg	20 mg	2 mg	400 µg	6 µg	60 mg	1000 mg	18 mg	2400 mg	3500 mg	400 mg	15 mg	70 µg	2 mg	1000 mg	150 µg
6.8	4.1	0	17	17	4	0.1	6.8	0.14	0.17	0.4	0.04	17	4.1	0	16	0.3	1628	74	5	1.6	25	0.03	115	-
12	0.1	0	1820	0	21840	0	29.8	0.33	0.92	8.7	2.45	106	0	76	148	7.8	30	2014	152	2.5	9	0.37	293	-
1.6	0.1	0	0	0	0	0	0.5	0.03	0.04	0.5	0.16	78	0	15	48	0.5	30	572	17	0.5	0	0.15	79	1
1.8	0	0	108	0	1300	12.8	0	0.1	0.4	5.4	0.04	21	0	5	5	2.7	3	340	9	0.8	18	0.42	72	1
9.7	0.7	0	0	0	2	0	0.7	0.39	0.06	4.8	0.14	30	0	0	23	3.1	276	309	87	2	7	0.26	277	-
18.9	0.1	0	35	35	0	8.1	1.5	0.11	0.02	7.2	0.71	31	11.8	0	19	0.2	56	494	29	0.5	35	0.08	314	-
16.1	0.1	0	30	30	0	6.9	1.3	0.09	0.02	6.1	0.6	26	10	0	16	0.2	48	420	25	0.4	30	0.07	267	-
19.1	0.2	0	66	65	13	8.3	2.3	0.12	0.03	7.1	0.69	31	11.5	0	19	0.3	76	492	30	0.5	35	0.09	314	-
25.4	1.8	0	376	364	141	0.3	0.5	0.03	0.39	0.1	0.15	31	2.4	0	739	0.3	723	75	29	4.1	6	0.03	505	30
14.6	1.3	0	47	44	35	0	1.3	0.11	0.13	2.5	0.04	21	0.2	0	102	1.2	536	59	17	2.5	3	0.05	115	-
3.5	0.4	0	171	165	77	1	1.3	0.06	0.08	0.5	0.03	9	0.2	0	52	0.3	140	99	14	0.4	2	0.05	76	-
9.8	2.1	0	44	36	92	0	16.4	0.1	0.08	0.7	0.07	10	0.2	0	97	0.8	848	90	34	1.6	3	0.1	141	-
18	2.8	0	53	51	24	0	0.2	0.07	0.23	0.1	0.06	7	0.4	0	552	0.3	1130	96	26	2.6	1	0.05	740	29
17	2.5	0	24	23	11	0	0.1	0.07	0.23	0.1	0.06	7	0.4	0	513	0.3	1000	100	25	2.6	1	0.05	741	29
18	2.2	0	53	51	24	0	0.2	0.07	0.23	0.1	0.06	7	0.4	0	510	0.3	860	96	26	2.6	1	0.05	740	29
15	2.4	0	180	164	188	0	0.3	0.05	0.2	0.3	0.16	12	0.5	0	376	0.3	940	60	15	2.7	6	0.05	900	18
24.5	3.2	0	204	183	254	0	0.6	0.02	0.2	0.1	0.04	27	1.2	0	600	0.4	1300	80	25	3.8	11	0.09	710	-
28	1.2	0	257	244	159	0	0.7	0.07	0.33	0.4	0.02	31	2.2	0	780	0.2	500	71	31	4.3	11	0.04	570	39
6.7	0.8	0	74	70	45	0	0.2	0.22	1.12	-	0.17	32	1	0	363	0.2	310	1233	67	0.2	6	0.01	430	68
7	0.8	0	38	36	23	0	0.1	0.22	0.88	-	0.21	53	1	0	341	0.2	300	1273	71	0.1	6	0.02	399	68
7	0.8	0	76	72	47	0	0.2	0.22	0.87	0.3	0.21	52	1	0	343	10	300	1256	70	0.1	6	0.02	398	68
11	0.7	0	258	248	125	0	0.7	0.14	1.07	0.3	0.06	25	1.3	0	463	0	298	1233	71	0.8	10	0.02	513	166
12	0.9	0	145	140	66	0	0.4	0.16	1.09	0.8	0.16	39	1.5	0	594	0.8	360	1519	92	1	39	0.02	605	189
11	0.9	0	252	239	151	0	0	0.18	1.02	0	0.05	51	1.9	0	545	0.8	353	1425	80	1.1	7	0.02	610	135
12	0.9	0	155	147	96	0	0.4	0.19	1.05	0	0	39	1.5	0	553	0.7	360	1452	87	1	37	0.08	565	154
13	0.8	0	339	339	0	0	0.9	0.15	1.47	0	0.01	9	0.7	0	553	0.2	327	1700	95	1.3	6	0.03	747	306.6
10.6	0.8	0	278	265	152	0.2	0.6	0.19	1.15	0.9	0.12	19	0.9	0	373	0.3	316	1133	59	0.6	5	0.03	463	-
27	1.2	0	36	34	22	0	0.5	0.08	0.31	0.4	0.03	42	2.5	0	819	0.2	483	77	33	4.6	11	0.04	604	30
15.6	2.5	0	223	220	33	0.5	0.4	0.04	0.21	0.2	0.07	23	1.1	0	360	0.2	1000	95	20	0.9	5	0.07	280	14
27	1.2	0	283	-	-	0	0.5	0.08	0.31	0.4	0.03	40	2.4	0	820	0.2	480	77	33	4.6	11	0.04	600	30
32	1.1	0	152	144	93	0	0.4	0.09	0.35	0.5	0.04	48	2.8	0	940	0.2	430	88	38	5.2	12	0.05	680	30
1.6	0	0	0	0	2	0	0.3	0.1	0.13	0.6	0.26	23	0	13	10	0.3	7	287	17	0.2	1	0.07	26	-
0.7	0	0	15	0	178	0	0.6	0.04	0.02	0.2	0.03	4	0	4	18	0.3	0	220	13	0.1	0	0.1	25	0
0.9	0	0	5	0	61	0	0.3	0.03	0.01	0.1	0.03	11	0	9	14	0.2	0	214	10	0.1	0	0.08	23	0
3.2	0	0	1	0	14	0	0.5	0.24	0.18	1.3	0.5	70	0	26	29	0.9	2	592	33	0.6	1	0.51	107	-
0.4	0	0	0	0	0	0	0	0	0	0	0	0	0	0	0	0	1	2	0	0	0	0	0	0
16.5	0	0	-	-	-	-	0.5	0.62	0.17	8.8	-	49	0	2	631	7.7	16	407	335	4.6	55	0.92	860	-
7.5	0.5	0	1	0	12	0	1.3	0.05	0.03	0.2	0.11	73	0	0	68	1.6	213	163	34	1.1	20	0.05	103	1
21.3	0.1	0	5	0	60	0	2.9	0.39	0.24	1.9	0.53	180	0	0	160	5.5	39	1000	130	3	2	0.95	310	1
19.1	0.2	0	9702	9371	21	0.2	0.6	0.48	2.16	10.6	0.82	995	35	28	8	9.2	76	260	19	3.7	-	0.5	280	2
25.3	0.2	0	28	28	0	0.9	0.9	0.19	0.25	8.4	0.49	13	0.7	0	7	0.9	97	467	39	1.7	21	0.07	267	-
18.5	1.2	0	25	25	0	0.8	0.2	0.11	0.25	5.3	0.29	9	1.1	0	7	0.7	469	321	21	1.4	13	0.04	127	1
26.9	0.2	0	28	27	9	0.3	1.3	0.25	0.16	15.7	0.93	12	0.6	0	5	0.2	60	405	35	0.6	9	0.03	309	-
27.7	0.1	0	6	6	0	0.1	0.8	0.26	0.16	16.2	0.95	13	0.6	0	5	0.2	48	417	36	0.6	9	0.03	319	-
10.8	1.2	0	12	12	0	0	1.1	0.13	0.08	2.8	0.21	8	0.6	1	18	0.6	500	194	21	0.7	7	0.1	142	1
16.5	1.3	0	7	7	0	0	0.8	0.19	0.18	6.2	0.37	8	0.2	0	24	0.8	528	298	26	0.9	11	0.08	258	-
16.7	1	0	6	6	0	0	0.9	0.16	0.11	8.3	0.38	6	0.4	0	5	0.5	410	321	25	0.5	0	0.05	212	-
27.4	0.3	0	63	63	0	0	0.7	0.07	0.13	8.4	0.57	6	0.4	0	20	2	104	223	26	1.9	14	0.06	199	-
21.1	0.1	0	13	13	0	0.4	0.8	0.32	0.15	9.8	0.66	11	1.1	0	5	0.4	58	371	27	0.8	5	0.04	210	6
23.8	0.1	0	5	5	0	0.1	0.7	0.22	0.14	13.9	0.82	11	0.5	0	4	0.2	41	359	31	0.5	8	0.03	274	6
19.3	0.2	0	29	29	0	0.2	0.3	0.07	0.18	5.4	0.3	9	0.4	0	11	1	83	206	21	2	13	0.06	154	8
18.9	0.2	0	17	17	0	0.2	0.3	0.08	0.2	5.8	0.34	10	0.4	0	11	1	88	226	23	2.2	6	0.06	166	8
18.3	0.2	0	30	30	0	0.9	0.2	0.12	0.27	4.9	0.23	8	1	0	7	0.8	80	330	21	1.4	13	0.04	110	8
22.9	0.2	0	38	38	0	1.1	0.2	0.15	0.34	6.1	0.29	10	1.3	0	9	1	100	413	26	1.8	16	0.05	138	-
17.9	0.2	0	24	24	0	1	1.8	0.15	0.19	5.6	0.38	9	1.2	0	8	0.8	84	259	19	1.4	6	0.09	180	8
18.6	0.2	0	25	25	0	0.6	0.2	0.11	0.25	6.5	0.3	9	0.4	0	7	0.7	70	320	22	1.1	12	0.05	140	8

COMPACT EDITION - RECIPROCITY

All data is per 100 grams of food
Dashes means data not included in source database

Name	% Edible	Water	kJoules	kcal	Total Fat	Saturated Fat	Trans Fat	Mono Fat	Poly Fat	Omega3	Omega6	Cholestrol	Carb	Starch	Sugar	Sugar Added	Fibre
Recommended Daily Amount Units	n/a %	3300 g	8700 kj	2000 Kcal	65 g	20 g	nr g	nr g	nr g	nr g	nr mg	200 mg	300 g	278 g	nr g	nr g	25 g
Chicken, thigh (leg without drumstick), without skin, raw	82	72	632	151	8.8	2.3	0	3.7	2.1	0.2	1.4	83	0	0	0	0	0
Chicken, thigh, (leg without drumstick), with skin, raw	85	66	882	212	15.9	4	0	7	3.7	0.3	2.5	84	0	0	0	0	0
Chicken, wings, with skin, raw	66	67	778	187	12.2	3.8	0	5.7	1.7	0.2	1.9	77	0	0	0	0	0
Chicken, with skin, marinated, rotisserie	73	65	737	176	10	2.7	0	4.4	2	0.2	1.7	100	0	0	0	0	0
Chicken, with skin, roasted	73	59	1025	246	17	5.2	0	7.9	2.4	0.3	2.9	94	0	0	0	0	0
Chicken, with skin, rotisserie	70	65	683	162	5.9	1.7	0	2.6	1.2	0.1	1	114	0	0	0	0	0
Chicken, with skin, rotisserie	73	59	942	226	13.5	4	0	6.1	2.7	0.3	2.3	128	0	0	0	0	0
Chicken, without skin, raw	66	75	457	108	2.1	0.6	0	1	0.4	0.1	0.4	70	0	0	0	0	0
Chicken, without skin, roasted	70	69	570	135	2.6	0.8	0	1.2	0.5	0.2	0.5	88	0	0	0	0	0
Chicory, endive, raw	86	95	55	13	0.1	0	0	0	0	0	0	0	1	0	1	0	2.2
Chicory, radicchio, raw	91	93	76	18	0.2	0.1	0	0	0.1	0	0.1	0	1.7	0	1.7	0	1.8
Chicory, raw	80	94	64	15	0.6	0.2	0	0	0.3	0	0.3	0	0.9	0.2	0.7	0	2.2
Chilli Pepper, green, raw	73	88	140	33	0.2	0	0	0	0.1	0	0	0	5.1	0	5.1	0	1.5
Chilli Pepper, red, raw	73	88	149	35	0.4	0	0	0	0.2	0	0.2	0	5.3	0	5.3	0	1.5
Chilli nuts, unspecified	100	3	2162	519	32.3	5.1	0	21	5.2	0.3	4.8	1	37.2	30.7	6.5	-	7.4
Chilli powder	100	11	1289	311	14.3	2.5	0	3.2	8	0.5	7.5	0	14.9	-	7.2	0	34.8
Chives, raw	100	90	108	26	0.4	0	0	0.1	0.4	0	0.2	0	1.3	0	1.3	0	3.1
Chocolate Bar, milk, with nuts	100	1	1966	470	24.3	11.2	0.1	10.5	1.2	0.2	0.8	16	51.9	0.9	51	44	3.8
Chocolate Cake, no icing	100	29	1511	361	17.5	7.5	0.2	5.1	3.4	0.5	2.3	72	43.1	22.4	20.7	19.4	1.9
Chocolate Cake, with icing	100	23	1490	354	10.5	4.6	0.1	3	2	0.3	1.4	38	60.2	13.9	46.3	45.3	1.1
Chocolate Cake, with icing, industrially made	100	17	1753	419	21.6	5.6	0.2	7.3	7.3	1.1	6.4	46	50	15.6	34.4	32	2.3
Chocolate Sauce, industrially made	100	28	1137	268	1.2	0.6	-	0.4	0.1	0	0	0	62	2.4	59.6	60	0
Chocolate bar, milk	100	1	2256	541	32.3	19.9	0.2	9.4	1.3	0.2	1.1	21	53.1	0.7	52.4	45	2.6
Chocolate bar, milk, aerated	100	1	2177	521	30.3	16.2	0.1	11.2	1.3	0.1	1.8	18	51.8	0.7	51.1	40	2.6
Chocolate butter cream, with butter	100	11	2309	555	40.4	24	1.5	11.3	1	0.3	1.2	202	46.2	0	46.2	46	0
Chocolate butter cream, with hard margarine	100	12	2252	541	39	17.6	0.2	5.9	12.7	1.3	6.9	94	46.3	0	46.3	46.1	0
Chocolate cake, high fat content (coconut fat)	100	18	2197	530	43	37.5	0	4	0.7	0.1	1.6	55	30.1	5.1	25	24.2	2
Chocolate frosting	100	17	1607	382	11.8	7	0	3.7	0.5	0	0.5	3	65.2	0.5	64.6	64	2.2
Chocolate wafer bar	100	1	2206	528	30.4	16.4	0.1	10.2	2.2	0.1	0.4	15	54.1	9	45.1	39.5	3.4
Chocolate, cooking, plain, minimum 35% cocoa	100	1	2134	511	27.6	16.4	0.1	8.6	1.1	0.1	1.1	7	56.8	1.2	55.6	54	5.2
Chocolate, cooking, with milk, minimum 25% cocoa	100	1	2201	527	29.5	17.7	0.1	9.1	1.1	0.1	1	14	56.7	1.1	55.6	49	3.3
Chocolate, dark, 70% cocoa	100	1	2423	584	46.5	27.3	0	15.4	1.3	0.1	1.7	0	33.2	1.1	28	28	2.4
Chocolate, filled	100	6	2036	487	24.3	12.3	1.1	8.2	1.5	0.1	1.4	7	60.2	4.5	55.7	52	3.2
Chocolate, white	100	1	2272	544	30.9	18.1	0.3	10	1.1	0.1	0.9	20	58.3	0.5	55.5	45	0.2
Chorizo, sausage	100	37	1494	360	29.1	11.3	0.1	12.9	3.2	0.1	1	-	3.4	0.4	3	0	1
Cider, sweet, 4.5% Vol alcohol	100	89	249	59	0	0	0	0	0	0	0	0	8.5	0	8.5	6.9	0
Cinnamon roll, home made	100	25	1480	351	10.8	4.6	0.1	2.9	2.3	0.4	1.6	10	54.8	38.7	15.9	13.8	2.2
Cinnamon roll, sugar coated, industrially made	100	25	1233	292	5.2	2.1	0.1	1.5	1.1	0.1	1	0	51.8	33.6	18.2	17	2.2
Cinnamon roll, with custard and icing, industrially made	100	38	1104	261	5.2	2	0.2	1.6	1.1	0.1	1	0	46	29.9	16.1	14	2
Cinnamon, ground	100	10	1016	246	1.2	0.3	0	0.2	0.1	0	0	0	28.1	-	2.2	0	53.1
Clementine, raw	77	86	190	45	0.2	0	0	0	0	0	0	0	9.2	0	9.2	0	1.7
Cloudberries, frozen, 250 g sugar/kg berries	100	67	528	125	0.7	0.1	0	0.1	0.5	0	0	0	26.2	0	20	20	5
Cloudberries, raw	100	84	191	46	1.1	0.1	0	0.1	0.7	0	0	0	4.4	0	4.4	0	6
Cloves, ground	100	10	1391	335	13	4	0	1.4	3.6	0.8	2.6	0	31.6	-	2.4	0	33.9
Coco Nut, raw	52	47	1474	358	33.5	29.7	0	1.4	0.4	0	0.4	0	6.2	0	6.2	0	9
Coco Pops Crunchers, Breakfast cereal, chocolate flavour	100	3	1611	380	2.5	1	0	0.7	0.5	0	0.1	0	78	49	29	24	5
Cocoa powder	100	5	1572	379	21.9	12.8	0	7.2	0.6	0	0.8	0	11	11	0	0	24
Cocoa, instant powder, prepared	100	83	276	65	0.9	0.5	-	0	0	0	0	0	11.8	0.6	11.2	11.2	1.2
Cocoa, instant powder, without milk	100	1	1632	385	2.5	1.5	-	0.8	0.1	0	0.1	0	83.3	3.3	80	80	5.9
Cocoa, prepared from instant powder and low-fat milk	100	84	296	70	1.6	1	-	0.5	0	0	0	6	10.3	0.2	10.1	5.6	0.5
Cocoa, prepared with low-fat milk	100	79	365	87	2.3	1.4	0	0.7	0.1	0	0.1	6	12	0.4	11.5	7	1
Coconut Oil	100	0	3696	899	99.9	86.5	0	6	1.5	0	1.7	0	0	0	0	0	0
Coconut macaroon	100	15	1910	458	28.5	24.7	0	1.9	0.5	0	0.3	1	42	0	42	39.1	5.6
Coconut milk, canned	100	73	861	209	21.3	18.9	0	0.9	0.2	0	0.2	0	1.5	0	1.5	0	1.5
Coconut milk, light, canned	100	88	297	72	7.1	6.3	0	0.4	0.1	0	0.1	0	0.8	0	0.8	0	1.3
Coconut water	100	95	76	18	0	0	0	0	0	0	0	0	4.5	-	4	-	0
Coconut, desiccated, not sweetened	100	3	2744	666	64.5	57.2	0	2.7	0.7	0	0.7	0	6.4	0	6.4	0	16.3
Cod liver, raw	-	37	2276	553	59	9.4	0	27.4	15	13.7	1.3	245	0	0	0	0	0

Protein	Salt	Alcohol	VitaminA	Retinol	Beta-Carotene	VitaminD	VitaminE	VitaminB1	VitaminB2	VitaminB3	VitaminB6	VitaminB9	VitaminB12	VitaminC	Calcium	Iron	Sodium	Potassium	Magnesium	Zinc	Selenium	Copper	Phosphorus	Iodine
50 g	2300 mg	nr mg	900 μg	nr μg	nr mg	600 μg	1 mg	1.5 mg	1.7 mg	20 mg	2 mg	400 μg	6 μg	60 mg	1000 mg	18 mg	2400 mg	3500 mg	400 mg	15 mg	70 μg	2 mg	1000 mg	150 μg
18	0.2	0	20	20	0	1.6	0.3	0.08	0.19	6.3	0.33	10	0.4	0	10	1	86	231	24	1.9	6	0.07	168	8
17.3	0.2	0	42	41	7	1.4	0.3	0.06	0.15	5.4	0.26	8	0.3	0	10	1	76	192	20	1.6	13	0.06	145	8
19.2	0.2	0	55	55	0	1.5	2.2	0.1	0.13	6.8	0.46	23	0.5	0	14	1.4	73	156	18	1.3	10	0.04	139	0.4
21.6	1.8	0	28	28	0	0	1.2	0.17	0.2	8.5	0.34	10	0.7	0	39	0.6	700	299	24	1.1	11	0.06	414	-
23.3	0.2	0	31	31	0	0.8	0.2	0.14	0.31	8.1	0.38	11	0.5	0	9	0.9	88	400	28	1.4	15	0.06	175	-
27.3	0.6	0	13	13	0	1.7	0.7	0.18	0.13	10.3	0.39	18	0.7	0	14	0.7	260	329	29	1.4	0	0.07	233	-
26	1.2	0	26	23	30	2.1	1.2	0.17	0.15	9	0.31	20	0.8	0	28	1.1	500	303	27	1.4	0	0.07	231	-
22.3	0.2	0	11	11	0	0.1	0.2	0.14	0.18	7.8	0.38	11	0.4	0	6	0.7	77	380	26	1.2	8	0.03	160	8
27.9	0.2	0	14	14	0	0.1	0.2	0.18	0.23	9.8	0.48	14	0.5	0	8	0.9	96	475	33	1.5	10	0.04	200	-
1	0	0	4	0	48	0	0.1	0.07	0.14	0.5	0.05	140	0	4	22	0.5	2	187	7	0.2	1	0.01	21	0
1.4	0	0	0	0	0	0	2.3	0.09	0.15	0.3	0.08	15	0	5	22	0.3	7	320	9	0.2	1	0.04	38	0
0.5	0	0	10	0	120	0	0.1	0.14	0	0.1	0.01	14	0	5	21	0.4	1	170	6	0.2	-	0.05	27	0
2	0	0	56	0	671	0	0.7	0.09	0.09	0.9	0.3	23	0	242	18	1.2	7	340	25	0.3	0	0.17	46	-
1.9	0	0	44	0	534	0	0.7	0.07	0.08	1.2	0.5	23	0	144	14	1	9	322	23	0.3	0	0.13	43	-
16.1	2.7	0	12	0	147	0	3.4	0.5	0.09	8.6	0.79	59	0	1	56	1.7	1063	397	112	1.6	19	0.52	243	0
13.5	7.2	0	1250	0	15000	0	38.1	0.25	0.94	11.6	2.09	28	0	1	330	17.3	2867	1950	149	4.3	20	1	300	-
2.7	0	0	309	0	3710	0	3.7	0.05	0.08	0.6	0.18	55	0	23	138	1.2	1	313	19	0.3	0	0.06	50	0
9.1	0.2	0	16	13	36	0	3.6	0.15	0.45	0.6	0.01	24	0.5	0	224	2.1	65	451	87	1.6	0	0.57	312	-
6.8	0.6	0	209	203	77	2.4	2.6	0.11	0.12	0.6	0.05	17	0.4	0	47	1.1	226	228	34	0.9	4	0.19	176	-
4.1	0.3	0	125	121	48	1.4	1.5	0.07	0.07	0.3	0.03	10	0.2	0	30	0.6	127	143	21	0.5	2	0.11	71	-
5	0.9	0	11	11	0	1	5.4	0.08	0.08	0.5	0.1	5	0.2	0	40	1.6	349	172	22	0.5	0	0.18	105	-
2.3	0.3	0	0	0	0	0	0	0	0	0	0	0	0	0	23	2.1	103	667	100	1.3	0	0.09	126	12.5
8.1	0.2	0	26	22	45	0	0.6	0.15	0.59	0.5	0.05	11	0.6	0	231	0.9	72	444	65	1.3	0	0.38	321	-
9.1	0.3	0	19	18	17	0	0.5	0.12	0.54	0.4	0.09	18	0.6	0	277	2.1	121	508	61	1.4	0	0.28	363	-
1.7	0.7	0	570	551	234	4.5	1.2	0.02	0.05	0	0.02	12	0.3	0	13	0.4	281	16	1	0.1	2	0.03	53	-
1.3	1	0	453	440	161	5.6	4.7	0.02	0.09	0	0.02	11	0.5	0	10	0.4	420	7	1	0.3	3	0.01	47	-
4.6	0.1	0	30	29	9	0.5	1.2	0.07	0.1	0.3	0.04	14	0.4	0	35	1.9	58	165	42	0.8	3	0.32	104	-
2.6	0	0	3	2	12	0	0.3	0.06	0.04	0.3	0.02	5	0.1	0	31	2	7	174	50	0.8	0	0.4	85	-
7.9	0.3	0	19	16	34	0	1.3	0.12	0.44	0.6	0.05	12	0.4	0	175	1.2	120	492	72	1.4	0	0.46	272	-
6.2	0	0	7	5	27	0	0.6	0.15	0.11	0.7	0.04	12	0.3	0	73	4.7	16	405	116	1.8	0	0.92	200	2
7	0.1	0	27	24	36	0	0.6	0.14	0.07	0.6	0.05	8	0.6	0	151	3.1	53	415	76	1.3	0	0.49	244	2
7	0	0	9	0	111	0	0	0.08	0.09	0.8	0.01	4	0	0	14	2.3	4	350	62	1	0	0.38	66	2
5.2	0.2	0	8	7	16	0	2.1	0.08	0.3	0.7	0.05	10	0.2	0	101	1.3	100	286	60	1	0	0.4	168	-
8	0.3	0	19	13	75	0	1.1	0.08	0.49	0.2	0.07	10	0.5	0	270	0.2	110	350	26	0.9	2	0.06	230	-
20.7	3.8	0	18	18	5	0.6	0.4	0.21	0.12	5.5	0.17	2	0.9	9	29	1.5	1537	249	16	2.3	11	0.06	313	2.5
0	0	3.6	0	0	0	0	0	0	0	0	0.01	0	0	0	8	0.5	7	72	3	0	0	0.04	3	0
7.7	0.2	0	119	115	51	1.2	1.5	0.22	0.11	1.3	0.07	38	0.1	0	52	0.9	90	170	25	1	3	0.09	116	-
8.4	0.5	0	16	16	0	0	0.8	0.11	0.06	1.1	0.14	35	0	0	34	1.3	203	141	23	0.9	3	0.13	101	-
6.7	0.1	0	9	9	0	0	0.8	0.09	0.21	1.2	0.13	28	0	0	55	1.2	54	151	22	0.8	3	0.13	100	-
4	0	0	9	0	112	0	2.3	0.02	0.04	1.3	0.16	6	0	4	1002	8.3	10	431	60	1.8	3	0.34	64	-
0.8	0	0	9	0	105	0	0.2	0.09	0.03	0.6	0.08	24	0	49	30	0.1	1	177	10	0.1	0	0.04	21	0
1	0	0	9	0	112	0	2.4	0.05	0.06	0.2	0	39	0	48	12	0.6	0	0	23	0	0	0	0	-
1.6	0	0	12	0	140	0	3.2	0.02	0.02	0.5	0.07	49	0	95	17	0.5	1	218	30	0.6	0	0.07	41	1
6	0.7	0	4	0	45	0	8.8	0.16	0.22	1.6	0.39	25	0	0	632	11.8	277	1020	259	2.3	7	0.37	104	0
3.3	0	0	0	0	0	0	0.2	0.07	0.02	0.5	0.05	26	0	3	14	2.4	20	356	32	1.1	2	0.43	113	0
9	0.8	0	0	0	3	0	0.6	0.18	0.04	1.2	0.06	15	0	0	23	1.8	310	430	40	1	3	0.39	100	-
22.5	0.1	0	3	0	40	0	0.2	0.1	0.15	2	0.07	38	0	0	105	11	35	3490	523	10.1	1	3.6	660	2.8
1.9	0.1	0	0	0	0	0	0	0.01	0.01	0.1	0.01	7	0	0	6	1.2	47	257	27	0.3	0	0.19	33	-
4.5	0.5	0	0	0	0	0	0.1	0.06	0.04	0.5	0.02	4	0	0	33	7	217	842	133	2.3	1	0.84	190	1.2
3.4	0.1	0	15	14	8	0	0	0.05	0.15	0.1	0.04	5	0.4	1	95	0.2	53	189	16	0.5	1	0.07	108	-
4	0.1	0	15	14	10	0	0	0.05	0.15	0.2	0.04	6	0.4	1	98	0.5	39	285	29	0.8	1	0.15	125	-
0	0	0	0	0	0	0	0.7	0	0	0	0	0	0	0	0	0	0	0	0	0	0	0	0	0
5.7	0.2	0	0	0	0	0	0.3	0.03	0.17	0.3	0.13	4	0	0	13	1.4	73	287	42	0.9	3	0.25	93	-
2	0	0	0	0	0	0	0.1	0.02	0	0.6	0.03	14	0	1	18	3.3	13	220	46	0.6	0	0.22	96	2
0.6	0.1	0	0	0	2	0	0	0	0.1	0.01	9	0	0	3	0.3	34	77	12	0.2	1	-	18	2
0	0.1	0	0	0	0	0	0	0	0	0	0	1	0	25	10	0	32	141	8	0	0	0.01	6	0
6.9	0	0	0	0	0	0	0.4	0.06	0.1	0.6	0.3	9	0	1	26	3.3	37	543	90	2	18	0.8	206	3
5.5	0.1	0	4794	4794	0	89.7	5.2	0.11	0.3	2.2	0.09	107	43	0	5	1.7	48	156	9	1.2	80	0.4	138	380

COMPACT EDITION - RECIPROCITY

All data is per 100 grams of food
Dashes means data not included in source database

Name	% Edible	Water	kJoules	kcal	Total Fat	Saturated Fat	Trans Fat	Mono Fat	Poly Fat	Omega3	Omega6	Cholestrol	Carb	Starch	Sugar	Sugar Added	Fibre
Recommended Daily Amount / Units	n/a %	3300 g	8700 kj	2000 Kcal	65 g	20 g	nr g	nr g	nr g	nr g	nr g	200 mg	300 g	278 g	nr g	nr g	25 g
Cod roe, boiled	100	71	530	126	3.2	0.7	0	0.7	1.4	1.2	0.1	261	0	0	0	0	0
Cod roe, canned, fried in fat	100	63	959	230	13.8	4.1	0.1	5	3.5	1	2.3	328	0	0	0	0	0
Cod roe, compressed, canned	-	74	531	125	1.9	0.4	0	0.4	0.6	0.6	0	330	0	0	0	0	0
Cod roe, raw	-	74	478	113	2.9	0.6	0	0.6	1.3	1.1	0.1	235	0	0	0	0	0
Cod, breaded, pre-fried, baked without fat	100	65	638	151	3.5	0.8	0	1	0.9	-	-	97	12.3	12	0.3	0	1.5
Cod, breaded, pre-fried, filled, baked without fat	100	68	632	151	7.2	2.8	0.1	2.2	1	0.3	0.9	41	10.1	9.6	0.5	0	0.4
Cod, breaded, pre-fried, fried in fat	100	61	844	202	10.1	2.8	0.1	3.6	2.5	-	-	93	11.4	11.1	0.3	0	1.4
Cod, cured, simmered		74	414	98	0.4	0	0	0	0.1	0.1	0	75	0	0	0	0	0
Cod, farmed, raw	-	79	358	84	0.5	0.1	0	0	0.2	0.2	0	82	0	0	0	0	0
Cod, filled, breaded, pre-fried, fried in fat	100	64	838	201	13.5	4.8	0.2	4.7	2.7	0.5	2.1	42	9.4	8.8	0.5	0	0.4
Cod, filled, pre-fried, frozen	100	70	598	143	6.8	2.7	0.1	2.1	1	0.3	0.8	39	9.6	9.1	0.5	0	0.4
Cod, fillet, pan-fried	100	74	479	113	1.4	0.1	0	0.1	0.4	0.7	0	82	0	0	0	0	0
Cod, fillet, roasted	100	74	479	113	1.4	0.1	0	0.1	0.4	0.7	0	82	0	0	0	0	0
Cod, fillet, rolled in breadcrumbs, fried in fat	100	61	844	202	10.1	2.8	0.1	3.6	2.5	1	1.9	93	11.4	11.1	0.3	0	1.4
Cod, fillet, rolled in breadcrumbs, raw	100	67	605	143	3.3	0.7	0	1	0.9	0.8	0.7	92	11.7	11.4	0.3	0	1.5
Cod, fillet, rolled in flour, fried in fat	100	70	614	146	5.6	1.4	0	1.8	1.4	0.5	0.9	67	2.9	2.8	0.1	0	0.1
Cod, fillet, simmered	100	75	448	106	1.3	0.1	0	0.1	0.4	0.6	0	77	0	0	0	0	0
Cod, lightly salted, slices, raw	80	80	319	75	0.3	0	0	0	0.1	0.1	0	58	0	0	0	0	0
Cod, slices, raw	70	80	319	75	0.3	0	0	0	0.1	0.2	0	58	0	0	0	0	0
Cod, slices, simmered	-	76	399	94	0.4	0.1	-	0	0.2	0.3	0	73	0	0	0	0	0
Cod, split, salted and dried	75	60	733	173	2.3	0.2	0	0.2	0.6	0.2	0	119	0	0	0	0	0
Cod, unspecified, raw	45	81	344	81	1	0.1	0	0.1	0.3	0.3	0	59	0	0	0	0	0
Cod, wild, raw	45	81	343	81	1.1	0.1	0	0.1	0.3	0.3	0	55	0	0	0	0	0
Coffee, Instant, ready to drink	100	99	2	0	0	0	0	0	0	0	0	0	0	0	0	0	0
Coffee, infusion	100	99	3	1	0	0	0	0	0	0	0	0	0	0	0	0	0
Coffeemate Cream substitute, powder	100	3	2286	548	34.5	26	0	-	-	0.2	0.7	2	57.3	47.9	9.4	0	0
Compote, made from fruits and berries	100	72	465	110	0	0	0	0	0	0	0	0	26.7	2.4	19	19	1
Conger eel, raw	80	75	498	119	5.2	1.2	0	2.4	1	1.4	0.1	142	0	0	0	0	0
Cookies, macaroon with oats	100	9	1784	425	15.2	5.4	0.1	4.8	3.3	0.4	2.6	120	60.2	35.5	24.7	24	4.4
Coriander, leaf, dried	100	7	1338	317	4.8	0.1	0	2.2	0.3	0	0	0	41.5	-	7.3	0	10.4
Coriander, leaf, raw	85	92	98	24	0.5	0	0	0.3	0	0	0	0	1.2	0.3	0.9	0	2.8
Corn Oil	100	0	3666	892	99	12.2	0	28.5	53.9	1.4	52.6	0	0	0	0	0	0
Corn flakes	100	3	1604	378	0.9	0.2	0	0.2	0.4	0	0.4	0	84	76	8	6.2	3
Corn starch	100	12	1479	348	0	0	0	0	0	0	0	0	85.9	85.9	0	0	1.7
Cornmeal, polenta	100	12	1293	305	1.2	0.1	0	0.3	0.6	0	0.5	0	63.3	62	1.3	0	5
Cortado, single	100	92	135	32	1.8	1.2	0	0.4	0.1	0	0	5	2.2	0	2.2	0	0
Cottage cheese	100	81	400	95	4.3	2.8	0.2	1	0.1	0	0.1	11	1.5	0	1.5	0	0
Couscous, cooked	100	53	727	172	2	0.6	0	0.7	0.5	0.1	0.4	1	31	31	0	0	2.4
Couscous, dry	100	8	1362	321	0.6	0.1	0	0.1	0.3	0	0.2	0	63.6	63.6	0	0	5
Cowberries, Lingonberries, frozen, 500g sugar/kg	100	57	723	170	0.3	0	0	0	0.2	0.1	0.1	0	40.6	0	33.3	33.3	1.7
Cowberries, Lingonberries, raw	100	83	183	44	0.6	0	0	0.1	0.3	0.2	0.2	0	7	0	7	0	3.7
Crab apple, raw	92	79	132	31	0.3	0	0	0	0.1	0	0	0	5.8	-	5.8	0	2
Crab, boiled	40	72	456	108	1.8	0.3	0	0.2	0.5	0.4	0.1	142	0	0	0	0	0
Crab, plain, canned	100	72	456	108	1.8	0.4	0	0.3	0.6	0.4	0.1	72	0	0	0	0	0
Crabsticks, frozen	100	68	438	103	0.7	0	0	0.3	0.2	0.1	0.1	35	11.2	8.3	2.9	2.8	0.3
Cracker, Cream cracker	100	7	1759	417	9.8	3.8	0	3.5	1.9	0.5	1.6	0	72.8	0.2	11	11	2.9
Cracker, plain	100	4	1651	390	5.1	0.3	0	0.8	1	0.1	0.8	0	75	69	6	5	3.4
Cranberry juice	100	87	218	51	0.1	0	0	0	0.1	0	0	0	12.1	0	12.1	0	0.1
Cranberry, raw	98	87	117	28	0.1	0	0	0	0.1	0.9	1.3	0	4	0	4	0	4.6
Crawfish, boiled	12	85	230	54	1.3	0.3	0	0.4	0.5	0.5	0.1	125	0	0	0	0	0
Cream cheese, garlic	100	61	1142	277	27	17	0.6	6.1	0.6	0.2	0.5	72	2.7	0	2.7	0	0
Cream cheese, pepper	100	61	1142	277	27	17	0.6	6.1	0.6	0.2	0.5	72	2.7	0	2.7	0	0
Cream cheese, pineapple and mandarin	100	61	1171	283	26	17	0.6	5.9	0.6	0.2	0.5	70	6.9	0	6.9	0	0
Cream cheese, plain	100	61	1142	277	27	17	0.6	6.1	0.6	0.2	0.5	72	2.7	0	2.7	0	0
Cream cheese, spices	100	61	1142	277	27	17	0.6	6.1	0.6	0.2	0.5	72	2.7	0	2.7	0	0
Cream cheese, with herbs	100	61	1142	277	27	17	0.6	6.1	0.6	0.2	0.5	72	2.7	0	2.7	0	0
Cream puff, plain, no filling	100	35	1678	404	30.1	12.4	0.3	9.1	5.9	1	4.1	234	22.8	22.2	0.6	0	1.1
Cream substitute, vegetable fat, for coffee	100	85	442	107	10.2	8.6	0	0.8	0.3	0	0	0	2.9	0	2.9	2.9	0

Protein	Salt	Alcohol	VitaminA	Retinol	Beta-Carotene	VitaminD	VitaminE	VitaminB1	VitaminB2	VitaminB3	VitaminB6	VitaminB9	VitaminB12	VitaminC	Calcium	Iron	Sodium	Potassium	Magnesium	Zinc	Selenium	Copper	Phosphorus	Iodine
50 g	2300 mg	nr mg	900 µg	nr µg	nr mg	600 µg	1 mg	1.5 mg	1.7 mg	20 mg	2 mg	400 µg	6 µg	60 mg	1000 mg	18 mg	2400 mg	3500 mg	400 mg	15 mg	70 µg	2 mg	1000 mg	150 µg
24.2	0.4	0	0	0	0	13.4	11.1	0.28	0.61	0.9	0.11	17	11.1	0	10	0.4	122	29	10	0.8	10	0.03	86	-
26.4	0.4	0	165	162	37	18.4	8.2	0.76	0.25	0.5	0.31	12	9.7	0	11	1	165	166	9	3.4	19	0.23	312	-
27.1	0.3	0	79	79	0	18	6.2	0.78	0.26	0.5	0.32	12	10	0	11	1	110	170	9	3.5	20	0.24	320	59
21.8	0.3	0	0	0	0	12.1	10	0.25	0.55	0.8	0.1	15	10	0	9	0.4	110	26	9	0.7	9	0.03	77	104
16.9	0.3	0	49	49	2	2	1.4	0.13	0.13	2	0.15	21	1.4	0	23	0.8	132	358	29	0.7	19	0.06	221	-
11.2	1	0	14	14	6	0.8	0.6	0.12	0.16	1.4	0.07	7	1.3	0	43	0.1	395	234	23	0.5	16	0.04	128	-
15.6	0.4	0	96	94	23	2.4	2.6	0.12	0.12	1.9	0.14	19	1.3	0	21	0.7	155	331	27	0.7	17	0.06	205	-
23.5	2.1	0	3	3	0	2	1.4	0.06	0.14	2.6	0.26	16	1.3	0	10	0.1	831	442	38	0.6	39	0	234	-
20	0.2	0	2	2	0	0.7	0.5	0.02	0.09	3.9	0.26	11	1	0	22	0.2	75	424	26	0.5	30	0.03	207	300
10.3	1	0	64	62	27	1.3	1.8	0.11	0.15	1.3	0.07	7	1.2	0	40	0.1	398	216	21	0.5	15	0.04	119	-
10.6	0.9	0	13	13	6	0.8	0.6	0.11	0.15	1.3	0.07	7	1.2	0	41	0.1	375	222	22	0.5	15	0.04	122	-
25.1	0.2	0	15	15	0	2.5	1	0.07	0.07	2.9	0.19	15	1.9	0	18	0.3	74	562	33	0.6	32	0.03	272	198.6
25.1	0.2	0	15	15	0	2.5	1	0.07	0.07	2.9	0.19	15	1.9	0	18	0.3	74	562	33	0.6	32	0.03	272	198.6
15.6	0.4	0	96	94	23	2.4	2.6	0.12	0.12	1.9	0.14	19	1.3	0	21	0.7	155	331	27	0.7	17	0.06	205	-
16	0.3	0	47	47	2	1.9	1.4	0.12	0.13	1.9	0.15	20	1.3	0	22	0.8	125	340	28	0.7	18	0.06	210	40
21	0.2	0	45	44	13	2.6	1.6	0.08	0.06	2.1	0.14	13	1.7	0	15	0.3	77	467	28	0.4	25	0.03	229	-
23.5	0.2	0	14	14	0	2.3	0.9	0.06	0.06	2.7	0.18	14	1.8	0	17	0.3	69	526	31	0.5	30	0.03	254	185.7
18.1	1.6	0	2	2	0	1.5	1.1	0.05	0.11	2	0.2	12	1	0	8	0.1	640	340	29	0.5	30	0	180	-
18.1	0.2	0	2	2	0	1.4	1.1	0.05	0.11	2	0.2	7	1	0	8	0.1	82	455	29	0.5	30	0	169	143
22.6	1.2	0	3	3	0	1.9	1.4	0.05	0.11	2	0.23	8	1.1	0	10	0.1	500	569	36	0.6	38	0	225	-
38.1	0.3	0	26	26	0	4.3	1.5	0.13	0.11	3.8	0.26	23	3.2	0	26	0.4	104	855	49	0.6	47	0.04	415	-
18.1	0.1	0	11	11	0	1.8	0.7	0.05	0.05	2.1	0.14	11	1.4	0	13	0.2	53	405	24	0.4	23	0.02	196	143
17.9	0.1	0	12	12	0	2	0.7	0.06	0.05	1.9	0.12	11	1.5	0	12	0.2	49	402	23	0.3	22	0.02	195	119
0.1	0	0	0	0	0	0	0	0	0	0.3	0	0	0	0	3	0	3	36	4	0	0	0.03	3	0
0.1	0	0	0	0	0	0	0	0.01	0.08	0.2	0	0	0	0	4	0	0	99	1	0	0	0	8	0
2.1	1	0	17	0	200	0	0.6	0	1	0	0	0	0	0	4	1.2	400	900	4	0.5	1	0.12	350	-
0.2	0	0	4	0	53	0	0.2	0.01	0.01	0.1	0	0	0	4	4	0.1	0	31	3	0	0	0	0	0.2
18	0.1	0	600	600	0	30	2.8	0.09	0.04	3.5	0.25	12	3	1	13	0.1	56	408	22	1.4	90	0.2	215	-
9.6	0.6	0	172	168	48	2.2	2.9	0.22	0.18	0.5	0.13	33	0.6	0	44	2.2	229	201	52	1.4	6	0.17	360	-
21.9	0.5	0	284	0	3407	0	1	1.25	1.5	10.7	0.61	274	0	567	1246	42.5	211	4466	694	4.7	29	1.79	481	-
2.1	0.1	0	327	0	3930	0	2.5	0.07	0.16	1.1	0.15	62	0	27	67	1.8	46	521	26	0.5	1	0.23	48	-
0.2	0	0	0	0	0	0	23.7	0	0	0	0	0	0	0	0	0	0	0	0	0	0	0	0	1
7	1.2	0	0	0	0	0	0	0.28	0.25	3.4	0.49	12	0	0	5	2.2	500	100	10	0.2	3	0.07	50	1
0.3	0	0	0	0	0	0	0	0	0	0	0	0	0	0	10	0.3	3	7	4	0.1	0	-	3	0.6
7.8	0	0	9	0	110	0	1.1	0.14	0.05	1	0.1	10	0	0	6	1.1	1	120	47	1.5	2	0.14	99	1
1.7	0.1	0	19	18	12	0	0	0.03	0.17	2.6	0.02	3	0.2	0	68	0	27	143	45	0.2	0	0.04	61	9.5
12.7	0.4	0	51	48	33	0	0.1	0.05	0.2	0.1	0.03	12	0.6	0	50	0.1	165	75	12	0.3	4	0.05	152	14
6.3	0.5	0	12	12	5	0.1	0.3	0.08	0.04	1.7	0.05	10	0	0	12	0.5	205	81	21	0.4	2	0.16	83	-
12.8	0	0	0	0	0	0	0.1	0.16	0.08	3.5	0.11	20	0	0	24	1.1	10	166	44	0.8	4	0.32	170	-
0.5	0	0	1	0	14	0	1	0.03	0.03	0.3	0	15	0	7	11	0.3	0	1	6	0	0	0	0	0
0.7	0	0	1	0	8	0	1.5	0.01	0.01	0.6	0.02	22	0	8	25	0.3	0	118	11	0.2	0	0.1	26	0.2
0.4	0	0	2	0	24	0	0.6	0.03	0.02	0.1	0.05	3	0	8	18	0.4	1	194	7	0	1	0.07	15	-
22.9	1.4	0	4	4	0	0	4.7	0.05	0.4	1.7	0.2	13	13.5	0	551	1.8	550	244	63	6.5	200	1.6	450	218
22.9	1.4	0	0	0	0	0	1.2	0.05	0.4	1.1	0.3	10	13.5	0	120	2.8	550	100	32	5.7	50	0.42	140	-
12.9	1.6	0	1	1	0	0.6	0.6	0.05	0.17	2.5	0.36	10	2.9	0	8	0.2	655	303	18	0.6	22	0.01	172	-
8	2.2	0	0	0	0	1.1	1.9	0.12	0.04	0.8	0.01	27	0	0	13	1.3	885	14	17	0.7	4	0.12	75	-
9.4	0.1	0	3	3	0	0	0.7	0.07	0.03	1	0.14	10	0	0	21	1.4	41	180	27	0.7	2	0.14	130	-
0.4	0	0	2	0	27	0	1.2	0.01	0.02	0.1	0.05	1	0	9	8	0.2	2	77	6	0.1	0	0.06	13	0
0.4	0	0	3	0	36	0	1.2	0.01	0.02	0.1	0.06	1	0	13	15	0.7	1	80	8	0.3	0	0.05	9	0
10.7	1.9	0	0	0	0	0	3.2	0.14	0.06	2.4	0.2	8	3	0	222	2.4	765	106	33	2.4	30	1.9	150	-
5.7	0.8	0	257	244	159	0	0.7	0.03	0.19	0	0.03	15	0.3	0	96	0.1	338	120	9	0.7	8	0.01	120	32
5.7	0.8	0	257	244	159	0	0.7	0.03	0.19	0	0.03	15	0.3	0	96	0.1	338	120	9	0.7	8	0.01	120	32
5.4	0.8	0	248	235	153	0	0.7	0.03	0.19	0	0.03	15	0.3	0	96	0.1	338	120	9	0.7	8	0.01	120	32
5.7	0.8	0	257	244	159	0	0.7	0.03	0.19	0	0.03	15	0.3	0	96	0.1	338	120	9	0.7	8	0.01	120	32
5.7	0.8	0	257	244	159	0	0.7	0.03	0.19	0	0.03	15	0.3	0	96	0.1	338	120	9	0.7	8	0.01	120	32
5.7	0.8	0	257	244	159	0	0.7	0.03	0.19	0	0.03	15	0.3	0	96	0	338	120	9	0.7	8	0.01	120	32
9.9	0.7	0	408	398	124	5	5.6	0.16	0.28	0.5	0.09	40	1.2	0	35	1.5	264	114	17	1	11	0.07	166	-
0.9	1.3	0	-	-	0	-	-	-	-	-	-	-	-	0	0	160	-	530	500	-	-	-	0	-

COMPACT EDITION - RECIPROCITY

All data is per 100 grams of food
Dashes means data not included in source database

Name	% Edible	Water	kJoules	kcal	Total Fat	Saturated Fat	Trans Fat	Mono Fat	Poly Fat	Omega3	Omega6	Cholestrol	Carb	Starch	Sugar	Sugar Added	Fibre
Recommended Daily Amount	n/a	3300	8700	2000	65	20	nr	nr	nr	nr	nr	200	300	278	nr	nr	25
Units	%	g	kj	Kcal	g	g	g	g	g	g	g	mg	g	g	g	g	g
Cream substitute, vegetable fat, for cooking	100	88	368	89	8.2	1.3	0	1.8	4.8	0	0	0	2.9	0	2.9	2.9	0
Cream substitute, vegetable fat, whipped cream, canned	100	66	1075	260	25	21.2	0	1.9	0.6	0	0	0	7.3	0	7.3	7.3	0
Cream substitute, vegetable fat, whipping	100	85	428	103	8.3	7.1	0	0.6	0.2	0	0	0	6.4	0	6.4	6.4	0
Cream, 10% fat	100	82	494	119	10	6.2	0.4	2.3	0.2	0.1	0.2	27	4.3	0	4.3	0	0
Cream, 20% fat	100	71	852	206	20	12	0.7	4.6	0.4	0.1	0.4	54	3.9	0	3.9	0	0
Crisp bread, 100% wheat bran	100	2	1303	312	3.2	0.5	0	0.5	1.6	0.5	0.9	0	38.5	32.4	1.6	0	37.1
Crisp bread, gluten-free	100	6	1604	380	6.5	2.8	-	2.9	0.7	0.4	2.4	0	71.1	61.6	3.9	0.1	6.6
Crisp bread, light	100	5	1700	403	8.5	2.5	0	3.1	2.6	0.3	3.5	0	67.7	54	4.2	0.3	6
Crisp bread, wholemeal flour, rye	100	7	1425	338	1.9	0.4	0	0.3	1.2	0.2	1	0	62	56	1.2	0	16.3
Crisp bread, wholemeal flour, with oats	100	7	1536	364	5.3	1.3	0	1.7	1.7	0.1	1.7	0	61	55.3	2.3	0	10.3
Crisp bread, with extra fibre	100	6	1459	349	8	1.3	0	2.2	2.9	0.2	3.1	0	43.2	34	2.5	0	26
Croissant, plain, industrially made	100	22	1688	404	21.4	12.1	0.3	6	1.2	0.1	1	33	43.7	31.2	12.5	10	1.1
Crowberries, raw	100	88	158	38	0.5	0.1	0	0.1	0.2	0.2	0.2	0	5.3	0	5.3	0	5.6
Crème Chérie Cheese, semi-hard	100	50	1385	335	31	19	1	8.3	0.6	0.2	0.6	83	0	0	0	0	0
Crème Fraîche Cream, sour, 35% fat	100	60	1382	335	35	22	1.2	8	0.7	0.2	0.6	94	2.9	0	2.9	0	0
Cucumber, pickled	100	83	156	37	0.7	0.2	0	0	0.3	0.2	0.1	0	6.1	0	6.1	4.5	1.8
Cucumber, raw	97	96	44	10	0.1	0	0	0	0	0	0	0	1.2	0	1.2	0	0.8
Cupcakes with icing, prepared from powder with butter	100	20	1577	375	13.9	8	0.5	3.5	0.4	0.4	1.6	48	59.4	15.1	44.3	44.3	0.4
Curd, milk and whey, sweetened	100	39	1209	288	12	7.8	0.4	2.7	0.2	0.1	0.2	34	35	0	26	10	0
Curry paste	100	50	1114	269	21.3	-	0	-	-	0	0	0	11.3	4.3	7	-	6.8
Curry powder	100	9	1234	301	14	1.6	0	8.8	3.1	0.3	2.8	0	2.8	-	2.8	0	53.2
Cusk, tusk, raw	50	82	281	66	0.2	0	0	0	0.1	0.1	0	53	0	0	0	0	0
Custard, rum flavour,	100	72	630	151	8.9	5.6	0.4	2.4	0.2	0.2	1	37	15	2.7	11	7	0
Custard, vanilla and egg, cake filling	100	74	488	116	3.1	1.4	0	1	0.3	0	0.3	74	16.4	4.5	11.8	8	0.2
Custard, vanilla flavour,	100	73	630	151	8.9	5.4	0.4	2.4	0.2	0.1	0.2	36	15	2.7	11	7	0
Custard, whole milk, vanilla flavour	100	74	484	115	3.6	2.2	0	1.1	0.1	0	0.1	14	17.6	3.1	14.5	10.6	0.1
Danish pastry ring, filled with minced almonds	100	18	2064	496	35.8	13.2	0	14.4	6.4	1.5	5.2	20	36.4	25.5	10.9	10.2	1.9
Danish pastry, filled with jam, industrially made	100	34	1446	346	17.9	5.7	1.3	5.9	3.2	0.5	2.7	0	37.9	20.2	17.7	15	2.8
Danish pastry, with custard filling	100	29	1672	401	24.4	9.6	0.3	7.9	5	0.7	3.5	71	38	18.9	19.1	17	1.6
Dates, dried	84	15	1267	299	0.2	0.1	0	0.1	0	0	0	0	68	0	68	0	6
Dill, raw	90	86	200	48	1.1	0.1	0	0.8	0.1	0	0.1	0	4.9	0	4.9	0	2.1
Dogfish, raw	-	76	541	129	6.4	1.2	0	2.2	2.1	1.6	0.2	76	0	0	0	0	0
Doughnut	100	20	1973	473	31.4	16.4	0.3	10.2	2.6	0.2	1.4	61	41.3	24.7	16.5	15.3	1.3
Doughnut, with chocolate icing, industrially made	100	18	2066	497	37.3	18.6	1.4	11.8	3.5	0.1	3.4	8	33.3	23	10.3	8.5	1.8
Dover sole, raw	33	84	270	64	0.5	0.1	0	0.2	0.2	0.2	0	50	0	0	0	0	0
Dressing, sour cream with herbs	100	80	564	136	11.8	7.3	0.5	3.2	0.2	0.2	0.6	36	4.7	0	4.7	0	0
Duck, meat and skin, raw	100	50	1603	388	37.3	10.7	0.4	19	5.6	0.4	4.5	72	0	0	0	0	0
Duck, with skin, roasted	100	33	2136	517	49.7	14.3	0.5	25.3	7.5	0.5	6.1	96	0	0	0	0	0
Duck, without skin, raw	100	74	551	132	6.5	2	0.1	3.2	1	0.1	0.9	110	0	0	0	0	0
Duck, without skin, roasted	100	65	737	176	8.7	2.7	0.1	4.3	1.3	0.1	1.2	147	0	0	0	0	0
Edam Cheese, hard	100	41	1475	355	27	17	0.6	6.1	0.6	0.2	0.5	72	0	0	0	0	0
Eel, raw	80	46	1497	362	32.5	7.6	0	12.5	7.6	8.1	0.6	126	0	0	0	0	0
Eel, smoked	90	48	1453	351	30.5	7.3	-	13.3	6.8	7	0.5	132	0	0	0	0	0
Egg white, raw	100	88	180	42	0	0	-	0	0	0	0	2	0.4	0	0.4	0	0
Egg yolk, raw	100	55	1275	308	27.1	7.5	-	11.1	3.7	0.5	3.2	1200	0.2	0	0.2	0	0
Egg, boiled	88	76	593	143	10.2	2.9	-	4.2	1.3	0.2	1.3	420	0.3	0	0.3	0	0
Egg, fried in butter	100	69	783	189	15	5.9	0.1	5.4	1.5	0.2	1.4	457	0.3	0	0.3	0	0
Egg, fried in soft margarine	100	70	761	183	14.4	3.8	0	6.2	2.3	0.4	2.5	444	0.3	0	0.3	0	0
Egg, fried in unspecified fat	100	69	790	190	15.2	4.5	0	6.2	2.5	0.4	2.2	447	0.3	0	0.3	0	0
Egg, fried without fat	100	71	677	163	11.6	3.3	-	4.8	1.5	0.2	1.5	483	0.3	0	0.3	0	0
Egg, from barn hens, boiled	88	75	585	141	10.2	3	-	4	1.5	0.2	1.4	400	0.3	0	0.3	0	0
Egg, from barn hens, raw	88	76	585	141	10.2	3	-	4	1.5	0.2	1.4	400	0.3	0	0.3	0	0
Egg, raw	88	75	590	142	10.1	2.9	-	4.2	1.3	0.2	1.3	420	0.3	0	0.3	0	0
Egg, scrambled, fried in fat	100	72	719	173	14.2	4.2	0	5.8	2.4	0.4	2.1	378	0.3	0	0.3	0	0
Egg, scrambled, fried without fat	100	75	555	133	9.5	2.7	0	4	1.2	0.2	1.2	396	0.3	0	0.3	0	0
Egg-flip	100	58	846	201	7.8	2.2	0	3.2	1	0.2	1	323	23.3	0	23.3	23.1	0
Elderberries, raw	83	80	196	47	0.5	0	0	0	0.3	0.1	0.2	0	6.5	0	6.5	0	6.8
Energy drink, with taurine, caffeine and B-vitamins	100	88	210	49	0	0	0	0	0	0	0	0	12.1	0	12.1	12.1	0

Protein	Salt	Alcohol	VitaminA	Retinol	Beta-Carotene	VitaminD	VitaminE	VitaminB1	VitaminB2	VitaminB3	VitaminB6	VitaminB9	VitaminB12	VitaminC	Calcium	Iron	Sodium	Potassium	Magnesium	Zinc	Selenium	Copper	Phosphorus	Iodine
50 g	2300 mg	nr mg	900 µg	nr µg	nr mg	600 µg	1 mg	1.5 mg	1.7 mg	20 mg	2 mg	400 µg	6 µg	60 mg	1000 mg	18 mg	2400 mg	3500 mg	400 mg	15 mg	70 µg	2 mg	1000 mg	150 µg
0.9	1.3	0	-	-	0	-	-	-	-	-	-	-	0	0	160	-	530	500	-	-	-	-	0	-
1.5	2.2	0	-	-	0	-	-	-	-	-	-	-	0	0	160	-	880	440	-	-	-	-	0	-
0.7	1.8	0	-	-	0	-	-	-	-	-	-	-	0	0	180	-	700	150	-	-	-	-	0	-
3	0.1	0	118	112	77	0	0.2	0.04	0.06	0.1	0.02	4	0.2	0	81	0.1	37	108	7	0.3	1	0.01	93	18
2.7	0.1	0	235	224	129	0.1	0.6	0.04	0.1	0	0.02	5	0.2	0	93	0	33	146	7	0.3	1	0	75	16
13.7	1.1	0	0	0	0	0	1.5	0.52	0.14	13.8	0.2	138	0	0	89	8.8	440	1018	345	8	5	0.78	667	-
6	2.2	0	1	1	1	0	0	0.1	0.3	1.5	0.41	47	0	0	170	0.6	900	390	34	2	2	0.2	180	53
11	1	0	0	0	5	0	1	0.2	0.1	2	0.17	75	0	0	70	3	400	260	50	1.8	3	0.4	220	3
10	0.7	0	0	0	0	0	0.7	0.2	0.3	1.6	0.3	83	0	0	55	3.6	280	530	110	3.3	1	0.3	300	8
13	1.5	0	2	2	0	0	0.5	0.2	0.1	1.3	0.21	55	0	0	105	2.7	600	430	92	2.3	2	0.3	350	12
13	1.5	0	0	0	0	0	1.5	0.4	0.2	5.2	0.2	56	0	0	160	5.7	600	700	190	4	2	0.7	550	6
8.5	1	0	92	90	31	0	1.5	0.14	0.19	1.1	0.11	33	0.2	0	34	1.1	362	148	23	0.6	0	0.16	90	-
0.3	0	0	1	0	13	0	0.1	0.03	0	0.4	0.06	6	0	11	8	0.3	4	83	5	0.1	0	0.04	8	0
14	2.2	0	161	143	220	0.2	0.6	0.02	0.2	0	0.01	14	0.5	0	430	0.3	900	104	16	2.3	3	0.08	960	11
2.2	0.1	0	310	-	-	0.2	0.8	0.03	0.14	0	0.02	4	0.2	0	75	0	23	91	5	0.2	1	0	52	12
0.7	2.1	0	15	0	180	0	0.2	0.04	0.09	0.2	0.04	8	0	0	17	0.2	825	129	11	0.2	0	0.06	23	-
0.8	0	0	7	0	85	0	0.1	0.04	0.02	0.2	0.03	11	0	8	19	0.3	3	189	13	0.1	0	0.02	26	0
2.9	0.8	0	196	190	79	1.6	0.4	0.04	0.07	0.3	0.02	4	0	0	15	0.3	300	45	10	0.2	2	0.03	32	-
10	0.6	0	114	108	70	0	0.3	0.19	0.73	-	0	43	1.1	0	398	0.5	250	1007	61	0.8	10	0.06	402	107
4.7	3.8	0	-	0	-	0	-	0.09	0.13	1.8	-	-	0	0	150	12.8	1520	520	75	0.8	-	0.29	110	-
14.3	0.1	0	1	0	11	0	25.2	0.18	0.2	3.3	0.11	56	0	1	525	19.1	52	1170	255	4.7	40	1.2	367	-
16.1	0.3	0	2	2	0	0	0.3	0.05	0.15	2.8	0.3	2	1	0	37	0.1	118	294	23	0.4	30	0	170	-
2.7	0.2	0	55	50	58	0	0.2	0.03	0.12	0.1	0.1	1	0	0	76	0.1	72	108	12	0.3	1	0.1	64	16
5.5	0.1	0	49	48	10	0.7	1	0.08	0.21	0.2	0.06	18	0.8	0	104	0.5	54	161	15	0.6	4	0.03	122	-
2.7	0.2	0	60	56	49	0	0.2	0.02	1.96	0.1	0.1	1	0	0	76	0.1	72	108	12	0.5	1	0.1	64	16
3	0.1	0	38	36	21	0	0.1	0.05	0.15	0.1	0.04	5	0.4	1	91	0.1	35	139	7	0.4	1	0.01	96	-
6.2	1.1	0	8	8	0	4	7.8	0.15	0.12	1	0.05	30	0.1	0	28	0.9	447	135	35	0.8	3	0.14	107	-
6.9	0.6	0	127	126	10	2	3.5	0.06	0.08	1	0.12	24	0.2	5	48	1.1	257	132	19	0.7	3	0.12	89	-
6.5	0.5	0	269	260	104	3	4.2	0.16	0.18	1	0.06	39	0.4	0	62	0.8	184	157	28	1	4	0.1	126	-
3.3	0	0	3	0	40	0	0.2	0.07	0.09	1.8	0.19	13	0	0	45	1.3	10	700	41	0.4	3	0.26	60	2
3.5	0.1	0	498	0	5982	0	1.7	0.19	0.43	2.4	0.3	116	0	70	202	5.5	27	647	28	1.8	3	0.22	52	4
17.9	0.2	0	0	0	0	9.1	2	0.17	0.14	5.2	0.5	3	2	0	5	0.3	100	289	18	0.3	20	0	220	42
5.8	0.1	0	124	120	48	0.4	3.7	0.11	0.1	0.5	0.05	15	0.3	0	34	0.7	21	100	16	0.5	4	0.06	89	-
6.2	0.9	0	6	0	72	2.5	4.4	0.12	0.11	0.8	0.13	19	0.1	0	38	1.6	366	183	25	0.6	2	0.21	183	-
14.8	0.2	0	0	0	0	8	0.6	0.07	0.08	3.5	0.31	10	0.8	0	29	0.1	98	363	25	0.5	30	0.05	200	25
2.8	0.8	0	140	129	131	0.2	0.3	0.04	0.13	0.1	0.02	10	0.2	0	110	0	306	159	95	0.3	1	0	78	-
13.1	0.2	0	50	50	0	0.7	0.5	0.14	0.51	3.5	0.33	7	2	0	8	1.3	73	190	14	1.3	20	0.18	120	1.2
17.5	0.2	0	67	67	0	0.9	0.7	0.19	0.68	4.7	0.44	9	2.7	0	11	1.7	97	253	19	1.7	27	0.24	160	-
18.3	0.3	0	24	24	0	0.1	0	0.36	0.45	5.3	0.34	25	3	0	12	2.4	110	290	19	1.9	22	0.34	200	1
24.4	0.4	0	32	32	0	0.1	0	0.48	0.6	7.1	0.45	33	4	0	16	3.2	147	387	25	2.5	29	0.45	267	-
28	1.5	0	257	244	159	0	0.7	0.08	0.3	0.4	0.03	41	2.4	0	800	0.2	600	76	32	4.4	10	0.04	580	30
17.3	0.1	0	600	600	0	30	8	0.09	0.04	3.5	0.38	12	3	0	43	0.4	53	205	10	2.6	57	0.03	200	60
19.1	1.5	0	3300	3300	0	48	9	0.18	0.31	3.2	0.18	29	4.3	0	26	0.5	583	214	10	3.5	59	0.09	183	25
10.2	0.5	0	0	0	0	0	0	0	0.45	0.1	0	0	0.1	0	5	0	200	181	11	0	7	0.03	13	3
15.8	0.2	0	500	500	0	12	14.7	0.31	1.2	0	0.28	140	6.7	0	131	5.2	65	83	12	3.4	37	0.12	603	120
12.4	0.3	0	215	215	0	4	5.3	0.15	0.53	0.1	0.12	69	2.3	0	50	2.2	132	120	12	1.4	19	0.06	242	49
13.1	0.4	0	269	267	26	4.6	5.7	0.16	0.55	0	0.13	73	2.4	0	61	2.3	171	128	13	1.5	20	0.06	257	-
13.1	0.4	0	275	274	19	4.5	6.4	0.16	0.55	0	0.13	73	2.4	0	60	2.3	164	127	13	1.5	20	0.06	256	-
13.1	0.4	0	261	260	14	4.4	6.4	0.16	0.55	0	0.13	73	2.4	0	60	2.3	162	127	13	1.5	20	0.06	256	-
14.3	0.4	0	247	247	0	4.4	6.1	0.17	0.6	0	0.14	79	2.6	0	66	2.5	152	138	14	1.6	22	0.07	278	-
12	0.3	0	230	230	0	2	4.4	0.13	0.47	0	0.13	78	3.1	0	57	2	128	127	12	1.4	21	0.07	270	39
12	0.3	0	230	230	0	2	4.4	0.13	0.47	0	0.13	78	3.1	0	57	2	128	127	12	1.4	21	0.07	270	39
12.4	0.3	0	215	215	0	3.8	5.3	0.15	0.53	0.1	0.12	69	2.3	0	57	2.2	132	120	12	1.4	19	0.06	242	49
11.1	1	0	234	229	61	3.8	5.7	0.13	0.47	0	0.11	62	2.1	0	53	2	419	112	11	1.3	17	0.06	217	-
11.7	1.1	0	207	203	48	3.6	5	0.14	0.49	0	0.12	66	2.2	0	56	2.1	439	118	12	1.3	18	0.06	229	-
9.5	0.3	0	165	165	0	2.9	4.1	0.12	0.4	0	0.09	53	1.8	0	44	1.7	102	93	9	1.1	15	0.05	186	-
0.7	0	0	27	0	325	0	1	0.07	0.06	1.7	0.18	17	0	29	47	0.9	8	321	32	0.2	1	0.06	56	2.5
0.2	0	0	0	0	0	0	0	0.03	0.6	8	0.3	0	1.1	0	13	0	19	3	3	0	0	0.01	0	0

COMPACT EDITION - RECIPROCITY

Name	% Edible	Water	kJoules	kcal	Total Fat	Saturated Fat	Trans Fat	Mono Fat	Poly Fat	Omega3	Omega6	Cholestrol	Carb	Starch	Sugar	Sugar Added	Fibre
Recommended Daily Amount Units	n/a %	3300 g	8700 kj	2000 Kcal	65 g	20 g	nr g	nr g	nr g	nr g	nr g	200 mg	300 g	278 g	nr g	nr g	25 g
Energy drink, taurine, caffeine and B-vitamins, sugar free	100	88	14	3	0	0	0	0	0	0	0	0	0.4	0	0.4	0	0
Espresso, single	100	82	37	9	0	0	0	0	0	0	0	0	1.3	-	-	0	0
Evian Mineral water, carbonated	100	100	0	0	0	0	0	0	0	0	0	0	0	0	0	0	0
Evian Mineral water, not carbonated	100	100	0	0	0	0	0	0	0	0	0	0	0	0	0	0	0
Fallow deer, raw	100	76	417	98	1.3	0.5	0	0.3	0.3	0	0.2	62	0	0	0	0	0
Fat for cooking, unspecified	100	13	3170	771	85.4	26.5	0.7	32.7	21	3.1	15.9	51	0.3	0	0.3	0	0
Fat, coconut	100	0	3700	900	100	100	0	0	0	0.1	2.8	0	0	0	0	0	0
Fat, dripping, 100% fat	100	0	3700	900	100	50	0	36	9	0.5	4.3	0	0	0	0	0	0
Fennel, raw	93	94	106	25	0.4	0.1	0	0.1	0.2	0	0.2	0	3	-	2.1	0	2
Figs, dried	96	30	1070	253	0.9	0.1	0	0.2	0.3	0	0.3	0	53	5.1	47.9	0	9.8
Filo pastry	100	27	1265	299	2.9	0.3	0	1.2	1.2	1.4	4.2	2	58.9	56.5	2.4	-	3.4
Findus Fish fingers, pre-fried, industrially made	100	63	756	180	7.9	0.6	0	4.6	2	0.7	1.4	33	15.5	14	1.5	-	1.4
Fish balls, canned, drained	100	84	255	60	0.6	0.2	0	0.1	0.2	0	0	34	6.6	6	0.6	0	0
Fish balls, refrigerated	100	81	289	68	0.9	0.5	0	0.2	0.1	0	0	24	5.5	3.1	2.2	0	0.1
Fish burger, breaded, fried, with bread, cheese, sauce, fast food restaurant	100	50	1015	242	11.3	2.1	0.5	4.1	3.7	2.1	1	22	24.2	21.2	3	1.5	2.8
Fish cakes, industrially made, Coop	100	72	516	123	5.3	0.5	0	3.8	1.5	0.6	0.9	32	6.7	5.9	0.8	-	0.5
Fish cakes, industrially made, unspecified	100	74	461	110	4.2	0.7	0	2.9	1.2	0.5	0.7	35	5.9	4.9	1.1	-	0.5
Fish fingers, pre-fried, fried in butter	100	53	1050	251	14.6	7.6	0.2	4.8	1.4	0.7	2.5	55	17	16.1	0.8	0	0.6
Fish fingers, pre-fried, fried in hard margarine	100	62	810	194	9.7	1.5	0	4.7	2.6	0.7	1.7	32	15.2	13.7	1.5	0	1.4
Fish fingers, pre-fried, fried in soft margarine	100	62	815	195	9.8	0.8	0	5.3	2.9	0.7	2.1	32	15.2	13.7	1.5	0	1.4
Fish fingers, pre-fried, fried in soy oil	100	61	828	198	10.1	0.8	0	6	2.6	0.8	1.8	32	15.2	13.7	1.5	0	1.4
Fish fingers, pre-fried, fried in unspecified fat	100	53	1059	254	14.9	5.4	0.1	5.9	3	0.9	3.7	40	16.9	16.1	0.8	0	0.6
Fish gratin, industrially made, unspecified	100	74	502	119	4.6	0.6	0	2.6	1.4	0.5	0.9	32	11.6	8	3.6	-	0.8
Fish gratin, with egg and macaroni, baked	100	70	668	160	9.3	3	0.1	3.4	1.9	0.4	1.4	128	7.6	5.7	2	0	0.3
Fish gratin, with egg, baked	100	71	650	156	9.2	2.9	0	3.3	1.9	0.4	1.4	137	4.4	2.5	1.9	0	0.1
Fish gratin, with egg, baked, industrially made	100	75	483	115	3.9	0.7	-	1.4	1.5	0.4	0.7	74	10.3	7	3.4	0	0
Fish in aspic, with fish pudding and shrimps	100	86	199	47	1	0.5	0	0.2	0.1	0	0.1	30	1.9	1.1	0.7	0	0.5
Fish patties, Pollock	100	75	467	111	4.9	1.7	0	1.4	1.5	0.4	2.4	43	2.4	1.4	1	0	0
Fish patties, herring	100	59	1050	253	20.8	4.9	0	8.5	4.9	3.6	0.9	60	2.4	1.4	1	0	0
Fish patties, industrially made, unspecified	100	73	450	107	3.7	0.5	0	2.8	1.3	0.5	0.8	34	6.5	5.3	1.2	-	0.8
Fish patties, lean fish	100	71	624	150	9.4	1.2	0	4.9	2.8	0.4	0.4	28	5.9	4.2	1.2	0	0.1
Fish patties, mackerel	100	62	941	226	17.2	4.2	0	6.4	4.6	3.4	1	65	2.4	1.4	1	0	0
Fish patties, salmon	100	59	997	240	17.9	4	0	6.6	5.2	3.2	1.8	70	2.4	1.4	1	0	0
Fish paté, lean fish	100	71	611	146	7.6	4	0.2	1.9	0.5	0.2	0.3	113	4.2	2.6	1.7	0	0
Fish paté, salmon	100	60	960	231	16.9	5.8	0.2	5.5	3.4	2.3	1	125	4.2	2.6	1.7	0	0
Fish pudding	100	81	303	72	1	0.6	0	0.2	0	0	0	19	7.5	4.7	2.7	0	0.1
Fish pudding, with cream	100	78	429	102	4.6	2.9	0.1	1	0.1	0	0.1	29	7.2	4.6	2.5	0	0.1
Fish, dried, alkaline cured, simmered	-	83	302	71	1	0.1	0	0.1	0.3	0.2	0	49	0	0	0	0	0
Fish, lean, minced, milk added, raw	100	83	261	62	0.9	0.5	0	0.2	0.1	0	0	24	4.1	1.8	2.4	0	0
Flan case bottom, with minced nuts	100	24	1697	407	23.7	2.5	0	16.5	3.1	0.1	3.1	152	36.9	2.5	34.4	32.9	3.3
Flatbread, hard	100	3	1441	340	1.2	0.3	0	0.2	0.5	0.1	0.6	0	67.4	64.1	3.3	0	9.2
Flatbread, hard, home made style	100	3	1450	343	1.6	0.3	0	0.3	0.5	0	0.4	0	65.5	62.1	3.4	0	12.2
Flatbread, hard, with oats	100	4	1349	320	4.2	0.6	0	1.2	1.9	0	0.4	0	50.9	47.8	3.1	0	11.5
Flax seed, Linseed, crushed	100	7	2116	513	42.2	3.7	0	7.5	28.7	22.8	5.9	0	1.6	0	1.6	0	27.3
Flora Soft Margarine, for baking/frying, soft, vegetable fat	100	17	2977	724	80	31	0	31	14	4.7	9.4	0	0.5	0	0.5	0	0
Flora Soft Margarine, vegetable fat	100	28	2598	632	70	15	0.3	34	16	2.6	22.1	0	0.3	0	0.3	0	0
Flour, 40% wholemeal, wheat and rye	100	14	1365	323	2	0.2	0	0.3	0.9	0.1	0.9	0	60.8	59.1	1.7	0	7.5
Fortified wines, sweet vermouth, 15% Vol alcohol	100	72	545	130	0	0	0	0	0	0	0	0	13.3	0	13.3	9.2	0
Fortified wines, sweet, port, 20% Vol alcohol	100	72	629	151	0	0	0	0	0	0	0	0	9.6	0	9.6	9.6	0
Frankfurter/Wiener Sausage	100	59	1062	256	21.2	9.7	0	9.5	1.8	0.3	2	45	5.4	3.5	1.8	0	0.1
Frankfurter/Wiener Sausage, lean	100	71	667	160	10.7	4.6	0	5	0.8	0.1	1.3	34	5.8	4	0	0	0.1
French fries, Potatoes, frozen	100	66	640	153	5.2	2.5	0	1.9	0.6	0	0.6	0	22	20.4	1.6	0	4.6
French fries, fast food restaurant	100	34	1381	330	16.8	5.4	0.4	8.4	1.8	0.1	0.9	0	39.8	39.6	0.3	0	3.8
Frosties Corn flakes, sugar coated	100	4	1625	383	0.9	0.2	0	0.2	0.4	0	0.5	0	87.5	59.9	27.6	24	1.8
Frosting	100	0	1700	400	0	0	0	0	0	0	0	0	100	0	100	100	0
Frosting, plain	100	14	1453	342	0	0	0	0	0	0	0	0	85.5	0	85.5	85.5	0
Frozen Carrot, cauliflower, green beans, peas,	100	87	176	42	0.2	0	0	0	0.1	0	0.1	0	6.1	1.1	4.9	0	3.5

Protein	Salt	Alcohol	VitaminA	Retinol	Beta-Carotene	VitaminD	VitaminE	VitaminB1	VitaminB2	VitaminB3	VitaminB6	VitaminB9	VitaminB12	VitaminC	Calcium	Iron	Sodium	Potassium	Magnesium	Zinc	Selenium	Copper	Phosphorus	Iodine
50 g	2300 mg	nr mg	900 μg	nr μg	nr mg	600 μg	1 mg	1.5 mg	1.7 mg	20 mg	2 mg	400 μg	6 μg	60 mg	1000 mg	18 mg	2400 mg	3500 mg	400 mg	15 mg	70 μg	2 mg	1000 mg	150 μg
0.4	0	0	0	0	0	0	0	0.03	0.6	8	0.3	0	1.5	0	13	0	0	3	3	0	0	0.01	0	0
0.9	-	0	0	0	0	0	0	0	0	0	-	0	0	0	9	0	-	-	35	-	0	-	-	-
0	0	0	0	0	0	0	0	0	0	0	0	0	0	0	0	0	0	0	0	0	0	0	0	0
0	0	0	0	0	0	0	0	0	0	0	0	0	0	0	0	0	0	0	0	0	0	0	0	0
21.7	0.2	0	8	8	0	0.4	0.8	0.17	0.48	4.6	0.5	3	3.7	0	8	3.1	66	330	26	4.1	10	0.18	212	3.6
0.3	1	0	632	610	262	6.8	15.2	0	0.01	0	0	0	0	0	2	0	416	4	0	0	0	0	6	-
0	0	0	0	0	0	0	0	0	0	0	0	0	0	0	2	0.2	0	2	0	0	0	0	0	0
0	0	0	0	0	0	0	12	0	0	0	0	0	0	0	0	0	0	0	0	0	0	0	0	-
1.4	0.1	0	12	0	140	0	0.2	0.01	0.03	0.6	0.05	27	0	12	49	0.7	52	454	17	0.2	0	0.07	50	1
3.3	0	0	0	0	6	0	0.4	0.09	0.08	0.6	0.11	9	0	1	162	2	10	680	68	0.6	2	0.29	67	4
7.6	0.9	0	0	0	0	0	0.3	0.2	0.02	1	0.06	11	0	0	108	1.5	350	119	17	0.5	5	0	78	0
11.1	0.6	0	7	7	0	0	1.8	0.1	0.05	0.9	0.06	7	0.8	0	20	0.4	240	210	31	0.3	11	0.04	120	100
7.1	1.1	0	8	8	0	0	0.3	0.01	0.1	0.7	0.03	2	0.5	0	43	0.1	441	96	11	0.3	14	0.01	75	54
9.5	1.4	0	8	8	6	0.3	0.2	0.05	0.12	1.9	0.26	7	1.2	0	66	0.1	575	239	19	0.3	15	0.01	133	-
9.6	1.2	0	15	15	0	0	1.4	0.09	0.06	1.1	0.12	11	1.3	0	56	0.4	472	215	18	0.6	11	0.07	181	38
11.9	2.1	0	9	9	0	0	1.1	0.07	0.06	1.3	0.11	4	0.9	0	28	0.2	830	190	19	0.3	14	0.02	190	58
11.8	1.5	0	9	9	3	0	0.8	0.07	0.06	1.5	0.11	5	1	0	34	0.2	607	342	19	0.3	14	0.02	152	52.8
12.7	0.7	0	64	61	39	1.6	1.7	0.12	0.08	1.6	0.06	10	1	0	25	0.4	277	311	23	0.6	18	0.06	111	-
10.8	0.6	0	29	28	8	0.2	2	0.1	0.05	0.9	0.06	7	0.8	0	19	0.4	256	205	30	0.3	11	0.04	117	-
10.8	0.6	0	29	28	8	0.2	2.5	0.1	0.05	0.9	0.06	7	0.8	0	19	0.4	246	205	30	0.3	11	0.04	117	-
10.8	0.6	0	7	7	0	0.2	3	0.1	0.05	0.9	0.06	7	0.8	0	19	0.4	256	205	30	0.3	11	0.04	117	-
12.7	0.7	0	53	51	21	1.3	2.8	0.12	0.08	1.6	0.06	10	1	0	23	0.4	262	311	23	0.6	18	0.06	109	-
7.5	0.8	0	42	41	12	0	0.9	0.1	0.13	0.6	0.07	7	0.8	0	42	0.3	307	205	19	0.4	10	0.04	110	35.5
11.3	0.7	0	106	104	22	2.1	2.6	0.1	0.21	0.8	0.09	25	1.2	0	65	0.7	275	243	19	0.7	13	0.04	173	-
13.8	0.6	0	106	104	21	2.4	2.7	0.1	0.21	1	0.11	26	1.5	0	66	0.7	257	301	21	0.7	16	0.03	198	-
9.6	1.1	0	79	79	0	0.8	1.4	0.04	0.17	0.1	0.02	13	0.2	0	88	0.3	438	124	11	0.4	4	0.01	64	-
7.4	0.7	0	16	10	68	0.6	1	0.02	0.05	0.9	0.06	11	0.9	2	25	0.2	284	97	12	0.3	7	0.12	53	-
14.4	0.8	0	33	33	5	0.9	0.8	0.04	0.16	2.3	0.38	6	3.1	0	28	0.1	338	362	21	0.7	25	0	210	-
14.1	0.9	0	40	39	16	9.9	1.2	0.04	0.28	3.3	0.42	10	10.1	0	56	0.8	365	418	34	0.5	42	0	260	-
11.5	1.4	0	19	18	19	0	0.8	0.07	0.07	1.3	0.1	7	0.7	0	42	0.2	580	370	22	0.3	14	0.02	160	18
10.3	1.4	0	5	5	3	0.5	2.8	0.04	0.16	1.9	0.3	9	2.3	0	37	0.1	567	279	17	0.5	17	0.02	154	-
15.5	0.8	0	47	46	16	5.1	1.2	0.1	0.3	7.4	0.59	8	8.1	0	36	0.7	314	344	24	0.6	38	0.04	199	-
17.3	0.8	0	57	56	16	8.7	1.9	0.11	0.12	6.1	0.43	7	3	0	30	0.3	303	408	24	0.5	25	0.04	208	-
15.2	1.4	0	110	107	34	2	1.4	0.08	0.17	1.3	0.11	20	1.5	0	58	0.5	578	349	22	0.6	18	0.03	200	-
15.5	1.4	0	118	115	34	6.9	1.8	0.11	0.2	4.6	0.35	17	2.7	0	54	0.5	573	357	22	0.7	22	0.04	209	-
8.1	1	0	9	9	7	0.2	0.2	0.05	0.13	1.5	0.21	7	1	0	75	0.1	414	221	18	0.4	12	0.02	122	79
8	1.5	0	58	56	30	0.2	0.3	0.04	0.12	1.5	0.21	6	1	0	71	0.1	606	214	17	0.3	12	0.02	118	-
15.6	0.1	0	10	10	0	1.7	0.6	0.05	0.04	1.6	0.1	10	1.3	0	10	0.2	43	350	20	0.3	19	0.02	170	2
9.3	1.5	0	8	8	6	0.3	0.3	0.05	0.15	1.7	0.25	8	1.6	0	66	0.1	611	249	18	0.4	14	0.01	142	-
9.8	0.1	0	78	78	4	1.4	6.9	0.27	0.23	0.6	0.23	63	0.8	2	67	1.9	50	290	58	1.2	8	0.43	191	-
10.4	0.9	0	0	0	0	0	0.3	0.29	0.12	1.1	0.13	26	0	0	31	1.6	363	324	64	2.2	4	0.25	229	16
10.6	1.3	0	0	0	0	0	0.5	0.37	0.15	2.2	0.16	31	0	0	33	3.1	505	385	88	2.7	4	0.3	261	-
13.9	1.2	0	0	0	0	0	0.5	0.5	0.1	2.3	0.16	31	0	0	150	3.4	500	420	135	3	2	0.4	300	-
18.3	0.1	0	0	0	0	0	0.3	1.64	0.16	3.1	0.47	87	0	1	255	5.7	30	813	392	4.3	3	1.22	642	0
0.5	2.2	0	900	870	350	10	13.6	0	0	0	0	0	0	0	0	0	900	0	2	0	0	0	0	-
0.2	1.2	0	900	870	350	10	14.4	0	0	0	0	0	0	0	0	0	500	0	2	0	0	0	0	-
11.6	0	0	0	0	3	0	0.9	0.39	0.07	3	0.12	25	0	0	22	2.2	2	273	62	1.6	7	0.21	226	-
0	0.1	11	0	0	0	0	0	0	0	0	0	0	0	0	6	0.3	27	29	6	0	0	0.02	4	0
0.1	0	16	0	0	0	0	0	0	0.01	0.1	0.01	0	0	0	4	0.4	4	97	11	0.2	0	0.1	12	0
10.9	2.1	0	11	10	8	0	0.2	0.11	0.14	2.5	0.02	4	0.2	0	52	0.9	838	68	17	1.9	4	0.02	42	6
10.1	1.7	0	3	3	3	0	0.2	0.12	0.13	2.5	0.01	3	0.1	0	71	0.9	685	58	14	1.8	2	0.01	37	-
2.2	0	0	0	0	0	0	0.5	0.09	0.05	2.8	0.15	11	0	10	7	0.5	6	512	28	0.5	0	0.13	56	0
3	0.3	0	0	0	0	0	2	0.12	0.05	1.9	0.28	25	0	5	5	0.8	120	486	28	0.4	0	0.19	115	0
5.3	1.5	0	0	0	6	0	0	0.02	0.02	0.3	0.06	8	0	0	8	0.2	590	64	8	0.5	0	0.03	40	0
0	0	0	0	0	0	0	0	0	0	0	0	0	0	0	0	0	0	2	0	0	0	0.01	0	0
0	0	0	0	0	0	0	0	0	0	0	0	0	0	0	0	0	0	4	0	0	0	0.01	0	0
2.2	0.1	0	306	0	3677	0	0.3	0.11	0.05	0.9	0.21	41	0	16	30	0.6	21	245	18	0.4	0	0.07	46	-

COMPACT EDITION - RECIPROCITY

All data is per 100 grams of food
Dashes means data not included in source database

Name	% Edible	Water	kJoules	kcal	Total Fat	Saturated Fat	Trans Fat	Mono Fat	Poly Fat	Omega3	Omega6	Cholestrol	Carb	Starch	Sugar	Sugar Added	Fibre
Recommended Daily Amount Units	n/a %	3300 g	8700 kj	2000 Kcal	65 g	20 g	nr g	nr g	nr g	nr g	nr g	200 mg	300 g	278 g	nr g	nr g	25 g
Frozen Carrot, cauliflower, peas,	100	87	177	42	0.2	0	0	0	0.1	0	0.1	0	5.8	1.2	4.5	0	3.4
Frozen Carrot, peas, sweet corn,	100	81	269	64	0.5	0.1	0	0.1	0.3	0	0.3	0	9.9	4.6	5.2	0	3.9
Fruit Sauce, powder base, prepared	100	86	236	56	0	0	0	0	0	0	0	0	13.9	0	10.6	10.8	0
Fruit cocktail, canned, in natural juice	100	87	214	50	0	0	0	0	0	0	0	0	11.7	0	11.7	0	1
Fruit cocktail, canned, in syrup	100	82	266	63	0	0	0	0	0	0	0	0	14.8	0	14.8	10	1
Fruit drink, 1000g sugar/l syrup, concentrated	100	46	923	217	0.1	0	0	0	0	0	0	0	53.4	0	50	50	0
Fruit drink, 1000g sugar/l syrup, ready to drink	100	89	183	43	0	0	0	0	0	0	0	0	10.7	0	10	10	0
Fruit drink, 500g sugar/l syrup, concentrated	100	61	661	156	0.1	0	0	0	0	0	0	0	37.8	0	33.3	33.3	0
Fruit drink, 500g sugar/l syrup, ready to drink	100	90	165	39	0	0	0	0	0	0	0	0	9.5	0	8.3	8.3	0
Fruit drink, artificially sweetened, ready to drink	100	99	15	4	0	0	0	0	0	0	0	0	0.9	-	-	0	0
Fruit drink, blackcurrant, 1000g sugar/l syrup, concentrated	100	46	923	217	0.1	0	0	0	0	0	0	0	53.4	0	50	50	0
Fruit drink, blackcurrant, 1000g sugar/l syrup, ready to drink	100	89	183	43	0	0	0	0	0	0	0	0	10.7	0	10	10	0
Fruit drink, blackcurrant, 500g sugar/l syrup, concentrated	100	61	661	156	0.1	0	0	0	0	0	0	0	37.8	0	33.3	33.3	0
Fruit drink, blackcurrant, 500g sugar/l syrup, ready to drink	100	90	165	39	0	0	0	0	0	0	0	0	9.5	0	8.3	8.3	0
Fruit drink, mixed berries, concentrated	100	48	863	203	0.1	0	0	0	0	0	0	0	50.4	0	50.4	44.4	0.1
Fruit drink, mixed berries, ready to drink	100	89	178	42	0	0	0	0	0	0	0	0	10.4	0	10.4	8.8	0
Fruit drink, orange, concentrated	100	56	733	173	0	0	0	0	0	0	0	0	42.7	0	42.7	36.3	0.1
Fruit drink, orange, ready to drink	100	91	146	34	0	0	0	0	0	0	0	0	8.5	0	8.5	7.3	0
Fruit juice drink, blackcurrant, concentrated	100	52	821	193	0.1	0	0	0	0	0	0	0	47.3	0	43.5	43.5	0
Fruit juice drink, blackcurrant, ready to drink	100	92	136	32	0	0	0	0	0	0	0	0	7.9	0	7.2	7.2	0
Fruit juice ice lolly	100	82	301	71	0	0	0	0	0	0	0	0	17.7	0	17.7	15.6	0
Fruit juice ice lolly, Lollipop	100	72	507	120	3.5	3	0	0.2	0.1	0	0.1	0	22	0	22	16	0.2
Fruit salad with whole grain, from 8 months, Nestlé	100	82	282	67	0.4	0	0	0	0.2	0	0.1	0	13.6	0.5	13.1	0	2.1
Galia Melon, raw	65	92	111	26	0.1	0	0	0	0	0	0	0	5.6	0	5.6	0	0.4
Gammelost Cheese, skimmed milk, matured, sharp	100	46	940	221	0.6	0.4	0	0.2	0	0	0	3	0	0	0	0	0
Garfish, raw	58	80	380	90	2.7	0.5	0	0.6	1	0.6	0	82	0	0	0	0	0
Garlic powder	100	6	1464	346	0.7	0.2	0	0.1	0.2	0	0.2	0	63.7	-	2.4	0	9
Garlic, raw	79	64	450	106	0.6	0.1	0	0	0.3	0	0.2	0	16.3	14.7	1.6	0	2.1
Gelatin	100	13	1459	343	0.1	0.1	0	0.1	0	0	0	0	0	0	0	0	0
Ginger nuts	100	3	2115	504	22.7	10.3	0.4	6.2	4.3	0.7	2.9	32	67.9	36.1	31.5	30.7	1.7
Ginger, canned	60	91	129	30	0.2	0	0	0	0	0	0	0	6.3	4.6	1.7	0	0.6
Ginger, ground	100	10	1442	342	4.2	2.6	0	0.5	0.9	0.2	0.7	0	60	40.2	19.8	0	14.1
Ginger, root, raw	94	79	212	50	0.8	0.2	0	0.2	0.2	0	0.1	0	8.1	6.4	1.7	0	2
Gingersnaps	100	2	1930	459	15.9	6.6	-	6.9	1.7	0.3	1.5	15	72.9	37.1	35.8	32.8	1.5
Gluten-free flour, mix for white bread	100	11	1474	348	1.9	0.2	0	1	0.5	0.1	1.1	0	78.3	73.2	5.1	5	5.5
Gluten-free flour, mix for wholemeal bread	100	11	1455	344	2.8	0.6	0	1	1	0.1	1.3	0	72.4	67.5	4.9	4.7	7.2
Goat's Milk, UHT-treated,	100	88	254	61	3.6	2.5	0.1	0.6	0.1	0	0.1	5	4	0	4	0	0
Goat's cheese, chevre, Naturell	100	49	1308	316	28	17	0.6	8	0.9	0.2	0.6	-	1	0	1	0	0
Goose, meat and skin, raw	100	50	1514	366	33.6	9.8	-	17.8	3.8	0.2	3.3	80	0	0	0	0	0
Goose, with skin, roasted	100	33	2018	488	44.8	13.1	-	23.7	5.1	0.4	4.8	107	0	0	0	0	0
Goose, without skin, raw	100	68	651	155	7.1	2.8	-	1.8	0.9	0.1	0.8	84	0	0	0	0	0
Goose, without skin, roasted	100	57	868	207	9.5	3.7	-	2.4	1.2	0.1	1	112	0	0	0	0	0
Gooseberries, raw	98	89	155	37	0.6	0.1	0	0.1	0.4	0.1	0.4	0	5.4	0	5.4	0	3.4
Gorgonzola Cheese	100	42	1486	359	31.2	20.3	0.6	6.8	0.9	0.2	0.6	87	0.1	0	0.1	0	0
Gram flour	100	9	1581	375	5.4	0.6	0	1	2.8	-	-	0	53.8	51.5	2.3	0	10.1
Grape juice	100	84	281	66	0.1	0	0	0	0	0	0	0	16	0	16	0	0
Grapefruit juice	100	90	168	39	0.1	0	0	0	0	0	0	0	9.1	0	9.1	0	0.1
Grapefruit, raw	50	91	142	33	0.1	0	0	0	0	0	0	0	7	0	7	0	1.1
Grapes, blue, raw	96	83	226	53	0.2	0	0	0	0	0	0.1	0	11.7	0	11.7	0	1.1
Grapes, green, raw	96	82	298	70	0.2	0	0	0	0	0	0.1	0	16	0	15.9	0	1.1
Grapes, unspecified, raw	96	83	262	62	0.2	0	0	0	0	0	0	0	13.8	0	13.8	0	1.1
Gravy, powder base, prepared	100	95	78	18	0.5	0.1	0	0.1	0.3	0	0.2	0	2.5	-	-	0.2	0
Greek salad, with feta cheese and olives	100	86	287	69	4.8	2.5	0.1	1.5	0.3	0	0.2	9	2.5	0	2.5	0	1.4
Green Beans, frozen	100	89	115	28	0.2	0.1	0	0	0.1	0.1	0	0	3	1.1	1.9	0	3.5
Green French Beans, raw	100	91	114	27	0.1	0	0	0	0	0	0	0	3.4	1	2.4	0	3
Grouse breast, without skin, roasted	100	65	732	174	6.1	1.4	0	0.4	3.6	0.5	1.7	101	0	0	0	0	0

Protein	Salt	Alcohol	VitaminA	Retinol	Beta-Carotene	VitaminD	VitaminE	VitaminB1	VitaminB2	VitaminB3	VitaminB6	VitaminB9	VitaminB12	VitaminC	Calcium	Iron	Sodium	Potassium	Magnesium	Zinc	Selenium	Copper	Phosphorus	Iodine
50 g	2300 mg	nr mg	900 µg	nr µg	nr mg	600 µg	1 mg	1.5 mg	1.7 mg	20 mg	2 mg	400 µg	6 µg	60 mg	1000 mg	18 mg	2400 mg	3500 mg	400 mg	15 mg	70 µg	2 mg	1000 mg	150 µg
2.6	0	0	223	0	2674	0	0.2	0.13	0.05	1	0.08	56	0	24	23	0.6	16	222	16	0.5	0	0.07	55	-
3	0	0	284	0	3412	0	0.3	0.15	0.06	1.4	0.07	49	0	13	21	0.7	18	237	21	0.6	0	0.08	65	-
0	0	0	0	0	0	0	0	0	0	0	0	0	0	0	1	0	0	0	0	0	0	0	0	-
0.4	0	0	4	0	54	0	-	0.01	0.01	0.3	0.04	6	0	14	9	0.4	3	95	7	0.1	0	0.04	14	-
0.4	0	0	4	0	54	0	-	0.02	0.01	0.4	0.03	5	0	4	5	0.3	3	95	5	0.1	0	0.02	9	-
0.7	0	0	2	0	30	0	0.6	0.01	0.01	0.2	0.03	5	0	45	16	0.5	2	144	6	0.1	0	0.06	29	0
0.1	0	0	0	0	6	0	0.1	0	0	0	0.01	1	0	9	3	0.1	0	29	1	0	0	0.01	6	0
0.9	0	0	3	0	40	0	0.9	0.01	0.01	0.2	0.04	6	0	60	21	0.7	2	191	8	0.1	0	0.07	39	0
0.2	0	0	1	0	10	0	0.2	0	0	0.1	0.01	2	0	15	5	0.2	1	48	2	0	0	0.02	10	0
0	-	0	0	0	0	0	0	0	0	0	-	0	0	0	0	0	-	-	0	-	0	-	-	0
0.7	0	0	5	0	65	0	1.1	0.01	0.01	0.2	0.04	8	0	101	21	0.7	2	170	9	0.1	0	0.06	34	0
0.1	0	0	1	0	13	0	0.2	0	0	0	0.01	2	0	20	4	0.1	0	34	2	0	0	0.01	7	0
0.9	0	0	7	0	87	0	1.5	0.01	0.01	0.2	0.05	10	0	135	27	0.9	2	225	12	0.1	0	0.08	45	0
0.2	0	0	2	0	22	0	0.4	0	0	0.1	0.01	3	0	34	7	0.2	1	56	3	0	0	0.02	11	0
0.1	0	0	0	0	0	0	0	0	0.04	0.1	0.01	1	0	0	8	0.4	3	44	4	0	0	0	6	0
0.1	0	0	0	0	2	0	0.1	0.01	0.01	0	0.01	0	0	1	1	0	0	18	1	0	0	0.01	2	0
0.4	0	0	1	0	11	0	0.1	0.05	0.01	0.1	0.04	15	0	19	7	0.1	1	119	8	0.1	1	0.02	11	0
0.1	0	0	0	0	2	0	0	0.01	0	0	0.01	3	0	4	1	0	0	24	2	0	0	0	2	0
0.8	0	0	6	0	73	0	1.3	0.01	0.01	0.2	0.04	8	0	114	23	0.8	2	191	10	0.1	0	0.07	38	0
0.1	0	0	1	0	12	0	0.2	0	0	0	0.01	1	0	19	4	0.1	0	32	2	0	0	0.01	6	0
0	0	0	0	0	0	0	0	0	0	0	0.01	0	0	0	3	0.1	1	15	1	0	0	0	2	-
0.1	0	0	4	0	44	0	0	0.01	0.01	0	0	0	0	0	0	0	0	0	0	0	0	0	0	0
1.1	0	0	-	-	-	0	0.6	0.05	0.04	0.6	0.05	9	0	15	9	0.4	12	174	11	0.1	0	0.08	23	0
0.5	0.1	0	1	0	15	0	0.1	0.03	0.01	0.4	0.09	3	0	15	13	0.2	31	150	12	0.1	0	0	10	0
54	0.1	0	9	9	6	0	0	0.05	0.75	2.5	0.08	22	0.8	0	150	0.3	24	98	13	2.8	20	0.09	530	44
16.5	0.1	0	7	7	0	5	1.7	0.01	0.09	8.5	0.9	1	2.7	2	25	0.4	55	298	25	0.5	31	0.42	251	20
16.6	0.2	0	0	0	0	0	0.7	0.44	0.14	0.8	1.65	47	0	1	79	5.6	60	1193	77	3	24	0.53	414	-
7.9	0	0	0	0	0	0	0	0.13	0.03	0.3	0.38	5	0	17	19	1.9	4	620	25	1	2	0.06	170	2.7
85.6	0.5	0	0	0	0	0	0	0.03	0.23	0.1	0.01	30	0	0	55	1.1	196	16	22	0.1	1	2.16	39	5
6.3	0.8	0	271	262	114	2.5	2.7	0.14	0.04	0.8	0.05	11	0	0	38	0.8	282	124	22	0.5	3	0.11	164	
0.6	1.8	0	0	0	0	0	0	0	0.01	0.2	0.06	4	0	2	10	0.2	701	135	16	0.1	0	-	12	0.1
9	0.1	0	1	0	18	0	0	0.05	0.17	9.6	0.63	13	0	1	114	19.8	27	1320	214	3.6	56	0.48	168	-
1.8	0	0	0	0	0	0	0.3	0.02	0.03	0.8	0.16	11	0	5	16	0.6	13	415	43	0.3	1	0.23	34	
5.3	1.7	0	124	123	10	1	1.5	0.08	0.18	3.7	0.07	9	0	0	25	0.6	690	153	23	0.9	1	0.14	69	-
1.7	1.2	0	2	2	1	0	0.4	0.19	0.07	0.8	0.04	38	0	0	10	0.4	493	31	8	0.3	0	0.02	20	-
3.7	1	0	7	7	4	0.1	0.3	0.1	0.03	0.9	0.11	10	0	0	30	1.2	413	100	43	0.8	1	0.3	80	-
3.1	0.1	0	30	30	3	0	0	0.02	0.09	0.4	0.06	4	0.1	0	100	0.1	30	200	15	0.3	1	0.13	110	60
15	0.9	0	210	210	1	0	0.7	0.03	0.53	0.8	0.06	82	0.8	0	64	0.2	365	121	12	0.5	9	0.04	240	80
15.9	0.2	0	17	17	0	0	0.5	0.09	0.25	3.6	0.39	4	0.3	0	12	2.5	73	308	18	1.7	14	0.27	234	1.2
21.2	0.2	0	23	23	0	0	0.7	0.11	0.33	4.8	0.52	5	0.4	0	16	3.3	97	411	24	2.3	19	0.36	312	-
22.8	0.2	0	12	12	0	0	0.3	0.13	0.38	4.3	0.64	31	0.5	0	13	2.6	87	420	24	2.3	17	0.31	312	1
30.4	0.3	0	16	16	0	0	0.4	0.17	0.51	5.7	0.85	41	0.7	0	17	3.5	116	560	32	3.1	23	0.41	416	-
0.8	0	0	10	0	119	0	0.4	0.04	0.03	0.3	0.08	9	0	28	34	0.4	3	148	10	0.1	0	0.06	28	0
19.4	3.6	0	350	336	168	0	0	0.01	0.18	0.9	0.07	52	1.2	0	612	0.3	1450	138	-	2.5	-	-	356	12
22.7	0	0	3	0	32	0	2.5	0.45	0.17	1.9	0.45	193	0	0	58	2.6	2	297	62	1.5	4	0.27	220	0
0.3	0	0	0	0	0	0	0	0	0.01	0.1	0.04	1	0	0	19	0.9	7	55	7	0.1	1	0	14	0
0.5	0	0	0	0	4	0	0.2	0.04	0.02	0.2	0.04	10	0	38	9	0.2	1	162	12	0	0	0.03	15	0
0.6	0	0	46	0	552	0	0.1	0.04	0.02	0.2	0.04	10	0	34	12	0.1	0	139	8	0.1	1	0.05	8	0
0.7	0	0	3	0	32	0	0.4	0.07	0.07	0.2	0.09	6	0	2	12	0.3	2	261	9	0.1	0	0.13	20	0
0.7	0	0	2	0	20	0	0.4	0.07	0.07	0.2	0.09	4	0	2	12	0.4	2	288	9	0.1	0	0.13	20	0
0.7	0	0	2	0	26	0	0.4	0.07	0.07	0.2	0.09	5	0	2	12	0.3	2	275	9	0.1	0	0.13	20	0.4
1	0.9	0	0	0	0	0	-	0	0.02	0.5	-	-	-	0	8	0.1	360	40	3	0.2	-	-	-	-
3.3	0.9	0	73	37	439	0	0.5	0.03	0.05	0.3	0.11	20	0.2	27	72	0.3	358	188	12	0.3	1	0.04	70	0
1.7	0	0	9	0	110	0	0.1	0.05	0.06	0.1	0.98	35	0	11	62	0.7	3	257	27	0.4	0	0.05	33	0.8
1.7	0	0	9	0	110	0	0.1	0.05	0.06	0.7	0.1	57	0	7	51	1.2	0	284	26	0.4	0	0.07	40	0.8
29.8	0.1	0	61	61	0	0	0.9	0.56	0.68	15	0.79	31	1	0	6	4.9	55	389	29	0.6	6	0.36	303	-

COMPACT EDITION - RECIPROCITY

Name	% Edible	Water (g)	kJoules (kj)	kcal (Kcal)	Total Fat (g)	Saturated Fat (g)	Trans Fat (g)	Mono Fat (g)	Poly Fat (g)	Omega3 (g)	Omega6 (g)	Cholestrol (mg)	Carb (g)	Starch (g)	Sugar (g)	Sugar Added (g)	Fibre (g)
Recommended Daily Amount	n/a %	3300 g	8700 kj	2000 Kcal	65 g	20 g	nr g	nr g	nr g	nr g	nr g	200 mg	300 g	278 g	nr g	nr g	25 g
Grouse, breast, without skin, raw	100	72	512	122	4.5	1.1	0	2.3	0.9	0.5	1.7	70	0	0	0	0	0
Gruyere Cheese	100	33	1704	411	33.4	20.1	-	9.6	1.3	0.2	0.6	87	0.4	-	0.4	0	0
Gräddost Cheese, semi-hard	100	39	1729	418	38	25	0.9	8.6	0.9	0.2	0.7	102	0	0	0	0	0
Guava, raw	88	85	163	39	1	0.3	0	0.1	0.4	0.1	0.3	0	5	0.1	4.9	0	3.7
Haddock, raw	50	81	290	68	0.2	0	0	0	0.1	0.1	0	46	0	0	0	0	0
Haddock, simmered	-	75	378	89	0.3	0	0	0	0.1	0.1	0	60	0	0	0	0	0
Haddock, slices, smoked, raw	65	78	345	81	0.6	0.1	0	0.1	0.2	0.2	0	36	0	0	0	0	0
Haddock, smoked, slices, simmered	-	71	449	106	0.8	0.1	0	0.1	0.3	0.3	0	47	0	0	0	0	0
Halibut Atlantic, fillet, rolled in flour, fried in fat	100	58	826	198	11.4	2.5	0	5.2	2.5	1.3	1	60	3.6	3.5	0.1	0	0.2
Halibut, Atlantic, farmed, raw	-	74	429	102	2.4	0.5	0	0.6	0.9	0.7	0.1	81	0	0	0	0	0
Halibut, Atlantic, raw	80	71	515	123	6.1	1	0	3.1	1.2	1	0.1	50	0	0	0	0	0
Halibut, Atlantic, slices, simmered	-	65	613	146	7.3	1.2	0	3.7	1.4	1.2	0.2	60	0	0	0	0	0
Halibut, Atlantic, slices, smoked, raw	-	65	877	211	14.8	2.1	0	9.9	1.2	2.5	0.3	62	0	0	0	0	0
Halibut, Atlantic, unspecified, raw	-	72	474	113	4.3	0.8	0	1.9	1	0.9	0.1	65	0	0	0	0	0
Halibut, Greenland, raw/smoked	100	77	645	155	11	1.7	0	6.9	1	0.8	0.1	74	0	0	0	0	0
Halloumi Cheese	100	51	1305	314	23.5	16.6	0.8	5.7	1.1	-	-	63	1.7	0	1.7	0	0
Ham regular, Pork, roast, fat trimmed, raw	85	73	548	130	4.7	1.5	0	1.9	0.7	0.1	0.6	48	0	0	0	0	0
Ham, Pork, boneless, with fat, for roast, without rind, raw	100	64	919	221	16	5.4	0	7.3	2.2	0.2	1.9	50	0	0	0	0	0
Ham, Pork, with shank, raw	86	66	911	219	16.4	5.6	0	7.2	2.5	0.2	1.9	48	0	0	0	0	0
Ham, boiled	100	74	434	103	3.5	1.4	0	1.6	0.5	0.1	0.5	52	0	0	0	0	0
Ham, boiled, canned	100	71	564	135	7.2	2.8	0.1	3.3	1	0.1	1.1	52	0	-	0	0	1.5
Ham, boiled, smoked and cured	100	74	394	93	2.1	0.7	0	0.8	0.3	0	0.3	46	0	0	0	0	0
Ham, cured	100	54	1192	286	20	6.6	0.2	9.4	2.8	0.3	2.2	90	0	0	0	0	0
Ham, smoke-cured	100	48	966	231	11.5	4.1	0	5.3	1.4	0.2	1.3	99	0	0	0	0	0
Hamburger bun	100	33	1276	303	8.3	0.7	0	4.2	2.7	0.6	2	0	49.5	43.6	5.9	4.9	1.9
Hamburger, raw	100	70	697	167	11.2	4.7	0	5.6	0.5	0.1	0.4	50	0	0	0	0	0
Hare, raw	100	73	544	129	5	0.7	0	0.6	0.3	0.1	0.3	52	0	0	0	0	0
Hash, with potato, meat, onion, frozen, industrially made	100	68	590	141	5.2	2.1	0.2	2.2	0.3	0	0.4	7	16	15.3	0.6	0	2.4
Hazelnuts	41	5	2661	645	60.8	4.5	0	45.7	7.9	0.1	7.8	0	4.8	0.5	4.3	0	9.7
Head cheese	100	50	1265	304	23.2	8.4	0	10.4	2.7	0.3	2.9	79	0.3	0.2	0	0	0
Heart, raw	82	77	450	107	3.9	1.9	0.1	0.9	0.1	0.1	0.9	150	0	0	0	0	0
Hen, fillet, boiled	100	61	652	154	1	0.3	0	0.4	0.1	0.1	0.2	91	0	0	0	0	0
Hen, fillet, raw	100	73	451	106	0.7	0.2	0	0.3	0.1	0	0.1	63	0	0	0	0	0
Hen, meat and skin, raw	100	59	1095	264	21	5.5	0	10.3	3.5	0.4	3.5	71	0	0	0	0	0
Hen, with skin, boiled	100	42	1585	382	30.4	8	0	14.9	5.1	0.4	3	103	0	0	0	0	0
Hen, without skin, raw	100	71	590	141	6.3	1.4	0	2.7	0.9	0.3	1	63	0	0	0	0	0
Herring salad, with potatoes	100	80	322	77	2.6	0.5	0	1.2	0.5	0.6	0.1	10	9.4	3.3	5.9	2.3	1.5
Herring, cured, soaked in water	100	65	872	210	16	3.6	0	6.6	4.1	3.6	0.4	80	0	0	0	0	0
Herring, in spicy marinade	100	68	639	154	12	2.3	0	5.9	2.2	2.6	0.3	50	0	0	0	0	0
Herring, pickled, cured, marinated, drained	100	51	938	224	10.6	2	0	5.2	2	1.5	0	15	24.5	0	24.5	22	0
Herring, pickled, drained	100	54	793	190	11.7	2.4	0	4.9	2.8	1.5	0.2	41	11.1	0	11.1	10	0.4
Herring, pickled, marinated, mayonnaise & sour cream	100	47	1283	309	22.6	5.2	0.1	6.9	8.7	2	2.6	32	20.8	0.4	20.4	18.3	0
Herring, pickled, marinated, with mustard sauce	100	49	1044	250	13.6	1.9	0	7.1	3.3	2.2	0.5	10	25.5	0.9	24.7	23	0.4
Herring, summer, raw	60	56	1214	293	25	5.2	0	10.5	6	5.5	0	68	0	0	0	0	0
Herring, summer, rolled in flour, fried in fat	-	40	1668	402	34.1	7.6	0	14.1	8.2	6.5	1	82	3.6	3.6	0.1	0	0.2
Herring, summer, simmered	-	48	1446	349	29.8	6.2	0	12.5	7.1	6.5	0	81	0	0	0	0	0
Herring, winter, raw	60	66	776	187	14	2.9	0	5.9	3.3	2.8	0.2	68	0	0	0	0	0
Herring, winter, rolled in flour, fried in fat	-	51	1164	280	21.4	5	0	8.8	5.1	3.4	1.2	82	3.6	3.6	0.1	0	0.2
Herring, winter, simmered	-	60	926	223	16.7	3.4	0	7	3.9	3.3	0.3	81	0	0	0	0	0
Honey	100	19	1346	317	0	0	0	0	0	0	0	0	78.9	0	78.9	0	0
Honeydew Melon, raw	46	90	159	37	0.1	0	0	0	0.1	0	0	0	8.1	0	8.1	0	0.8
Horseradish, raw	27	69	404	96	0.7	0.1	0	0.1	0.4	0.1	0.3	0	11	3.7	7.3	0	7.5
Hot dog bun	100	33	1281	304	8.2	0.7	0	4.1	2.7	0.6	1.9	0	50.1	42.9	7.2	6.2	1.9
Ice cream, dairy	100	64	812	194	10	6.2	0.4	2.7	0.2	0.1	0.4	33	23	0	23	13	0
Ice cream, dairy, with chocolate chips	100	55	1010	241	12.6	7.7	0.4	3.6	0.3	0.2	0.3	29	28.1	0.2	27.9	19	0.8
Ice cream, dairy, with extra chocolate	100	50	1148	275	17.7	10.7	0.2	5.2	0.5	0.1	0.6	20	24.6	0.5	21.2	18.7	0.6
Ice cream, dairy, with reduced fat and sugar content	100	63	587	140	5	2.5	0	1.8	0.5	0.1	0.4	12	19.8	13	6.8	2	0.3
Ice cream, dairy, with wafer, Lion King Size	100	40	1362	326	18	14	0.2	4.1	0.6	0.1	0.6	29	36	0.2	35.8	19	1

Protein	Salt	Alcohol	VitaminA	Retinol	Beta-Carotene	VitaminD	VitaminE	VitaminB1	VitaminB2	VitaminB3	VitaminB6	VitaminB9	VitaminB12	VitaminC	Calcium	Iron	Sodium	Potassium	Magnesium	Zinc	Selenium	Copper	Phosphorus	Iodine
50 g	2300 mg	nr mg	900 µg	nr µg	nr mg	600 µg	1 mg	1.5 mg	1.7 mg	20 mg	2 mg	400 µg	6 µg	60 mg	1000 mg	18 mg	2400 mg	3500 mg	400 mg	15 mg	70 µg	2 mg	1000 mg	150 µg
20.3	0.2	0	49	49	0	0	0.7	0.42	0.9	6.5	0.63	25	0.8	0	40	7.5	88	390	36	1.5	13	-	290	8
27.2	0.9	0	328	325	33	0.2	0.6	0.03	0.39	0	0.11	12	1.6	0	1020	0.3	361	73	39	4.3	-	0.22	607	32.3
19	1.3	0	361	343	223	0	1	0.05	0.21	0.3	0.02	22	1.7	0	600	0.2	505	55	25	3.2	10	0.03	430	42
0.8	0	0	32	0	380	0	0.7	0.04	0.04	1	0.14	49	0	230	13	0.4	5	230	12	0.2	1	0.1	25	-
16.6	0.2	0	2	2	0	0.5	0.5	0.05	0.11	4	0.5	10	2	0	19	0.1	96	335	27	0.3	30	0	190	320
21.6	0.3	0	3	3	0	0.6	0.6	0.06	0.14	5.2	0.65	12	2.6	0	25	0.1	125	435	35	0.4	39	0	247	-
19	1.9	0	2	2	0	0.7	0.5	0.04	0.12	3.6	0.35	9	2	0	22	0.1	760	340	23	0.3	28	0.03	180	-
24.7	2.5	0	3	3	0	0.9	0.6	0.05	0.16	4.7	0.45	12	2.6	0	29	0.1	987	442	30	0.4	36	0.04	234	-
20.1	0.2	0	51	50	13	11.5	2.9	0.08	0.06	5.5	0.56	9	0.8	0	6	0.3	93	504	26	0.5	69	0.04	242	-
20	0.1	0	3	3	0	2.7	0.9	0.07	0.14	8.2	0.39	16	1.8	0	6	0.1	45	484	27	0.4	30	0.03	229	6
17	0.2	0	17	17	0	9.7	1.8	0.06	0.05	4.7	0.48	7	0.7	0	4	0.2	63	431	21	0.4	60	0.03	204	10
20.2	0.2	0	20	20	0	11.6	2.1	0.07	0.06	5.6	0.57	8	0.8	0	5	0.2	75	513	25	0.5	71	0.04	243	-
19.4	1	0	33	33	0	5	0.9	0.06	0.04	6	0.5	11	1.4	0	13	0.9	410	280	23	0.5	40	0	300	8
18.5	0.1	0	10	10	0	6.2	1.3	0.07	0.1	6.5	0.44	12	1.3	0	5	0.2	54	458	24	0.4	45	0.03	217	8
14	0.2	0	10	10	0	9.1	3.3	0.02	0.06	1.1	0.07	5	0.7	0	5	0.1	86	352	20	0.3	60	0.02	158	7
23.9	3	0	305	288	201	0.2	0.6	0.03	0.39	0.1	0.1	40	0.5	0	794	0	1200	88	40	3.7	12	0	517	60
22	0.1	0	4	4	0	0.1	0.6	0.68	0.13	6.6	0.56	1	0.3	0	4	1	49	380	25	2.1	6	0.07	216	0
19.2	0.1	0	6	6	0	0.2	0.7	0.58	0.11	5.7	0.48	1	0.3	0	4	1	47	329	22	1.8	8	0.06	188	0
17.9	0.2	0	6	6	0	0.2	0.7	0.67	0.14	6.8	0.17	1	0.4	0	4	0.8	62	340	17	1.6	13	0.07	188	0
17.9	2.3	0	4	4	0	0	0.3	0.69	0.23	5	0.1	2	0.4	0	7	0.9	904	249	17	2.4	8	0.08	188	5
16.8	2.4	0	4	4	0	0	0.3	0.74	0.19	4.8	0.32	3	0.4	0	6	1	980	330	17	2.8	11	0.08	204	-
18.6	2.4	0	2	1	0	0.2	0.4	1.5	0.17	6.1	0.35	0	0.4	0	4	0.7	980	530	23	1.2	9	0.08	370	5
26.6	8.6	0	4	4	0	0	0.3	0.67	0.2	7.3	0.16	2	0.4	0	15	1.3	3460	260	17	1.6	13	0.07	210	-
31.8	7	0	5	5	0	0.1	0.8	1.5	0.35	7.6	0.53	3	0.6	0	59	1.4	2800	480	33	2.4	19	0.16	310	5
6.6	0.7	0	0	0	2	0	2.2	0.18	0.06	1	0.07	36	0	0	11	0.6	276	107	12	0.7	3	0.09	103	-
16.6	1.6	0	7	6	9	0	0.3	0.06	0.14	4.2	0	2	0	0	8	1.8	629	1	17	3.5	0	0	0	-
21.1	0.1	0	7	7	0	0	0.8	0.09	0.19	4.4	0.36	10	1	0	13	1.8	50	310	23	1.7	4	0.24	210	3
6.3	1	0	0	0	0	0	0.4	0.1	0.08	1.4	0.11	15	0.2	8	14	0.5	415	361	19	0.6	0	0.09	107	-
15	0	0	1	0	11	0	15	0.64	0.11	1.8	0.56	113	0	6	140	3.2	6	730	160	2.1	2	1.23	300	17
23.6	2.7	0	5	5	1	0.2	0.4	0.48	0.22	6.2	0.16	4	0.6	0	14	1.6	1087	155	24	2.7	7	0.02	106	-
18	0.2	0	6	6	0	1	0.3	0.34	0.75	7.5	0.26	20	10	2	6	5.4	95	240	17	1.3	9	-	160	2
36.2	0.2	0	13	13	0	0.1	0.4	0.12	0.25	9.4	0.87	10	0.7	0	12	1.3	75	319	33	2	16	0.2	278	-
25	0.1	0	9	9	0	0.1	0.3	0.09	0.17	6.5	0.6	7	0.5	0	8	0.9	52	220	23	1.4	11	0.14	192	1
18.7	0.1	0	38	38	0	0.2	0.5	0.11	0.17	6.3	0.33	6	0.3	0	17	1.6	51	187	17	1.2	10	0.14	169	0.9
27.1	0.2	0	55	55	0	0.3	0.7	0.16	0.25	9.1	0.48	9	0.4	0	25	2.3	74	271	25	1.7	14	0.2	245	-
21	0.1	0	9	9	0	0.1	0.3	0.09	0.17	6.5	0.6	7	0.5	0	8	0.9	52	220	23	1.4	11	0.14	192	1
3.2	0.7	0	2	1	14	2.4	0.3	0.04	0.07	1.3	0.15	13	2.5	5	16	0.5	297	292	17	0.3	10	0.06	82	-
16.5	2.4	0	10	10	0	5	1	0.03	0.17	2.5	0.12	5	5.2	0	18	0.9	960	52	12	0.7	22	0.14	54	40
11.5	2.4	0	6	6	0	11.5	0.6	0.04	0.3	4	0.5	9	12	0	38	1	960	463	38	0.5	50	0.07	290	-
7.6	3.7	0	4	4	0	12	0.3	0	0.09	0.8	0.05	1	5.2	0	16	0.4	1480	54	8	0.1	13	0.07	47	53
9.9	10	0	4	4	1	6.9	0.4	0.03	0.18	2.4	0.31	7	7.2	1	27	0.7	4001	327	25	0.4	30	0.02	182	57
5.5	2.6	0	52	50	21	7.9	1.6	0.01	0.08	0.5	0.04	4	3.4	0	24	0.4	1031	53	7	0.1	9	0.05	51	-
6.1	2.8	0	3	3	0	7.7	2.1	0.02	0.1	0.5	0.03	1	3.3	0	31	0.7	1111	73	31	0.2	10	0.06	67	-
17	0.3	0	6	6	0	11.5	0.6	0.04	0.3	4	0.5	9	12	0	38	1	120	463	38	0.5	50	0	290	24
20.2	0.4	0	45	44	16	13.7	1.6	0.06	0.35	4.7	0.58	11	13.9	0	45	1.2	164	544	46	0.6	58	0.01	342	-
20.2	0.4	0	7	7	0	13.7	0.7	0.05	0.36	4.8	0.6	11	14.3	0	45	1.2	143	551	45	0.6	60	0	345	-
15.2	0.3	0	6	6	0	11.5	0.6	0.04	0.3	4	0.5	11	12	0	38	1	120	463	38	0.5	50	0	290	38
18.2	0.4	0	45	44	16	13.7	1.6	0.06	0.35	4.7	0.58	14	13.9	0	45	1.2	164	544	46	0.6	58	0.01	342	-
18.1	0.4	0	7	7	0	13.7	0.7	0.05	0.36	4.8	0.6	13	14.3	0	45	1.2	143	551	45	0.6	60	0	345	-
0.3	0	0	0	0	0	0	0	0	0.04	0.1	0.02	2	0	0	6	0.4	4	52	2	0.2	0	0.04	4	0
0.5	0	0	2	0	30	0	0	0.04	0.01	0.4	0.09	19	0	18	6	0.2	18	228	10	0.1	0	0.02	11	0
7.7	0	0	0	0	0	0	0	0.05	0.03	0.5	0.15	-	0	120	120	2	8	580	36	1.4	0	0.23	70	1
6.5	0.4	0	0	0	2	0	2.2	0.19	0.06	1.1	0.07	41	0	0	11	0.6	159	109	12	0.7	3	0.09	103	-
3	0.1	0	122	117	60	0.1	0.2	0.05	0.18	0.1	0.1	2	0.5	0	121	0	44	213	14	0.5	0	0.01	117	15
3.5	0.1	0	104	100	55	0.1	0.3	0.07	0.15	0.2	0.09	3	0.5	0	114	0.7	40	242	29	0.7	0	0.15	129	-
4.1	0.1	0	100	94	70	0	0.4	0.06	0.17	0.3	0.04	5	0.3	2	99	0.6	49	220	24	0.6	1	0.1	104	-
3.8	0.1	0	16	15	13	0	1.2	0.06	0.2	0.1	0.1	2	0.6	0	134	0.1	50	205	14	0.5	0	0.02	125	-
4.5	0.2	0	71	65	75	0	0.5	0.07	0.15	0.2	0.6	12	0.6	0	120	0.7	75	240	29	0.6	1	0.1	130	-

COMPACT EDITION - RECIPROCITY

Name	% Edible	Water	kJoules	kcal	Total Fat	Saturated Fat	Trans Fat	Mono Fat	Poly Fat	Omega3	Omega6	Cholestrol	Carb	Starch	Sugar	Sugar Added	Fibre
Recommended Daily Amount Units	n/a %	3300 g	8700 kj	2000 Kcal	65 g	20 g	nr g	nr g	nr g	nr g	nr g	200 mg	300 g	278 g	nr g	nr g	25 g
Ice cream, dairy, with wafer, chocolate and nuts	100	49	1100	263	12.8	6.9	0.3	4.4	0.6	0.1	0.6	26	32.5	5.5	27	19.1	1
Ice cream, dairy, with wafer, jam and chocolate	100	53	981	234	9.4	5.5	0.3	2.8	0.4	0.1	0.4	25	33.8	5.4	28.4	20.3	0.6
Ice cream, dairy, yoghurt	100	65	729	173	5.6	3.4	0.1	1.6	0.2	0.1	0.3	2	26.6	2.6	24	17	0
Ice cream, non-dairy, vegetable fat, 10% fat	100	63	808	193	9.7	2.9	0	4.3	1.9	0.5	1	2	23.1	6.6	16.5	16	0
Iceberg Lettuce, raw	92	96	51	12	0.1	0	0	0	0.1	0.1	0	0	1.5	0	1.5	0	1.1
Jalapeño, raw	92	92	122	29	0.4	0.1	0	0	0.1	0	0.1	0	4.1	0	4.1	0	2.8
Jam, 40% berries, 40% sugar	100	47	740	174	0.1	0	0	0	0.1	0	0	0	42.4	0	42.4	40	1.3
Jam, 45% berries, 25% sugar	100	67	551	130	0.1	0	0	0	0.1	0	0	0	31.4	0	27	27	1.1
Jam, 60% berries, 30% sugar	100	57	602	142	0.2	0	0	0	0.2	0	0.1	0	33.6	0	33.6	30	1.9
Jam, without sugar, 60% berries	100	72	92	22	0.2	0	0	0	0.2	0	0.1	0	3.6	0	3.6	0	1.9
Jarlsberg Cheese, hard	100	41	1458	351	27	17	0.6	6.1	0.6	0.2	0.5	72	0	0	0	0	0
Jarlsberg Cheese, hard, low-fat	100	47	1119	268	16	10	0.4	3.6	0.4	0.1	0.3	43	0	0	0	0	0
Jasmin Rice, cooked	100	69	527	124	0.2	0.1	0	0.1	0.1	0	0.1	0	27.8	27.8	0.1	0	0
Jasmine Rice, uncooked	100	13	1505	354	0.7	0.1	0	0.2	0.2	0	0.2	0	79.5	79.4	0.2	0	0
Jelly, powder base, prepared	100	78	348	82	0	0	0	0	0	0	0	0	16.7	0	0	16.7	0
Jerusalem artichoke, raw	69	82	274	65	0.6	0.1	0	0	0.3	0.1	0.2	0	11.5	-	-	0	2.6
Kale, raw	61	85	150	36	0.7	0.1	0	0	0.5	0	0.2	0	2.2	0.1	2.1	0	3.8
Kidney Beans, canned	100	68	448	106	0.7	0.1	0	0.1	0.4	0.1	0	0	12.7	11.7	1	0	7.2
Kidney Beans, dry	100	11	1242	294	1.4	0.2	0	0.1	0.8	0.5	0.4	0	40.5	38	2.5	0	15.7
Kiwi fruit, raw	74	83	247	59	0.6	0.1	0	0	0.2	0	0.2	0	11.2	0.2	11	0	2
Kohlrabi, raw	46	91	98	23	0.1	0	0	0	0	0	0	0	3	0.1	2.9	0	1.8
Kumquat, raw	93	81	275	66	0.9	0.1	0	0.2	0.2	0	0.1	0	9.4	0	9.4	0	6.5
Lamb Liver, raw	100	72	538	128	4.1	1.3	0.1	0.6	1	0.6	0.4	320	2	2	0	0	0
Lamb stew, meat and vegetables in sauce	100	77	494	118	6.7	2.7	0.2	2.4	0.7	0.2	0.2	29	2.6	1.4	1.2	0	0.8
Lamb strip loin, raw	100	74	506	120	3.9	1.7	0.1	1.3	0.2	0.1	0.1	51	0	0	0	0	0
Lamb, breast and skirt, with bone, raw	87	59	1181	285	24.2	10.5	0.8	8.4	1.4	0.7	0.7	52	0	0	0	0	0
Lamb, chops, cutlet, hind saddle, lean, fat trimmed, raw	58	71	609	145	6.5	2.8	0.2	2.2	0.4	0.2	0.2	51	0	0	0	0	0
Lamb, chops, with fat, raw	73	61	1066	257	20.4	9.1	0.7	7.3	1.2	0.6	0.6	52	0	0	0	0	0
Lamb, cutlet, pan-fried without fat	72	52	1258	303	22.8	10.7	1.1	7.6	0.8	0.6	0.6	103	0	0	0	0	0
Lamb, for stewing, raw	98	68	801	192	13.2	5.9	0.4	4.8	0.8	0.4	0.4	52	0	0	0	0	0
Lamb, hind saddle, raw	79	64	944	227	17.1	8	0.8	5.7	0.6	0.5	0.5	77	0	0	0	0	0
Lamb, inside round, raw	100	75	440	104	2.1	0.9	0.1	0.7	0.1	0.1	0.1	51	0	0	0	0	0
Lamb, leg, cured, dried, smoked	100	45	1098	263	16.8	6.7	0.6	7.2	0.6	0.3	3.7	89	0	0	0	0	0
Lamb, leg, for roast, raw	98	70	676	162	9.3	4	0.3	3.2	0.5	0.3	0.3	51	0	0	0	0	0
Lamb, leg, with shank and sirloin, raw	79	69	754	181	11.6	5.2	0.4	4.2	0.7	0.3	0.4	51	0	0	0	0	0
Lamb, leg, with shank and sirloin, roasted	100	57	966	231	13.3	5.9	-	5.2	0.7	0.4	0.4	106	0	0	0	0	0
Lamb, rib, cured, dried, smoked, raw	77	31	1876	452	37	17.4	1.8	12.3	1.1	1.1	1.1	114	0	0	0	0	0
Lamb, roll	100	50	1040	251	20.3	10.2	0	7.6	1.6	0.5	0.5	66	0.2	0.1	0	0	0
Lamb, shoulder, for roast, raw	98	68	781	187	12.6	5.7	0.4	4.5	0.8	0.4	0.4	52	0	0	0	0	0
Lamb, tenderloin, raw	100	75	487	116	3.8	1.6	0.1	1.3	0.2	0.1	0.1	51	0	0	0	0	0
Lamb, trimmed fat, raw	100	21	2888	702	76	34.2	2.5	27.4	4.5	2.2	2.3	54	0	0	0	0	0
Lasagne, with minced meat	100	69	681	163	9.7	5	0.2	3.2	0.8	0.1	0.6	27	10	6.9	3	0	0.9
Lasagne, with minced meat, frozen, industrially made	100	73	512	122	5.4	2.2	0.4	2	0.4	0	0.3	25	11.5	8.6	2.9	0	3.3
Leaf beet, Mangold, raw	92	93	89	21	0.2	0	0	0	0.1	0.1	0	0	2.6	-	0.3	0	0.8
Leek, cooked	83	87	117	28	0.2	0	0	0	0.1	0.1	0.1	0	3.6	0	3.6	0	2.8
Leek, raw	83	87	118	28	0.2	0	0	0	0.1	0.1	0.1	0	3.6	0	3.6	0	2.8
Lemon juice, bottled	100	91	33	8	0	0	0	0	0	0	0	0	1.6	0	1.6	0	0.1
Lemon peel	100	82	213	51	0.3	0	0	0	0.1	-	-	0	5.4	-	-	0	10.6
Lemon sole, raw	50	81	298	70	0.7	0.2	0	0.1	0.2	0.1	0	47	0	0	0	0	0
Lemon, raw	53	89	95	23	0.3	0	0	0	0.1	0	0.1	0	2.5	0	2.5	0	2.8
Lentils, green and brown, cooked with salt	100	65	509	120	0.8	0.1	0	0.1	0.3	0.1	0.2	0	16.3	15.8	0.4	0	4.4
Lentils, green and brown, dry	100	11	1297	307	2	0.2	0	0.3	0.8	0.2	0.6	0	41.6	40.5	1.1	0	11.2
Lentils, green, canned	100	74	387	92	0.6	0.1	0	0.1	0.3	0.1	0.2	0	13.1	12.9	0.2	0	4.4
Lentils, red, canned	100	76	380	90	0.5	0.1	0	0.1	0.2	0.1	0.2	0	12.4	12.2	0.2	0	4.1
Lettuce leaves, raw	94	96	44	10	0.1	0	0	0	0.1	0.1	0	0	0.7	0	0.7	0	1
Lime, raw	74	88	70	17	0.2	0	0	0	0.1	0	0.1	0	1.7	0	1.7	0	2.8
Ling, raw	40	80	305	72	0.2	0	0	0	0.1	0	0	46	0	0	0	0	0
Lingonberries, cowberries, frozen, 500g sugar/kg	100	57	723	170	0.3	0	0	0	0.2	0.1	0.1	0	40.6	0	33.3	33.3	1.7

Protein	Salt	Alcohol	VitaminA	Retinol	Beta-Carotene	VitaminD	VitaminE	VitaminB1	VitaminB2	VitaminB3	VitaminB6	VitaminB9	VitaminB12	VitaminC	Calcium	Iron	Sodium	Potassium	Magnesium	Zinc	Selenium	Copper	Phosphorus	Iodine
50 g	2300 mg	nr mg	900 µg	nr µg	nr mg	600 µg	1 mg	1.5 mg	1.7 mg	20 mg	2 mg	400 µg	6 µg	60 mg	1000 mg	18 mg	2400 mg	3500 mg	400 mg	15 mg	70 µg	2 mg	1000 mg	150 µg
3.9	0.2	0	93	89	48	0.1	0.6	0.07	0.15	0.3	0.1	6	0.4	0	104	0.6	79	230	27	0.6	0	0.14	122	-
3.2	0.2	0	92	88	48	0.1	0.4	0.05	0.14	0.2	0.09	4	0.4	3	97	0.2	78	194	16	0.5	0	0.05	102	-
4.1	0.2	0	59	58	11	0	0.1	0.04	0.22	0.3	0.08	6	0.3	0	143	0.3	87	211	14	0.4	0	0.04	129	-
3.3	0.1	0	2	2	0	0	2	0.03	0.15	0.1	0.05	2	0.5	0	101	0.1	48	146	14	0.5	0	0	84	-
0.8	0	0	19	0	224	0	0.2	0.05	0.02	0.2	0.04	36	0	4	18	0.4	2	179	7	0.2	0	0.03	21	1
0.9	0	0	47	0	561	0	3.6	0.04	0.07	1.3	0.42	27	0	119	12	0.2	3	248	15	0.1	0	0.95	26	-
0.3	0	0	0	0	4	0	0.5	0.01	0.01	0.1	0.01	7	0	10	7	0.1	0	72	6	0.1	0	0.03	17	0
0.3	0	0	0	0	5	0	0.4	0.01	0.01	0.2	0	25	0	35	10	0.2	1	1	7	0	0	0	0	0
0.5	0	0	0	0	6	0	0.7	0.01	0.01	0.2	0.02	10	0	16	11	0.2	0	107	9	0.1	0	0.04	26	0
0.5	0	0	0	0	6	0	0.7	0.01	0.01	0.2	0.02	10	0	16	11	0.2	0	106	9	0.1	0	0.04	26	0
27	1.1	0	257	244	159	0	0.7	0.14	0.32	0.8	0.02	36	2	0	800	0.5	455	70	33	4.3	12	0.04	570	37
31	1	0	152	144	94	0	0.4	0.08	0.44	0.5	0.02	25	2.4	0	910	0.2	400	80	37	5	13	0.05	670	57
2.6	0.4	0	0	0	0	0	0	0.02	0.02	0.3	0.26	4	0	0	0	0	150	19	3	0.5	0	0.04	24	-
7.5	0	0	0	0	0	0	0	0.05	0.05	0.7	0.75	11	0	0	0	0	0	55	9	1.6	0	0.12	68	-
3.8	0	0	0	0	0	0	0	0	0	0	0	0	0	0	0	0	0	0	2	0	0	0	0	-
2.1	0	0	1	0	9	0	0.2	0.07	0.06	1.5	0.09	36	0	6	28	0.6	3	561	16	0.1	0	0.12	72	0
3.3	0	0	446	0	5350	0	5.4	0.11	0.13	1	0.27	30	0	120	157	1.7	12	530	30	0.4	2	1.5	56	1
8.8	0.6	0	0	0	0	0	0.1	0.08	0.04	0.4	0.07	29	0	0	79	1.9	256	244	30	0.9	0	-	104	1
22.1	0	0	1	0	11	0	0.5	0.65	0.19	2.1	0.4	130	0	4	100	6.4	18	1370	150	3	16	0.68	410	-
1.2	0	0	3	0	43	0	1.5	0.02	0.05	0.3	0.06	34	0	105	20	0.3	3	316	14	0.1	3	0.15	29	1
1.7	0	0	2	0	22	0	0.5	0.05	0.02	0.4	0.15	50	0	65	24	0.4	20	350	19	0	0	0.13	46	1
1.9	0	0	0	0	0	0	0.2	0.04	0.09	0.4	0.04	17	0	44	62	0.9	10	186	20	0.2	2	0.1	19	-
20.7	0.2	0	32760	32760	0	0.5	1.5	0.39	3.5	14	0.53	281	114	20	5	9.6	69	295	18	3.9	24	8.7	444	-
11.5	0.5	0	52	14	463	0.1	0.7	0.09	0.12	3.6	0.12	7	1	7	12	1.1	204	294	20	1.9	2	0.05	123	4
21.3	0.2	0	1	1	0	0	0.4	0.12	0.15	7.9	0.26	1	1.1	0	8	2.6	61	350	24	2.1	4	0.05	200	-
16.8	0.2	0	18	18	0	0.1	0.3	0.06	0.16	5.1	0.12	2	1.3	0	9	1.1	68	310	20	2.8	3	0.06	140	-
21.7	0.2	0	4	4	0	0	0.7	0.14	0.19	6.3	0.37	10	0.5	0	5	0.7	73	350	29	1.3	16	0.05	200	-
18.3	0.2	0	8	8	0	0	0.7	0.1	0.15	5.3	0.42	2	1.4	0	20	1.2	66	308	20	2	6	0.09	173	-
24.4	0.2	0	9	9	0	0	0.3	0.12	0.2	8	0.21	1	1.7	0	13	2.4	87	400	27	3.1	4	0.08	227	-
18.4	0.2	0	7	7	0	0.1	0.4	0.11	0.19	5.5	0.16	0	1.9	0	6	1.3	63	300	19	3.7	4	0.06	170	-
18.3	0.2	0	7	7	0	0	0.2	0.09	0.15	6	0.16	1	1.3	0	10	1.8	65	300	20	2.3	3	0.06	170	-
21.3	0.1	0	3	3	0	0	0.5	0.15	0.22	6.6	0.25	1	1.9	0	8	1.9	46	370	26	2.5	4	0.04	220	-
28	8.5	0	6	6	0	0	0.2	0.14	0.4	6.9	0.37	13	3.2	0	7	3.9	3400	440	32	4.1	12	0.22	260	4
19.5	0.2	0	6	6	0	0	0.5	0.13	0.2	6.1	0.18	1	1.8	0	7	1.6	60	340	25	3.2	4	0.04	190	1
19.1	0.2	0	7	7	0	0	0.5	0.12	0.19	5.8	0.16	1	1.7	0	8	1.5	63	330	24	3.1	4	0.04	180	1
27.9	0.3	0	9	9	0	-	0.8	0.19	0.29	8.7	0.26	1	2.6	0	10	2.6	111	506	36	4.6	6	0.06	271	-
29.8	3.7	0	17	17	0	0	0.6	0.14	0.28	8.8	-	-	-	0	16	2.4	1494	503	32	5	5	0.1	260	-
16.8	2.8	0	9	9	0	0	0.3	0.13	0.2	4	0	2	0	0	16	2.6	1109	7	19	2.7	0	0.07	2	-
18.5	0.2	0	11	11	0	0.1	0.5	0.1	0.2	5.3	0.14	1	1.9	0	6	1.3	64	330	21	3.4	3	0.07	180	1
20.4	0.2	0	4	4	0	0	0.3	0.16	0.23	7.7	0.22	1	2.1	0	7	1.9	62	380	26	2.5	3	0.09	210	-
4.5	0.1	0	24	24	0	0.4	1.4	0.02	0.05	1.7	0.15	1	1.3	-	8	0.6	49	204	11	0.6	4	0.04	103	-
8.5	0.8	0	86	76	119	0.3	0.8	0.07	0.14	1.2	0.06	13	0.3	4	137	0.7	308	179	18	1.4	2	0.06	137	-
5.3	1	0	43	13	360	0.4	0.9	0.06	0.1	0.8	0.11	11	0.3	1	78	0.6	385	183	14	0.8	2	0.08	119	5
1.8	0.5	0	304	0	3647	0	1.9	0.04	0.09	0.4	0.1	14	0	30	51	1.8	213	379	81	0.4	1	0.18	46	1
1.6	0	0	30	0	365	0	0.8	0.04	0.02	0.4	0.15	43	0	10	52	0.8	3	316	13	0.3	0	0.05	41	-
1.6	0	0	34	0	406	0	0.8	0.05	0.03	0.5	0.25	87	0	16	52	0.8	3	316	13	0.3	0	0.05	41	1.1
0.3	0	0	1	0	12	0	0.1	0.03	0.01	0.1	0.05	13	0	36	7	0.1	1	130	7	0	1	0.03	8	0
1.5	0	0	0	0	7	0	0.2	0.06	0.08	0.4	0.17	13	0	129	134	0.8	6	160	15	0.2	1	0.09	12	0
16	0.2	0	0	0	0	0	0.5	0.15	0.08	4.3	0.15	13	1	0	26	0.1	99	353	22	0.3	40	0	190	23
1.1	0	0	0	0	3	0	0.2	0.04	0.02	0.1	0.08	11	0	53	26	0.6	2	138	8	0.1	0	0.04	16	0
9.8	0	0	2	0	23	0	0.1	0.16	0.11	0.9	0.36	43	0	0	28	4.4	5	369	43	1.5	41	0.4	137	-
25.1	0	0	5	0	60	0	0.3	0.41	0.27	2.2	0.93	110	0	0	71	11.1	12	940	110	3.9	105	1.02	350	1
6.3	0.8	0	1	0	11	0	0.3	0.04	0.03	0.4	0.08	16	0	0	43	1.4	306	127	21	0.4	17	-	76	3
6.9	0.6	0	1	0	10	0	0.3	0.04	0.03	0.4	0.06	21	0	0	25	1.6	230	119	18	0.4	20	-	71	2
1.2	0	0	78	0	941	0	0.6	0.03	0.03	0.2	0.02	33	0	3	47	0.4	5	338	14	0.3	0	0.03	33	0
0.7	0	0	2	0	30	0	0.2	0.03	0.02	0.2	0.04	8	0	29	33	0.6	2	102	6	0.1	0	0.07	18	0
17.5	0.2	0	2	2	0	3.4	0.3	0.05	0.08	2.3	0.3	7	0.5	0	28	0.2	72	360	24	0.4	30	0	200	80
0.5	0	0	1	0	14	0	1	0.03	0.03	0.3	0	15	0	7	11	0.3	0	1	6	0	0	0	0	0

COMPACT EDITION - RECIPROCITY

Name	% Edible	Water	kJoules	kcal	Total Fat	Saturated Fat	Trans Fat	Mono Fat	Poly Fat	Omega3	Omega6	Cholestrol	Carb	Starch	Sugar	Sugar Added	Fibre
Recommended Daily Amount Units	n/a %	3300 g	8700 kj	2000 Kcal	65 g	20 g	nr g	nr g	nr g	nr g	nr g	200 mg	300 g	278 g	nr g	nr g	25 g
Lingonberries, cowberries, raw	100	83	183	44	0.6	0	0	0.1	0.3	0.2	0.2	0	7	0	7	0	3.7
Linseed Oil	100	0	3700	900	100	7.9	0	20.4	66.8	-	-	0	0	0	0	0	0
Linseed, Flax seed, crushed	100	7	2116	513	42.2	3.7	0	7.5	28.7	22.8	5.9	0	1.6	0	1.6	0	27.3
Liqueur, 17% Vol alcohol, cream based	100	46	1324	318	14.6	9.3	0.5	3.4	0.5	0	0	0	22.5	0	22.5	22.5	0
Liqueur, 35% Vol alcohol	100	42	1309	313	0	0	0	0	0	0	0	0	27.5	0	27.5	27.5	0
Liqueur, sweet, 21% Vol alcohol	100	55	943	225	0	0	0	0	0	0	0	0	29.9	0	29.9	29.9	0
Liquid vitamins and minerals, Sanasol	100	-	753	180	20	-	-	-	-	0	0	-	0	-	-	-	0
Liquorice, allsorts	100	8	1637	387	5.2	3.6	0.6	0.6	0.2	0	0.1	0	78.8	8.5	70.3	69.2	1.2
Liquorice, sweet	100	14	1402	330	0.5	0	0	0.1	0.3	0	0.2	0	76.8	18.4	58.4	56	1.1
Liver paste	100	53	1255	303	25.4	11.2	0	11.2	2.8	0.5	3.2	133	6.1	4.2	0.2	0	0.1
Liver paste, canned	100	59	1117	270	25	8.1	0.2	8.5	2.4	0.4	2	45	1.8	1.8	0	0	0
Liver paste, lean	100	68	769	185	12.7	5.4	0	5.4	1.5	0.4	1.7	127	6	0.6	0.5	0.5	0
Liver, beef, raw	100	72	524	124	3.2	1.1	0	0.4	0.7	0.4	0.4	230	3.5	3.5	0	0	0
Liver, chicken, raw	100	75	476	113	4.1	1.2	-	0.7	1	0	0.6	380	0	5	0	0	0
Liver, lamb, raw	100	72	538	128	4.1	1.3	0.1	0.6	1	0.6	0.4	320	2	2	0	0	0
Liver, pork, raw	100	73	504	120	3.4	1	0	0.5	1	0.2	0.8	310	0.8	0.8	0	0	0
Liver, reindeer, raw	94	72	539	128	4.1	1.3	-	0.7	0.9	0.5	0.4	182	3.3	0	0	0	0
Lobster, boiled	28	78	280	66	0.6	0.1	0	0.2	0.2	0.2	0	93	0	0	0	0	0
Loin, rib eye roll, Beef, raw	100	70	677	162	8.6	3.8	0.1	3.2	0.3	0.1	0.2	38	0	0	0	0	0
Lungs, hashed, industrially made	100	76	500	120	7.1	3.2	0	2.9	0.3	0.1	0.4	67	0.5	0.1	0.2	0	0.1
Lutefisk Fish, alkaline cured, dried	-	88	211	50	0.7	0.1	0	0.1	0.2	0.1	0	34	0	0	0	0	0
Lychee, raw	60	82	300	71	0.4	0.1	0	0.1	0.1	0.1	0.1	0	15.2	0	15.2	0	1.3
Macadamia nuts, raw	31	1	3102	753	75.8	12.1	0	58.9	1.5	0.2	1.3	0	5.6	1	4.6	0	8.6
Macchiato, single	100	96	318	76	4.3	2.8	0.1	1.1	0.2	0	0.1	12	5.3	0	5.3	0	0
Mackerel fillet, in tomato sauce, 50%	100	65	737	177	11.9	2.3	0	5	4.1	2.9	1.3	40	6.7	0.7	6	2	2.3
Mackerel fillet, in tomato sauce, 60% mackerel, canned	100	60	1001	241	19.4	3.1	0	9	6.4	4.6	2.1	45	3.9	0.1	3.8	0.9	1.8
Mackerel fillet, in tomato sauce, 70% mackerel, canned	100	59	1049	253	20.5	3.5	0	9.3	6.8	4.9	2.2	54	3	0.1	2.9	0.7	1.5
Mackerel, July-September, fried in fat	-	40	1629	393	33.1	7.4	0	12.1	9.4	7.5	1.4	95	3.6	3.5	0.1	0	0.2
Mackerel, July-September, simmered	-	46	1446	349	29.8	6.3	0	10.8	8.6	7.6	0.6	95	0	0	0	0	0
Mackerel, May-June, fried in fat	-	61	829	198	10.6	2.7	0	4.2	2.6	1.7	0.9	81	3.6	3.5	0.1	0	0.2
Mackerel, May-June, raw	50	74	516	123	5.4	1.2	0	2.2	1.3	1.4	0.2	68	0	0	0	0	0
Mackerel, May-June, simmered	-	69	612	146	6.4	1.4	0	2.6	1.6	1.6	0.1	81	0	0	0	0	0
Mackerel, autumn, wild, raw	-	55	1214	293	25	5.3	0	9.1	7.2	6.3	0.5	80	0	0	0	0	0
Mackerel, cold smoked	80	58	1005	242	18.8	3.8	0	7.3	5.4	5	0.4	50	0	0	0	0	0
Mackerel, warm smoked	80	53	1223	295	24.1	4.9	0	9.4	6.8	6.3	0.5	63	0	0	0	0	0
Malt loaf, with raisins	100	31	1177	278	3.6	1.3	0	0.8	0.9	0.1	0.6	3	53.3	38.8	14.3	6.9	3.6
Mango, raw	71	83	278	66	0.4	0.1	0	0.1	0.1	0.1	0	0	14	0.3	13.7	0	1.6
Margarine, Soft extra	100	28	2607	634	70	16	0	34	16	2.6	22.1	0	0.5	0	0.5	0	0
Margarine, baking/frying, foil	100	12	3162	769	85	19	0	42	20	7.8	15.4	0	0.5	0	0.5	0	0
Margarine, fat spread, 60% fat	100	38	2237	544	60	20	0.3	26	11	3.3	6.5	0	0.5	0	0.5	0	0
Margarine, fat spread, 80% fat	100	17	2977	724	80	23	0.4	38	15	6.2	12.2	0	0.5	0	0.5	0	0
Margarine, fat spread, vegetable fat, Soft light	100	57	1497	364	40	8	0	19	9	2.5	6.7	0	0.5	0	0.5	0	0
Margarine, hard, unspecified	100	17	2968	722	80	37	0.4	11	27	2.7	14.3	0	0.3	0	0.3	0	0
Margarine, soft, unspecified	100	28	2598	632	70	14.8	0.3	32.4	17.8	2.6	22.1	0	0.3	0	0.3	0	0
Margarine, without salt and milk, foil	100	20	2960	720	80	38	0	11	27	4.3	8.6	0	0	0	0	0	0
Marmalade, 25% orange, 65% sugar	100	30	1175	276	0	0	0	0	0	0	0	0	68.6	0	68.6	66.6	0.5
Mars Chocolate Bar	100	7	1780	423	15.3	7.3	0	6.4	0.8	0	0.8	10	66.6	3.3	63.3	-	1.5
Marshmallows	100	17	1119	263	0	0	0	0	0	0	0	0	61.9	4.1	57.8	57.8	0
Marzipan bar, chocolate covered	100	3	2148	514	29.5	7.4	0	15.5	5.3	0	5	0	52	0.9	49.8	48.3	2.5
Marzipan ring cake	100	6	2007	480	24.5	1.9	0	15.6	5.8	0	5.8	0	51.3	2.4	48.8	46.6	4.7
Marzipan, 30% almonds	100	7	1867	444	16.7	1.4	0	10.3	4.3	0	3	0	66.1	0.8	65.3	64	2.2
Marzipan, 50% almonds	100	3	2121	508	27.5	2.3	-	17	7	0	5	0	52.7	1.3	51.4	49.3	3.5
Mascarpone Cheese	100	46	1798	436	44.5	29.5	1.8	11.7	1.9	0.3	0.9	123	4.3	0	4.3	0	0
Mashed Potato, instant, powder with milk	100	7	1457	344	1.5	0.2	-	0.3	0.9	0.1	0.4	2	70.7	65	5.7	0	6.9
Mashed Potatoes, prepared from powder with milk	100	84	277	66	1.8	0.7	0	0.5	0.4	0.1	0.3	2	10.6	9.7	0.9	0	1
Mayonnaise salad, fat reduced, 20% fat	100	69	918	222	21.5	3.5	0	4.7	12.3	1.6	10.5	26	5.8	3.7	2.1	0	1.1
Mayonnaise salad, fat reduced, 30% fat	100	63	1031	250	23.7	2.1	0	12.4	8.2	1.4	6.7	55	4.2	2.6	1.6	1.2	0.2
Mayonnaise salad, full fat, 35% fat	100	52	1480	359	36	2.8	0	21.4	10	2.8	7.2	34	5.2	1.7	3.5	1.5	0.6

Protein	Salt	Alcohol	VitaminA	Retinol	Beta-Carotene	VitaminD	VitaminE	VitaminB1	VitaminB2	VitaminB3	VitaminB6	VitaminB9	VitaminB12	VitaminC	Iron	Calcium	Sodium	Potassium	Magnesium	Zinc	Selenium	Copper	Phosphorus	Iodine
50 g	2300 mg	nr mg	900 µg	nr µg	nr mg	600 µg	1 mg	1.5 mg	1.7 mg	20 mg	2 mg	400 µg	6 µg	60 mg	1000 mg	18 mg	2400 mg	3500 mg	400 mg	15 mg	70 µg	2 mg	1000 mg	150 µg
0.7	0	0	1	0	8	0	1.5	0.01	0.01	0.6	0.02	22	0	8	25	0.3	0	118	11	0.2	0	0.1	26	0.2
0	0	0	5	0	61	0	6.7	0	0	0	0	0	0	0	0	0	0	0	0	0	0	-	0	0
18.3	0.1	0	0	0	0	0	0.3	1.64	0.16	3.1	0.47	87	0	1	255	5.7	30	813	392	4.3	3	1.22	642	0
3	0.2	12	179	173	83	0	0.5	0	0.06	0.1	0.02	0	0.1	0	16	0.1	81	17	2	0.2	0	0	34	4
0	0	29	0	0	0	0	0	0	0	0	0	0	0	0	0	0	5	3	0	0	0	0	0	0
0	0	15	0	0	0	0	0	0	0	0	0	0	0	0	4	0.1	11	31	2	0	0	0.02	6	0
0	-	0	2000	-	-	75	60	9	10	-	12	750	-	450	-	-	-	-	-	-	-	-	-	-
5.6	0.1	0	0	0	0	0	0	0	0	0	0	0	0	0	170	7.3	57	600	76	0.5	1	0.34	44	-
4.1	0.1	0	0	0	0	0	0	0	0	0	0	0	0	0	0	0.4	22	11	26	0	1	0.05	44	0
12.4	2.5	0	7334	7334	1	0.3	0.6	0.27	0.99	5.1	0.21	255	9.4	5	62	6.2	986	151	19	3.3	21	0.22	170	3
9.5	1.5	0	1480	1480	0	0.1	0.1	0.09	0.9	4.2	0.11	100	11.3	0	14	6.5	612	115	8	2.1	15	0.65	118	-
11.6	0.7	0	7893	7893	2	0.4	0.6	0.25	1.01	4.9	0.22	273	10	5	8	6.6	273	111	14	3.3	18	0.23	143	-
20.3	0.2	0	23220	23220	0	1.1	1.3	0.3	2.8	10	0.74	529	200	25	4	7.4	68	321	18	3.8	15	4.1	406	3
19.1	0.2	0	9702	9371	21	0.2	0.6	0.48	2.16	10.6	0.82	995	35	28	8	9.2	76	260	19	3.7	-	0.5	280	2
20.7	0.2	0	32760	32760	0	0.5	1.5	0.39	3.5	14	0.53	281	114	20	5	9.6	69	295	18	3.9	24	8.7	444	4
21.4	0.2	0	23580	23580	0	1.1	1.5	0.43	2.9	11	0.64	813	30	15	5	18.7	94	287	20	8.7	46	0.64	411	2
19.5	0.2	0	20000	20000	0	0.1	0.8	0.59	6.15	19.6	0.62	220	128	11	6	17	69	290	20	2.4	37	7.2	435	3
15.2	1.7	0	0	0	0	0	4.3	0.1	0.06	1.8	0.21	17	1	0	138	0.7	680	116	45	4.1	80	2.2	150	700
21.1	0.1	0	7	6	9	0.1	0.3	0.04	0.16	5.1	0.2	4	1.2	0	4	2	49	340	20	4.9	5	0.03	165	-
13.4	2.2	0	4	4	4	0	0.2	0.09	0.2	2.6	0.05	1	1.7	0	9	1.8	881	112	13	0	1	0.01	2	-
10.9	0.1	0	7	7	0	1.2	0.4	0.04	0.03	1.1	0.07	7	0.9	0	7	0.1	30	245	14	0.2	13	0.01	119	50
0.8	0	0	0	0	0	0	0.1	0.01	0.07	0.6	0.1	14	0	71	5	0.3	1	171	10	0.1	1	0.15	31	1
7.9	0	0	0	0	0	0	0.5	1.2	0.16	2.5	0.28	11	0	1	85	3.7	5	368	130	1.3	4	0.76	188	2
4	0.1	0	46	43	30	0	0.1	0.06	0.29	3.2	0.05	7	0.6	0	162	0.1	56	274	61	0.5	1	0.05	142	22.8
9.7	1.2	0	43	7	435	2.4	1	0.13	0.18	5.4	0.46	26	3.8	1	17	1.6	500	582	30	0.5	29	0.14	131	-
11.9	1	0	34	9	305	2.9	3.2	0.12	0.21	6.1	0.51	19	5.4	1	15	1.3	400	501	27	0.5	30	0.1	149	-
13.4	1	0	29	10	227	3.4	2.4	0.11	0.23	6.6	0.53	18	5.9	1	15	1.2	400	467	27	0.5	38	0.1	160	75
20.1	0.2	0	49	48	13	6.6	1.3	0.13	0.32	9.6	0.71	18	8.5	0	18	1	70	431	29	0.7	69	0.1	230	-
20.2	0.1	0	18	18	0	6.4	0.5	0.12	0.33	9.9	0.73	18	8.8	0	18	1	51	437	29	0.7	71	0.1	231	-
22	0.3	0	48	47	13	7.2	1.5	0.14	0.42	10.9	0.92	2	13.8	0	15	1.1	107	446	33	0.7	35	0.01	283	-
18.6	0.2	0	14	14	0	6	0.6	0.11	0.36	9.4	0.8	11	12	0	12	0.9	75	380	27	0.6	30	0	240	50
22.1	0.2	0	17	17	0	7.1	0.7	0.13	0.43	11.2	0.95	1	14.3	0	14	1.1	89	452	32	0.7	36	0	286	-
17	0.1	0	15	15	0	5.4	0.4	0.1	0.28	8.3	0.61	15	7.4	0	15	0.8	43	367	24	0.6	60	0.08	194	63
18.2	5.3	0	20	20	0	4	0.7	0.1	0.4	4.7	0.28	5	8.8	0	27	0.4	2125	103	19	0.4	28	0.06	161	75
19.5	2	0	13	13	0	4.5	0.8	0.18	0.47	8.5	0.28	6	11.9	0	15	0.6	807	265	28	0.6	35	0.09	226	54
6.4	0.3	0	30	29	14	0.3	0.6	0.25	0.12	1.2	0.09	40	0.1	0	44	1	125	244	30	1	3	0.14	113	-
0.8	0	0	53	0	640	0	0.9	0.03	0.04	0.7	0.12	43	0	36	11	0.2	1	168	10	0.1	1	0.11	14	0
0.5	1.8	0	900	870	350	10	14.4	0	0	0	0	0	0	0	0	0	700	0	0	0	0	0	0	-
0.5	2.2	0	900	870	350	10	7.8	0	0	0	0	0	0	0	0	0	900	0	0	0	0	0	0	-
0.5	1.8	0	900	900	0	7.5	8	0	0	0	0	0	0	0	0	0	700	0	0	0	0	0	0	-
0.5	1.1	0	900	900	0	7.5	8	0	0	0	0	0	0	0	0	0	440	0	0	0	0	0	0	-
0.5	1.2	0	900	870	350	10	8.1	0	0	0	0	0	0	0	0	0	500	0	0	0	0	0	0	-
0.2	2.2	0	899	870	350	10	7.7	0	0	0	0	0	0	0	0	0	900	0	0	0	0	0	0	-
0.2	1.2	0	899	870	350	9.6	15.7	0	0	0	0	0	0	0	0	0	460	0	2	0	0	0	0	-
0	0	0	900	870	350	10	7.6	0	0	0	0	0	0	0	0	0	0	0	0	0	0	0	0	-
0.3	0	0	0	0	6	0	0.1	0.03	0.01	0.1	0.02	8	0	14	12	0	0	55	4	0	0	0.02	4	0
4.1	0.4	0	34	33	15	0.1	2	0.17	0.2	0.4	0.03	5	0	0	118	1.7	174	269	35	0.6	1	0.18	125	-
3.9	0.1	0	0	0	0	0	0	0	0	0	0	0	0	0	4	0.3	29	2	2	0	0	0	4	0
9	0	0	2	0	23	0	8.4	0.09	0.3	1.3	0.05	21	0	0	87	1.5	7	280	99	1.2	1	0.38	195	-
11.2	0.1	0	0	0	2	0	11.1	0.1	0.23	1.7	0.06	23	0	0	111	1.6	27	330	127	1.4	2	0.49	229	-
6.3	0	0	0	0	0	0	7.1	0.06	0.23	0.9	0.05	14	0	0	73	0.9	5	235	81	1	1	0.34	165	-
10.5	0	0	0	0	0	0	11.7	0.1	0.39	1.5	0.07	24	0	0	119	1.5	10	388	133	1.6	2	0.52	271	-
4.6	0.2	0	394	376	214	0.3	1.1	0.04	0.22	0.1	0.04	11	0.6	0	161	0	70	137	11	0.7	2	0	116	14
8.5	2.6	0	0	0	0	0	0.3	0.19	0.3	4.2	0.86	30	0.3	60	70	1.6	1030	1500	68	1.4	1	0.37	290	39
1.3	0.4	0	19	18	8	0.2	0.2	0.03	0.05	0.6	0.13	4	0	9	11	0.2	167	224	10	0.2	0	0.06	44	-
0.9	1.5	0	100	12	1062	0.1	2.5	0.03	0.02	0.3	0.03	11	0.1	11	18	0.4	604	157	6	0.1	1	0.02	30	-
4.8	1.9	0	71	12	713	0.9	9.6	0.02	0.05	0.4	0.03	6	1	1	21	0.2	777	78	11	0.3	6	0.12	46	-
3.2	1.6	0	56	12	529	0.4	10.6	0.03	0.07	0.6	0.09	7	0.7	3	11	0.2	650	110	7	0.2	5	0.02	54	-

COMPACT EDITION - RECIPROCITY

All data is per 100 grams of food
Dashes means data not included in source database

Name	% Edible	Water	kJoules	kcal	Total Fat	Saturated Fat	Trans Fat	Mono Fat	Poly Fat	Omega3	Omega6	Cholestrol	Carb	Starch	Sugar	Sugar Added	Fibre
Recommended Daily Amount	n/a	3300	8700	2000	65	20	nr	nr	nr	nr	nr	200	300	278	nr	nr	25
Units	%	g	kj	Kcal	g	g	g	g	g	g	g	mg	g	g	g	g	g
Mayonnaise salad, full fat, 45% fat	100	46	1752	425	44.1	7.1	0	9.7	25.3	3.3	21.2	67	2.6	1.4	1.2	0.1	0.6
Mayonnaise salad, with cheese	100	45	1821	442	45.6	4.6	0.1	26.5	12.2	3.4	8.8	38	1.8	0	1.8	1.1	0
Mayonnaise, fat reduced, 40% fat	100	50	1622	394	40.6	3.5	0	21.2	14	2.4	11.6	48	6.3	4.3	2	2	0.1
Mayonnaise, fat reduced, 50% fat	100	43	1915	465	48.6	3.8	0	28.9	13.4	3.7	9.7	47	6.1	6.1	0	0	0.1
Mayonnaise, full fat, 80% fat	100	16	2994	728	79.6	6.1	0	47.4	22.1	6.1	16	60	2	0	2	2	0
Mayonnaise, low-fat, 25% fat	100	67	1062	257	26.1	2.1	0	15.5	7.2	2	5.2	37	4.9	4.6	0.3	0.3	0.1
Meat loaf, baked	100	66	807	194	13.6	5.8	-	6.2	1	0.1	0.2	41	6.2	-	-	0	0
Meat rissoles, beef, fried	100	65	829	199	13.5	5.8	0.1	6.2	0.6	0.2	0.4	43	6	3.4	0.4	0.2	0.2
Meat rissoles, canned	100	73	575	138	8.2	3.4	0	3.8	0.4	0.1	0.1	30	5.8	3.5	0.1	0	0.2
Meat rissoles, reindeer, canned	100	69	629	151	8.4	3.3	0	4	0.6	0.1	0.3	36	5.1	3.7	1.2	0	0.1
Meat rissoles, turkey and chicken	100	63	808	194	12.7	3.3	0.4	5.6	2.1	0.3	2.3	81	4.9	3.6	1.3	0	0
Melange Margarine, for baking/frying, hard, vegetable fat	100	17	2968	722	80	37	0.4	11	27	4.3	8.6	0	0.3	0	0.3	0	0
Melange Margarine, liquid, vegetable fat	100	18	2972	723	80	12	0.4	18	46	7.3	14.4	0	0.4	0	0.4	0	0
Melon, water, raw	46	90	150	35	0.1	0	0	0	0	0	0	0	7.6	0	7.6	0	0.5
Meringue	100	2	1649	388	0	0	0	0	0	0	0	1	92.4	0	92.4	92.2	0
Milk drink, chocolate flavour	100	85	250	59	1.2	0.8	0	0.3	0	0	0	4	8.8	0	8.8	4	0
Milk drink, chocolate flavour, low-fat, 0-2g added sugar	100	91	191	45	0.8	0.5	0	0.2	0	0	0	2	6	0	5.9	1.5	0
Milk, 1.2% fat, UHT-treated	100	90	180	43	1.2	0.7	0	0.3	0	0	0	4	4.7	0	4.7	0	0
Milk, 1.2% fat, lactose reduced	100	90	180	43	1.2	0.7	0	0.3	0	0	0	4	4.7	0	4.7	0	0
Milk, cultured, plain, organic	100	90	175	42	1.2	0.8	0	0.3	0	0	0	4	4.4	0	4.4	0	0
Milk, for coffee, 3.5% fat	100	86	260	62	3.5	2.3	0.1	0.9	0.1	0	0.1	10	4.4	0	4.4	0	0
Milk, semi-skimmed, 0.7% fat, with vitamin D	100	91	162	38	0.7	0.5	0	0.2	0	0	0	2	4.6	0	4.6	0	0
Milk, semi-skimmed, 1% fat	100	91	175	41	1	0.6	0	0.2	0	0	0	3	4.6	0	4.6	0	0
Milk, semi-skimmed, 1.2% fat	100	90	180	43	1.2	0.8	0	0.3	0	0	0	3	4.6	0	4.6	0	0
Milk, semi-skimmed, 1.2% fat, organic	100	89	184	43	1.2	0.9	0	0.3	0	0	0	6	4.6	0	4.6	0	0
Milk, semi-skimmed, lactose free, 1.2% fat	100	99	157	37	1.2	0.7	0	0.3	0	0	0	4	3.1	0	3.1	0	0
Milk, semi-skimmed, unspecified	100	90	179	42	1.2	0.8	0	0.3	0	0	0	3	4.7	0	4.7	0	0
Milk, semi-skimmed, with chocolate flavour, with vitamin D	100	91	176	41	0.8	0.5	0	0.2	0	0	0	3	5.1	0	4.9	0.5	0
Milk, semi-skimmed, with vitamin D, 0.5% fat	100	91	156	37	0.5	0.3	0	0.1	0	0	0	1	4.6	0	4.6	0	0
Milk, semi-skimmed, with vitamin D, unspecified	100	91	161	38	0.7	0.4	0	0.1	0	0	0	1	4.6	0	4.6	0	0
Milk, skimmed	100	91	140	33	0.1	0.1	0	0	0	0	0	0	4.6	0	4.6	0	0
Milk, whole milk, 3.5% fat	100	87	262	63	3.5	2.3	0.1	0.8	0.1	0	0.1	9	4.5	0	4.5	0	0
Milk, whole milk, 3.9% fat	100	87	278	67	3.9	2.7	0.1	1	0.2	0	0.1	10	4.6	0	4.6	0	0
Milk, whole milk, unspecified	100	87	278	67	3.9	2.7	0.1	1	0.2	0	0.1	10	4.6	0	4.6	0	0
Milkshake, chocolate flavour	100	81	329	78	1.5	0.9	0	0.3	0	0	0	4	12	0	12	5	0
Milkshake, strawberry flavour	100	83	290	69	1.4	0.9	0	0.3	0	0	0	4	10	0	10	4	0
Milky Way Chocolate Bar	100	6	1956	465	15.7	7.7	0.1	6.4	0.7	0	0.7	9	76.6	6.9	69.7	-	1
Millet, grain	100	14	1443	341	2.9	0.6	0	0.6	1.3	0.1	1.4	0	66.6	66	0.6	0	3.2
Minced beef, salt, water or milk, spices and starch added	100	71	687	165	11.2	4.8	0.1	5.1	0.5	0.2	0.4	36	5	2.9	0.4	0.2	0.1
Mineral water, carbonated	100	100	0	0	0	0	0	0	0	0	0	0	0	0	0	0	0
Moose roast, roasted	100	64	606	143	1.9	0.6	-	0.6	0.4	0.1	0.4	111	0	0	0	0	0
Moose, roasting, raw	100	74	424	100	1.3	0.4	-	0.4	0.3	0	0.3	78	0	0	0	0	0
Moussaka, with minced meat	100	69	648	155	9.1	3.3	0.1	3.7	1.5	0.2	1.1	42	11	7.9	3.1	0	1.3
Mousse, powder base, prepared	100	64	783	187	10	-	-	-	-	0.1	0.3	-	20	-	-	10	0
Mozzarella Cheese	100	45	1327	319	23	15	0.5	5.2	0.6	0.1	0.4	62	1	0	1	0	0
Mozzarella Cheese, semi-hard, low-fat	100	49	1119	268	16	10	0.4	3.6	0.4	0.1	0.3	43	1	0	1	0	0
Muesli, with fruit, nuts, sweetened	100	8	1542	365	3.8	0.5	0	0.9	1.3	0.1	1.3	0	70.6	41.5	29.1	13	8.2
Muffin, blueberry, industrially made	100	25	1584	379	20.5	3.4	0.1	4.8	11	1	10	74	42.3	18.2	24.1	23	1.6
Muffins, with chocolate chips, industrially made	100	25	1631	390	20.3	8.8	0	7.2	2.9	0.7	2.5	67	42.9	27.5	15.5	13.9	2
Mung beans, sprouted, raw	100	90	173	41	0.2	0	0	0	0.1	0.1	0.1	0	5.9	1.8	4.1	0	1.8
Mung, Beans, dry	100	11	1248	295	1.1	0.3	0	0.1	0.5	0	0.4	0	42.4	40.9	1.5	0	10
Mushroom, common, canned, drained	100	93	95	23	0.5	0.1	0	0	0.2	0	0.3	0	0	0	0	0	2.4
Mushroom, common, raw	89	90	92	22	0.3	0	0	0	0.1	0	0.2	0	0.3	0.1	0.2	0	1.8
Mussel, blue, canned, drained	100	73	435	103	3.3	0.5	0	0.5	1.1	0.6	0.1	31	0	0	0	0	0
Mussel, blue, raw	51	85	229	54	1.4	0.3	0	0.3	0.6	0.5	0.1	38	0	0	0	0	0
Mustard	100	63	662	158	6.4	0.3	-	4.1	1.5	0.7	0.7	0	18.5	4	14.5	14	1.7
Mustard sauce	100	36	1826	441	39.8	4.2	0	21.6	12.2	1.8	10.2	0	17.8	1.7	16.2	15.8	0.8
Mustard seeds	100	5	2152	518	36.2	2	0	22.5	10.1	3.8	5.9	0	15.9	-	6.8	0	12.2

Protein	Salt	Alcohol	VitaminA	Retinol	Beta-Carotene	VitaminD	VitaminE	VitaminB1	VitaminB2	VitaminB3	VitaminB6	VitaminB9	VitaminB12	VitaminC	Calcium	Iron	Sodium	Potassium	Magnesium	Zinc	Selenium	Copper	Phosphorus	Iodine
50 g	2300 mg	nr mg	900 µg	nr µg	nr mg	600 µg	1 mg	1.5 mg	1.7 mg	20 mg	2 mg	400 µg	6 µg	60 mg	1000 mg	18 mg	2400 mg	3500 mg	400 mg	15 mg	70 µg	2 mg	1000 mg	150 µg
4.2	1.8	0	49	24	298	0.4	5.2	0.03	0.03	0.5	0.05	9	0.5	3	16	0.8	714	126	9	0.3	4	0.06	52	-
6.1	1.1	0	39	35	51	0.3	12.8	0.03	0.12	0	0.02	10	0.4	0	27	0.2	422	40	6	0.2	3	0.03	84	-
0.7	1.2	0	20	20	0	0.5	14.8	0.01	0.05	0	0.01	6	0.3	0	6	0.2	475	6	1	0.1	1	0.01	25	-
0.7	1	0	20	20	0	0.5	14.2	0.01	0.05	0	0.01	5	0.3	0	6	0.2	396	5	1	0.1	1	0.01	24	-
0.9	0.7	0	25	25	0	0.6	23.1	0.02	0.06	0	0.01	7	0.3	0	7	0.3	279	7	1	0.2	2	0.01	31	-
0.7	0.9	0	16	16	0	0.4	7.7	0.01	0.04	0	0.01	4	0.2	0	7	0.2	373	9	4	0.1	1	0.01	23	-
11.7	2	0	-	-	0	0	-	0.05	0.12	1.9	-	-	1	0	60	1.1	786	-	-	1.6	5	-	-	-
13.3	1.7	0	11	10	9	0.1	0.4	0.07	0.18	3.3	0.03	5	0.2	0	85	1.6	694	89	20	3	1	0.02	50	-
10.1	1.7	0	7	7	6	0	0.2	0.06	0.15	2.5	0.02	4	0.2	0	81	1.2	697	80	16	2.2	1	0.02	49	-
13.6	2.8	0	6	6	4	0.1	0.4	0.12	0.28	3.3	0.15	4	2.1	4	33	3	1140	188	20	3	9	0.15	102	-
15	1.5	0	20	20	0	0	0.8	0.11	0.23	4.6	0.13	14	1.3	0	21	0.8	586	288	18	1.7	0	0.06	195	-
0.2	2.2	0	900	870	350	10	7.7	0	0	0	0	0	0	0	0	0	900	0	0	0	0	0	0	-
0.3	1.2	0	900	870	350	10	9	0	0	0	0	0	0	0	0	0	500	0	0	0	0	0	0	-
0.8	0	0	10	0	116	0	0.1	0.05	0.01	0.1	0.14	2	0	8	7	0.3	2	100	8	0.2	0	0.03	9	0
4.6	0.2	0	0	0	0	0	0	0	0.2	0	0	0	0	0	2	0	91	84	5	0	3	0.02	6	-
3.3	0.1	0	14	13	13	0	0	0.03	0.15	0.1	0.04	5	0.5	0	129	0.4	38	178	18	0.4	1	0.04	93	18
3.5	0.1	0	6	6	6	0	0	0.05	0.15	0.1	0.04	5	0.5	0	132	0	40	161	13	0.4	1	0.01	95	20
3.3	0.1	0	14	13	13	0	0	0.04	0.15	0.1	0.03	5	0.5	0	134	0	39	171	8	0.4	1	0.02	115	20
3.3	0.1	0	14	13	13	0.4	0	0.04	0.15	0.1	0.03	5	0.5	0	134	0	40	171	8	0.4	1	0.02	115	20
3.3	0.1	0	14	13	13	0	0	0.05	0.15	0.1	0.04	3	0.5	0	115	0	37	180	10	0.4	1	0.01	90	20
3.3	0.1	0	38	36	25	0	0.1	0.05	0.15	0.1	0.04	5	0.5	0	134	0	40	171	11	0.4	1	0.02	115	20
3.4	0.1	0	6	6	6	0.4	0	0.05	0.15	0.1	0.04	5	0.5	0	134	0	40	171	13	0.4	1	0.01	115	20
3.5	0.1	0	15	14	7	0	0	0.05	0.15	0.1	0.04	11	0.6	0	120	0	40	157	13	0.6	3	0	97	16
3.4	0.1	0	11	10	10	0	0	0.05	0.15	0.1	0.04	5	0.5	0	134	0	40	171	13	0.4	1	0.01	115	20
3.6	0.3	0	15	14	8	0	0	0.03	0.18	0	0.04	8	0.7	0	139	0	139	180	13	0.5	3	0	118	20
3.5	0.1	0	14	13	13	0.4	0	0.04	0.15	0.1	0.03	5	0.5	0	134	0	39	171	8	0.4	1	0.02	115	20
3.3	0.1	0	12	11	10	0	0	0.05	0.15	0.1	0.04	6	0.4	0	116	0	40	157	13	0.4	1	0.01	90	11
3.5	0.1	0	6	6	6	0.4	0	0.05	0.15	0.1	0.04	5	0.5	0	133	0	40	205	13	0.4	1	0.01	94	20
3.5	0.1	0	6	6	6	0.4	0	0.05	0.15	0.1	0.04	5	0.5	0	120	0	40	180	13	0.4	1	0.01	90	16
3.3	0.1	0	6	6	6	0.4	0	0.05	0.15	0.1	0.04	5	0.5	0	116	0	40	165	13	0.4	1	0.01	90	11
3.4	0.1	0	1	1	0	0	0	0.05	0.15	0.1	0.04	4	0.5	0	134	0	40	171	9	0.4	1	0.01	115	19
3.3	0.1	0	34	32	22	0	0.1	0.05	0.15	0.1	0.04	5	0.5	0	134	0	40	171	11	0.4	1	0.02	115	20
3.3	0.1	0	38	36	25	0	0.1	0.05	0.15	0.1	0.04	11	0.6	0	120	0	40	180	13	0.6	0	0.02	97	16
3.3	0.1	0	38	36	25	0	0.1	0.05	0.15	0.1	0.04	11	0.6	0	120	0	40	180	13	0.6	0	0.02	97	11
4.1	0.1	0	12	11	11	0	0	0.04	0.19	0.1	0.04	5	0.5	0	134	0	40	241	13	0.4	1	0.01	106	17
4	0.1	0	12	11	11	0	0	0.04	0.16	0.1	0.04	5	0.5	0	131	0	40	157	13	0.4	1	0.01	108	15
3.8	0.6	0	24	24	0	0.2	2	0.18	0.21	0.4	0.03	5	0	0	117	2	220	240	25	0.5	1	0.13	114	-
10.5	0	0	0	0	0	0	0	0.73	0.38	2.3	0.75	27	0	0	9	4.8	5	220	100	3.4	2	0.49	240	2.5
11	1.4	0	8	8	7	0	0.3	0.06	0.14	2.8	0.02	4	0.2	0	70	1.3	570	75	17	2.5	1	0.01	41	-
0	0.1	0	0	0	0	0	0	0	0	0	0	0	0	0	0	0	23	1	1	0	0	0	0	0
31.6	0.2	0	2	2	0	0.5	0.9	0.15	0.54	6.3	0.55	0	3.7	0	6	4.5	66	518	31	6.5	11	0.1	289	-
22.1	0.1	0	2	2	0	0.4	0.8	0.18	0.42	5.5	0.48	0	3.2	0	4	3.1	46	362	22	4.5	7	0.07	202	2
6.7	1	0	72	59	163	0.6	1.6	0.09	0.12	2.1	0.11	21	0.2	12	51	1	415	376	26	1.2	2	0.1	81	-
4.3	-	0	-	-	0	0	-	0.05	0.18	0.1	-	-	0.6	0	130	0.1	-	-	-	-	-	-	-	-
27	1.5	0	218	207	135	0	0.6	0.09	0.33	0.4	0.03	45	2.6	0	880	0.2	600	83	35	4.9	11	0.05	640	33
30	1.5	0	152	144	94	0	0.4	0.09	0.36	0.5	0.04	49	2.8	0	940	0.2	600	89	38	5.3	12	0.05	690	35
8	0.4	0	0	0	0	0	1.5	0.28	0.59	1.9	0.15	41	0	0	25	3	174	410	88	2.2	1	0.5	272	2
5.5	1	0	25	19	66	2	5.6	0.07	0.12	0.6	0.09	6	0.4	-	33	0.8	395	150	11	0.4	2	0.07	175	-
7.9	0.9	0	37	37	6	2.4	3.7	0.15	0.14	0.7	0.06	20	0.5	0	66	1.5	348	173	34	0.9	5	0.19	253	-
3	0	0	0	0	6	0	0.1	0.08	0.12	0.7	0.09	61	0	13	13	0.9	6	149	21	0.4	1	0.16	54	-
23.9	0	0	2	0	24	0	0.5	0.36	0.26	2.1	0.38	140	0	0	89	6	12	1250	150	2.7	16	0.47	360	-
3.4	0	0	1	0	10	0	0	0.08	0.4	3.6	0.06	23	0	2	18	0.8	5	190	8	0.9	3	0.48	76	0.5
3.6	0	0	0	0	0	0	0.4	0.12	0	3.8	0.05	16	0	0	0	0.4	4	522	11	0.7	3	0.49	147	0
18.5	0.7	0	65	61	44	0	3.1	0.04	0.43	2	0.09	37	7.9	0	66	4.2	273	120	60	2.9	68	0.22	393	180
10.4	1.5	0	14	14	0	0	0.8	0	0.27	1.2	0.1	42	25	0	30	7.7	582	145	39	3.4	46	0.22	145	140
5.7	1.9	0	0	0	0	0	1.8	0.1	0.2	0	0.01	0	0	0	95	1.8	760	165	117	0.7	6	0.09	170	0
2.6	0.8	0	12	0	149	0.3	11.3	0.05	0.09	0	0.01	3	0	2	45	0.8	316	90	50	0.3	3	0.04	73	-
26.1	0	0	1	0	18	0	5.1	0.81	0.26	4.7	0.4	162	0	7	266	9.2	13	738	370	6.1	208	0.65	828	-

COMPACT EDITION - RECIPROCITY

All data is per 100 grams of food
Dashes means data not included in source database

Name	% Edible	Water	kJoules	kcal	Total Fat	Saturated Fat	Trans Fat	Mono Fat	Poly Fat	Omega3	Omega6	Cholestrol	Carb	Starch	Sugar	Sugar Added	Fibre
Recommended Daily Amount	n/a	3300	8700	2000	65	20	nr	nr	nr	nr	nr	200	300	278	nr	nr	25
Units	%	g	kj	Kcal	g	g	g	g	g	g	g	mg	g	g	g	g	g
Mutton, for stewing, cured, raw	83	45	1533	371	35	15.7	1.2	12.6	2.1	1	1.1	52	0	0	0	0	0
Mâche, salad	100	93	69	17	0.2	0.1	0	0	0.1	0.1	0	0	0.2	0	0.2	0	1.8
Napoleon cake, puff pastry filled with custard, icing on top	100	42	1281	306	15.6	7.5	0.3	4.3	2.3	0.4	1.6	83	35.3	14.3	21.1	19.2	0.7
Nectar, apple	100	89	182	43	0.1	0	0	0	0	0	0	0	10.3	0	10.3	5.2	0.2
Nectarine, raw	91	87	179	42	0.3	0	0	0.1	0.1	0	0.1	0	8	0.1	7.9	0	1.7
Nestea Iced tea	100	100	76	18	0	0	0	0	0	0	0	0	4.5	0	4.5	4.5	0
Nestea Iced tea, artificially sweetened, light	100	100	0	0	0	0	0	0	0	0	0	0	0	0	0	4.5	0
Nettle, raw	100	83	181	43	0.7	0.1	0	0	0.4	0.2	0.2	0	1.3	0	1.3	0	4.1
Noodles, cooked, with spices	100	60	796	190	8.9	1.3	0	2	4.9	0.5	4.4	0	22.6	0	0.2	0.2	1
Noodles, from rice, cooked without salt	100	58	710	167	0.3	0.1	0	0.1	0.1	0	0	0	39.1	38.9	0.3	0	0.8
Noodles, from rice, uncooked	100	12	1489	351	0.6	0.2	0	0.2	0.2	0	0.1	0	82.2	81.6	0.6	0	1.6
Noodles, uncooked	100	13	1464	344	0.1	0	0	0	0	0	0	0	85.6	-	0.3	0	0.5
Noodles, wheat, without egg, cooked	100	58	791	187	3	1.4	0	1.1	0.3	0.2	0.7	0	32.7	31.6	0.2	0	2.5
Noodles, with egg, uncooked	100	8	1521	359	2	0.3	0	0.3	0.7	0.1	2.2	2	72.6	70.9	1.7	0	1.1
Noodles, without egg, uncooked	100	11	1451	343	3.3	1.1	0	0.9	0.7	0.3	1.5	-	66.4	65.9	0.5	0	3.3
Norbo Cheese, semi-hard	100	42	1461	352	28	18	0.6	6.3	0.7	0.2	0.5	75	0	0	0	0	0
Normanna Cheese, blue	100	46	1393	336	28	18	0.6	6.3	0.7	0.2	0.5	75	0	0	0	0	0
Norzola Cheese, blue mould	100	46	1584	383	35	23	0.8	7.9	0.8	0.2	0.7	94	0	0	0	0	0
Nut spread, Nugatti	100	1	2195	525	28.1	3.4	-	22.1	2.4	0.3	4.5	5	62.1	0.7	61.4	54.6	2.1
Nut spread, Nugatti, less sugar	100	4	2034	489	29.7	3.6	0	10.3	14	0.3	4.8	2	41.1	0.5	26.1	25.8	16.2
Nutmeg, ground	100	6	2093	506	36.3	25.9	0	3.2	0.4	0	0.4	0	28.5	-	3	0	20.8
Oat beverage, with calcium and vitamins	100	90	192	46	1.6	0.2	0	0.8	0.6	0	0.6	0	6.5	2.5	4	0	0.8
Oat flakes,	100	5	1654	392	6	1.1	0	2.1	2.6	0.1	2.3	0	68	56	12	10.7	9
Oatbran	100	10	1519	361	7.5	1.6	0	2.7	2.7	0.1	2.9	0	54.6	51.4	3.2	0	13
Oatmeal	100	10	1573	373	7	1.5	0	2.5	2.5	0.1	2.6	0	61.7	60.4	1.3	0	8.5
Oil, frying, blend	100	0	3663	891	98.9	27	0.4	44.9	22.4	5.2	50.6	0	0	0	0	0	0
Old El Paso Taco sauce, medium	100	90	113	27	0.1	0	-	0	0	0	0	-	3.9	0	3.9	-	1.5
Old El Paso Taco shells, corn flour	100	7	1995	477	25.5	2.2	-	20.1	2	0	2	-	54.9	54.1	0.8	-	3.3
Old El Paso Taco spice mix	100	4	902	214	3.7	0.4	0.1	1.1	1.5	0.1	1.8	-	33.3	19.2	14.1	-	11
Old El Paso Tortilla, wheat flour	100	29	1074	254	5.4	2	-	2.1	1.1	0.2	0.9	-	42.2	40	2.2	-	1.2
Olive Oil	100	0	3666	892	99	14	0	73.7	7.3	0.6	6.7	0	0	0	0	0	0
Olive Oil, Extra Virgin	100	0	3656	889	98.8	13.9	0	74.5	7.5	0.6	6.9	0	0	0	0	0	0
Olives, black, in oil, canned	80	43	1432	348	36	5	0	25	4	0.3	3.4	0	1.8	0	1.8	0	4
Olives, green, filled with sweet pepper, drained	100	79	535	130	13.1	2	0	7.8	0.7	-	-	0	1.1	-	0	-	2.6
Olives, green, pickled	80	75	620	151	15.3	2	0	11.3	1.3	0.1	1.2	0	0.5	0	0.5	0	3.3
Omelette, fried in fat	100	72	695	168	13.6	4	0	5.5	2.3	0.4	2	370	0.4	0.1	0.3	0	0
Omelette, fried without fat	100	76	545	131	9.3	2.7	0	3.9	1.2	0.2	1.2	386	0.4	0.1	0.3	0	0
Onion, cooked	93	88	133	32	0.1	0	0	0	0	0	0	0	5.7	0	5.7	0	2
Onion, raw	93	88	135	32	0.1	0	0	0	0	0	0	0	5.7	0	5.7	0	2
Orange juice	100	88	184	43	0.2	0	0	0	0.1	0	0	0	9.6	0	9.6	0	0.1
Orange, raw	78	88	157	37	0.1	0	0	0	0	0	0	0	7.2	0	7.2	0	1.8
Oregano, dried	100	10	1018	246	4.3	1.6	0	0.7	1.4	0.6	0.7	0	21.6	17.5	4.1	0	42.5
Oyster Mushroom, raw	89	89	108	26	0.3	0	0	0	0	0	0.1	0	2.6	-	-	0	2.4
Oyster, common, raw	10	80	247	59	2.4	0.5	0	0.5	1	0.6	0.1	50	0	0	0	0	0
Palm Oil	100	0	3700	900	100	47.8	0	37.1	10.4	0.2	9.1	0	0	0	0	0	0
Pancakes, coarse	100	65	639	152	4.5	1.8	0	1.6	0.7	0.1	0.6	69	19.6	14.6	3.7	0	2.1
Pancakes, low-fat milk, fried in hard margarine	100	59	782	186	5.8	2.5	0	1.4	1.4	0.1	0.9	59	25.1	20.6	4.5	0	1
Pancakes, low-fat milk, fried in soft margarine	100	59	771	183	5.5	1.8	0	2.1	1.1	0.1	1.2	59	25.1	20.6	4.5	0	1
Pancakes, skimmed milk, fried in hard margarine	100	60	739	175	4.6	1.8	0	1	1.3	0.1	0.9	55	25.1	20.6	4.5	0	1
Pancakes, skimmed milk, fried without fat	100	62	653	154	1.9	0.5	0	0.6	0.4	0	0.4	56	25.7	21.1	4.6	0	1
Pancakes, whole milk, fried in hard margarine	100	57	851	203	7.9	3.8	0	2	1.4	0.2	0.9	67	24.6	20.6	4.1	0	1
Pangasius, raw	-	84	265	63	1.1	0.3	0	0.3	0.1	-	-	34	0	0	0	0	0
Papaya, dried	100	30	1099	259	0.6	0.2	0	0.2	0.2	-	-	0	57.6	-	52.2	-	5
Papaya, raw	62	88	164	39	0.3	0.1	0	0.1	0.1	0	0	0	7.8	0	7.8	0	1.7
Paprika, Sweet pepper, powder	100	11	1308	315	12.9	2.1	0	1.7	7.8	0.5	7.3	0	18.3	8	10.3	0	34.9
Parmesan Cheese, hard	100	28	1730	416	29.7	19.3	1.1	7.7	1.1	0.2	0.6	93	0.9	0	0.9	0	0
Parsley root, cooked	91	83	194	46	0.3	0	0	0	0.2	0	0.1	0	7.3	1.7	5.6	0	3.8
Parsley root, raw	91	84	194	46	0.3	0.1	0	0.1	0.3	0	0.2	0	7.3	1.7	5.6	0	3.8

Protein	Salt	Alcohol	VitaminA	Retinol	Beta-Carotene	VitaminD	VitaminE	VitaminB1	VitaminB2	VitaminB3	VitaminB6	VitaminB9	VitaminB12	VitaminC	Calcium	Iron	Sodium	Potassium	Magnesium	Zinc	Selenium	Copper	Phosphorus	Iodine
50 g	2300 mg	nr mg	900 μg	nr μg	nr mg	600 μg	1 mg	1.5 mg	1.7 mg	20 mg	2 mg	400 μg	6 μg	60 mg	1000 mg	18 mg	2400 mg	3500 mg	400 mg	15 mg	70 μg	2 mg	1000 mg	150 μg
14	4	0	24	24	0	0.1	0.3	0.15	0.19	4.7	0.12	2	1.3	0	25	2.4	1600	310	20	2.8	3	0.06	140	-
2.6	0	0	243	0	2920	0	1.5	0.03	0.13	0.7	0.14	91	0	35	71	1.8	3	350	22	0.2	-	0.13	30	0
5.8	0.4	0	204	198	76	1.8	2.1	0.09	0.14	0.3	0.05	16	0.5	0	52	0.6	122	105	13	0.5	4	0.05	94	-
0.1	0	0	0	0	0	0	0	0.01	0.1	0.1	0	2	0	1	4	0.2	2	60	3	0	0	0	4	0
1.1	0	0	12	0	150	0	0.8	0.03	0.03	1.1	0.03	5	0	5	6	0.3	0	201	9	0.2	0	0.09	26	0
0	0	0	0	0	0	0	0	0	0	0	0	0	0	0	3	0	15	19	1	0.1	-	0.01	36	-
0	0	0	0	0	0	0	0	0	0	0	0	0	0	0	3	0	20	19	1	0.1	-	0.01	36	0
5.9	0	0	200	0	2400	0	1.6	0.2	0.15	0.8	0.28	194	0	175	490	10	1	640	86	1.7	0	0.25	126	0
4.4	1.6	0	0	0	0	0	1.6	0.03	0.04	0.3	0.03	5	0	0	10	0.4	655	106	18	0.5	0	0.07	54	0
1.6	0.2	0	0	0	0	0	0	0.01	0.01	0.1	0.01	1	0	0	8	0.3	87	14	6	0.3	7	0.04	73	0
3.4	0.5	0	0	0	0	0	0	0.03	0.02	0.2	0.02	3	0	0	18	0.7	182	30	12	0.7	15	0.08	153	0
0.2	0	0	0	0	0	0	0.1	0.15	0	0.2	0.05	2	0	0	25	2.2	10	10	3	0.4	8	0.08	32	0
6.1	0	0	0	0	0	0	0	0.18	0.02	1.1	0.06	9	0	0	11	0.7	1	109	22	0.7	0	0.2	76	0
12	0.6	0	6	4	23	0.2	0.5	0.12	0.02	3.3	0.15	19	0	0	73	2.7	240	378	49	1.3	16	0.2	187	6
10.2	0	0	0	0	0	0	0.5	0.08	0.07	0.9	0.06	11	0	0	22	4.1	2	180	18	1	7	0.42	120	0
25	1.2	0	310	-	-	0	0.5	0.08	0.31	0.4	0.03	42	2.4	0	820	0.2	480	77	33	4.6	10	0.04	595	31
21	3	0	267	253	164	0	0.7	0.06	0.31	1.1	0.12	47	1.5	0	500	0.1	1200	84	21	2.8	10	0.02	360	42
17	3	0	333	316	206	0	0.9	0.06	0.31	1.1	0.12	47	1.5	0	500	0.1	1200	84	21	2.8	10	0.02	360	42
4.9	0.1	0	0	0	0	0	5.4	0.07	0	0.4	0.07	17	0.3	0	120	1.5	54	468	55	0.8	0	0.37	164	-
6.3	0.4	0	2	2	3	0	13.8	0.14	0.42	0.3	0.14	13	0.5	1	178	0.9	169	529	55	1.6	5	0.25	273	-
5.8	0	0	2	0	28	0	0	0.35	0.06	1.3	0.16	76	0	3	184	3	16	350	183	2.2	2	1.03	213	-
0.9	0.1	0	0	0	0	0.5	0.1	0.05	0.13	0.1	0	20	0.2	0	120	0.5	40	50	3	0.3	1	0.09	30	-
12	1	0	0	0	0	0	0.8	0.32	0.07	0.6	0.22	27	0	1	41	4.8	400	359	120	2.9	1	0.32	360	-
12.3	0	0	0	0	0	0	7.5	0.5	0.22	4.7	0.17	52	0	0	58	5	4	566	235	3.1	1	0.62	734	1
11.7	0	0	0	0	0	0	0.8	0.47	0.13	0.9	0.2	32	0	0	53	5	10	427	130	3.1	1	0.4	425	0.5
0.2	0	0	0	0	0	0	33.4	0	0	0	0	0	0	0	0	0	0	0	0	0	0	0	0	0
1.9	1.9	0	29	0	355	0	0.8	0.03	0.02	0.6	0.16	15	0	0	16	0.5	750	260	12	0.1	0	0.06	26	0
5.4	0.1	0	0	0	0	0	9.8	0.12	0.03	1	0.14	9	0	0	10	0.7	25	170	40	0.5	2	0.07	110	0
6.6	21	0	131	0	1570	0	6	0.19	0.38	2.7	1.1	92	0.4	0	200	13	8400	770	89	1.1	2	0.4	240	7.1
8.6	1.7	0	0	0	0	0	0.7	0.09	0.02	0.8	0.08	8	0	0	15	0.9	670	180	23	0.6	4	0.13	230	0
0.2	0	0	0	0	0	15.4	0	0	0	0	0	0	0	0	0	0	0	0	0	0	0	0	0	0
0	0	0	0	0	0	17.9	0	0	0	0	0	0	0	0	0	0	0	0	0	0	0	0	0	0
2.2	8.2	0	3	0	40	0	0.1	0	0	0	0.01	10	0	0	61	1.6	3300	55	22	0.2	0	0.23	29	5
0.6	3.4	0	20	0	243	0	4.4	0	0	0.1	0.02	1	0	4	102	0.2	1360	47	15	0.1	0	0.1	5	22.1
1	3.9	0	19	0	231	0	3.8	0.02	0.01	0.2	0.03	3	0	0	52	0.5	1556	42	11	0	0	0.12	4	5
10.9	0.9	0	223	222	15	3.7	5.5	0.13	0.46	0	0.11	60	2	0	51	1.9	375	108	11	1.2	17	0.06	212	-
11.4	0.9	0	197	197	0	3.5	4.9	0.14	0.48	0	0.11	63	2.1	0	53	2	357	113	11	1.3	17	0.06	223	-
1.1	0	0	0	0	6	0	0.2	0.03	0.01	0.1	0.05	9	0	4	21	0.4	2	201	11	0.2	0	0.05	37	3
1.1	0	0	0	0	0	0	0.2	0.05	0.02	0.2	0.08	18	0	6	21	0.4	2	201	11	0.2	0	0.05	38	3
0.7	0	0	3	0	40	0	0.2	0.33	0.02	0.4	0.04	23	0	31	11	0.1	1	186	12	0.1	0	0.03	17	1
0.9	0	0	2	0	22	0	0.3	0.09	0.04	0.3	0.06	28	0	51	42	0.1	0	193	13	0.1	0	0.05	14	0
9	0.1	0	84	0	1007	0	18.3	0.18	0.53	4.6	1.04	237	0	2	1597	36.8	25	1260	270	2.7	4	0.63	148	-
2	0	0	2	0	29	0	0	0.07	0.2	5.2	0.11	51	0	2	0	0.4	18	298	16	0.7	1	0.24	110	3
9.3	0.3	0	38	38	0	3.1	1.1	0.2	0.2	2	0.2	10	14	0	22	3.1	110	265	19	42	60	0.9	161	60
0	0	0	0	0	0	0	33.1	0	0	0	0	0	0	0	0	0.4	0	0	0	0	0	0	0	0
7.2	0.4	0	59	58	14	0.9	1.2	0.16	0.2	0.9	0.07	21	0.5	1	84	1.1	150	200	28	1	5	0.08	177	-
7.8	0.8	0	73	71	20	0.8	1.2	0.14	0.21	0.5	0.07	18	0.6	1	100	0.7	319	199	19	0.8	5	0.06	161	-
7.8	0.8	0	73	71	20	0.8	1.5	0.14	0.21	0.5	0.07	18	0.6	1	100	0.7	304	199	19	0.8	5	0.06	161	-
7.9	0.8	0	60	59	12	0.8	1.2	0.14	0.21	0.5	0.07	18	0.6	1	100	0.7	322	204	19	0.8	5	0.06	162	-
8.1	0.7	0	29	29	0	0.5	0.9	0.14	0.22	0.5	0.08	18	0.7	1	103	0.8	292	209	20	0.8	5	0.06	167	-
7.8	0.8	0	96	93	32	0.9	1.3	0.14	0.22	0.5	0.07	18	0.6	1	100	0.7	318	197	18	0.8	5	0.06	161	-
13.1	0.8	0	0	0	0	0	0.2	0.02	0.03	2	0.12	8	0.4	0	9	0.1	318	235	20	0.3	13	-	208	2
3.4	0	0	567	0	6800	0	0.5	0.18	0.17	1.4	0.11	3	0	219	135	0.6	17	1439	56	0.4	1	-	28	0
0.5	0	0	23	0	274	0	0.3	0.02	0.03	0.4	0.04	37	0	61	20	0.2	8	182	21	0.1	1	0.05	10	1
14.1	0.2	0	2180	0	26162	0	29.1	0.33	1.23	10.1	2.14	49	0	1	229	21.1	68	2280	178	4.3	6	0.71	314	-
36.2	1.6	0	390	371	233	0.3	0.8	0.03	0.32	0.1	0.11	12	3.3	0	1025	0.8	660	152	41	5.1	12	0.84	680	72
1.7	0.1	0	2	0	27	0	1.1	0.02	0.03	1.4	0.14	30	0	34	42	0.8	27	483	36	0.7	0	0.14	81	0
1.7	0.1	0	1	0	8	0	1.1	0.03	0.04	1.8	0.23	59	0	52	42	0.8	27	483	36	0.7	0	0.14	81	0

COMPACT EDITION - RECIPROCITY

All data is per 100 grams of food
Dashes means data not included in source database

Name	% Edible	Water	kJoules	kcal	Total Fat	Saturated Fat	Trans Fat	Mono Fat	Poly Fat	Omega3	Omega6	Cholestrol	Carb	Starch	Sugar	Sugar Added	Fibre
Recommended Daily Amount Units	n/a %	3300 g	8700 kj	2000 Kcal	65 g	20 g	nr g	nr g	nr g	nr g	nr g	200 mg	300 g	278 g	nr g	nr g	25 g
Parsley, dried	100	6	1276	305	5.5	1.4	0	0.8	3.1	1.9	1.3	0	23.9	-	7.3	0	26.7
Parsley, herb, raw	66	85	135	32	0.4	0	0	0	0.2	0	0.1	0	1.6	0	1.6	0	5
Parsnip, raw	80	80	272	65	0.6	0.1	0	0	0.4	0	0.1	0	11.2	5.2	6	0	3.8
Passion fruit, raw	61	75	184	44	0.4	0.1	0	0.1	0.1	0	0.2	0	5.8	0	5.8	0	3.3
Pasta dish, with turkey and cheese sauce, frozen, industrially made	100	75	423	101	3.3	1.7	0.1	0.8	0.2	0	0.2	10	12.6	10.3	2.3	0	1.5
Pasta, fresh, filled with cheese, no sauce, Ravioli, industrially made, raw	100	29	1353	321	7.4	3	0	2.8	1.1	0.1	0.9	48	48.4	46.4	2	0	4.1
Pasta, fresh, filled with meat and cheese, Tortellini, industrially made, raw	100	35	1191	282	4.1	1.5	0	1.5	0.9	0.1	0.2	27	48.8	46.7	2.1	0	2.8
Pasta, fresh, filled with meat, Tortellini, industrially made, raw	100	31	1230	291	4.6	1.6	0	1.7	1	0.1	0.9	61	47.1	45.1	2	0	3.5
Pasta, green, fresh, cooked	100	68	594	141	3.8	1	0	1.4	1	0.1	0.8	51	21.1	20.8	0.4	0	1.2
Pasta, green, fresh, raw	100	46	967	229	3.9	0.8	0	1.4	1	0.1	0.8	91	38.3	37.7	0.6	0	2.1
Pasta, plain, cooked	100	70	490	116	0.4	0	0	0.1	0.2	0.1	0.5	0	23.3	23.1	0.2	0	1.4
Pasta, plain, fresh, cooked	100	66	632	150	3.9	1	0	1.5	1	0.1	0.8	56	22.9	22.5	0.3	0	1.1
Pasta, plain, fresh, raw	100	42	1031	244	4	0.9	0	1.5	1	0.1	0.9	99	41.5	40.9	0.6	0	2
Pasta, plain, macaroni, spaghetti, uncooked	100	9	1471	347	1.3	0.1	0	0.2	0.6	0	0.5	0	69.8	69.3	0.5	0	4.2
Pasta, whole-grain, uncooked	100	9	1533	362	2.5	0.4	0	0.3	1.1	0	1	0	68.3	64.4	3.9	0	8.1
Pasta, with meat sauce, Bolognese, frozen, industrially made	100	73	403	96	1.6	0.4	0	0.7	0.3	0.1	0.2	6	14.4	13.5	0.9	0	1.6
Pastilles	100	9	1091	257	1.6	0.2	0	0.4	0.9	0.1	0.8	0	60	3.1	56.9	56.9	0
Pastilles, without sugar	100	12	193	48	0.1	0	0	0	0.1	0	0.1	0	0	0	0	0	22
Pea stew, powder base, prepared	100	70	563	134	1.4	0.2	0	1	0.1	0.2	0.7	1	19.6	0	0	1	5.1
Peach, raw	96	89	179	42	0.2	0	0	0.1	0.1	0	0.1	0	8.4	0	8.4	0	1.5
Peaches, canned, in natural juice	100	87	181	43	0	0	0	0	0	0	0	0	9.7	0	9.7	0	0.8
Peaches, canned, in syrup	100	81	254	60	0	0	0	0	0	0	0	0	14	0	14	10	0.9
Peanut Oil	100	0	3666	892	99	16.5	0	54.4	22.7	1.3	21.4	0	0	0	0	0	0
Peanut butter	100	1	2570	620	51.8	12.8	0	19.9	16.8	0	12.2	0	13.1	6.4	6.7	3.1	5.4
Peanuts, raw	69	6	2458	594	49.2	6.8	0	24.4	15.6	0	15.6	0	7.6	3.7	4	0	8.5
Peanuts, roasted, with salt, unspecified	100	2	2578	623	51	7.8	0	32.8	6.2	0.1	6.1	2	9.5	4.7	4.8	0	9.5
Pear, imported, raw	90	85	186	44	0.1	0	0	0	0	0	0.1	0	8.9	0	8.9	0	2.9
Pear, raw	90	84	182	43	0.1	0	0	0	0	0	0.1	0	8	0.1	7.9	0	4.5
Pear, unspecified, raw	90	85	185	44	0.1	0	0	0	0	0	0.1	0	8.8	0	8.8	0	3.1
Pearl barley	100	13	1384	327	1.1	0.2	0	0.1	0.5	0.1	0.6	0	65.4	64.5	0.9	0	10.7
Pears, canned, in natural juice	100	87	161	38	0	0	0	0	0	0	0	0	8.5	0	8.5	0	1.4
Pears, canned, in syrup	100	83	237	56	0	0	0	0	0	0	0	0	13.2	0	13.2	9.6	1.1
Peas, frozen	100	78	284	68	0.4	0.1	0	0	0.2	0	0.1	0	8	3.3	4.8	0	5.5
Peas, green, canned, drained	100	82	267	64	1	0.2	0	0.1	0.4	0.1	0.4	0	7	3.4	3.6	0	4.9
Peas, sugar-snap, raw	94	86	176	42	0.1	0	0	0	0.1	0	0	0	5.3	1.2	4.1	0	2.9
Peas, yellow, dry	100	13	1410	334	2.4	0.4	0	0.3	1.2	0.2	1	0	50	47.6	2.4	0	13
Pecan nuts	53	3	2971	721	72	6.2	0	40.8	21.6	1	20.6	0	4.4	0.5	4	0	9.6
Pepper Sweet, red, cooked	89	91	121	29	0.2	0.1	0	0	0.1	0	0.1	0	4.7	0.1	4.6	0	1.9
Pepper Sweet, red, raw	85	93	110	26	0.2	0.1	0	0	0.1	0.1	0.1	0	4.2	0	4.2	0	2.2
Pepper Sweet, yellow, orange, raw	85	93	110	26	0.2	0	0	0	0	0	0	0	5	0	5	0	1.4
Pepper, black, whole/ground	100	13	1159	277	3.3	1.4	0	0.7	1	0.2	0.8	0	38.7	38.1	0.6	0	25.3
Pepper, cayenne, red	100	8	1561	375	17.3	3.3	0	2.8	8.4	0.7	7.7	0	29.4	-	10.3	0	27.2
Pepper, chilli, green, raw	73	88	140	33	0.2	0	0	0	0.1	0	0	0	5.1	0	5.1	0	1.5
Pepper, chilli, red, raw	73	88	149	35	0.4	0	0	0	0.2	0	0.2	0	5.3	0	5.3	0	1.5
Pepper, white	100	11	1186	283	2.1	0.6	0	0.8	0.6	0.1	0.5	0	42.4	-	-	0	26.2
Perch, raw	45	78	359	85	0.6	0.1	0	0.1	0.2	0.4	0	78	0	0	0	0	0
Persimmon, kaki fruit, raw	84	75	274	65	0.3	0	0	0.1	0.2	0	0.1	0	12	0	12	0	5.9
Pesto, green, home made	100	16	2606	632	63.6	10	0.2	34.4	14	3.6	11.1	13	2.8	1.2	1.6	0	1.6
Pesto, green, industrially made	100	31	2142	520	52.9	6.7	0.1	16.9	27.3	0.3	27.2	5	4.9	2.7	2.2	1.1	1.4
Philadelphia Crème cheese	100	63	1160	281	27.3	18	-	6.4	1.2	-	-	85	2.7	0	2.7	0	0
Philadelphia Crème cheese, light	100	72	782	189	16	10.6	-	3.8	0.7	-	-	50	3.4	-	1.7	0	0
Pie, apple	100	57	934	223	11.5	4.9	0.2	3.2	2.4	0.4	1.6	11	26.4	14.4	11.9	5.1	2
Pike northern, raw	55	78	353	83	0.2	0	0	0	0.1	0.3	0	47	0	0	0	0	0

Protein	Salt	Alcohol	VitaminA	Retinol	Beta-Carotene	VitaminD	VitaminE	VitaminB1	VitaminB2	VitaminB3	VitaminB6	VitaminB9	VitaminB12	VitaminC	Calcium	Iron	Sodium	Potassium	Magnesium	Zinc	Selenium	Copper	Phosphorus	Iodine
50 g	2300 mg	nr mg	900 µg	nr µg	nr mg	600 µg	1 mg	1.5 mg	1.7 mg	20 mg	2 mg	400 µg	6 µg	60 mg	1000 mg	18 mg	2400 mg	3500 mg	400 mg	15 mg	70 µg	2 mg	1000 mg	150 µg
26.6	1.1	0	96	0	1152	0	9	0.2	2.38	9.9	0.9	180	0	125	1140	22	452	2683	400	5.4	14	0.78	436	-
3.1	0.1	0	467	0	5600	0	2.6	0.07	0.11	0.8	0.11	78	0	108	163	2.5	30	841	35	0.9	0	0.1	98	5
1.7	0	0	0	0	2	0	0.7	0.09	0.06	2.2	0.09	78	0	17	33	0.4	3	400	18	0.5	2	0.11	56	0
2.6	0	0	62	0	750	0	0	0.03	0.12	1.5	0.1	14	0	23	11	1.3	19	200	29	0.8	0	0.09	64	1
4.4	1	0	73	26	560	0	0.4	0.07	0.1	1.1	0.14	24	0.4	9	61	0.4	406	137	14	0.4	3	0.06	99	16
13.2	1.7	0	45	45	0	0	1.4	0.16	0.09	1.9	0.11	20	0.8	0	133	1.2	680	212	37	1.5	30	0.19	238	-
11	0.7	0	22	22	0	0	2.2	0.17	0.1	1.7	0.09	14	0.4	0	49	0.9	279	231	28	1.2	0	0.18	187	-
13.6	1.3	0	16	16	0	0	0.8	0.24	0.06	3.1	0.13	21	0.6	0	39	1.4	527	248	42	1.6	50	0.18	213	-
5	0.9	0	58	38	240	0.6	1.4	0.1	0.08	0.5	0.05	21	0.3	1	22	0.7	347	83	14	0.5	4	0.06	71	-
9.1	0.7	0	82	47	426	0.8	2	0.18	0.15	0.8	0.08	39	0.5	2	40	1.3	268	149	25	0.9	7	0.11	128	-
4	0	0	0	0	0	0	0	0.07	0.02	0.9	0.04	5	0	0	8	0.3	1	69	17	0.5	2	0.08	58	-
5.3	0.9	0	40	40	5	0.6	1.4	0.1	0.08	0.5	0.04	15	0.3	0	13	0.7	347	69	12	0.5	4	0.05	74	-
9.5	0.7	0	51	51	0	0.9	1.9	0.19	0.15	0.9	0.07	27	0.5	0	24	1.3	268	125	22	0.9	7	0.1	134	-
11.9	0	0	0	0	0	0	0.1	0.22	0.06	2.8	0.11	15	0	0	25	1	2	208	52	1.4	6	0.24	173	1.9
12.6	0	0	0	0	0	0	0.6	0.33	0.06	5.6	0.31	29	0	0	39	3.6	3	426	103	2.8	15	0.54	333	0
5.1	0.8	0	0	0	0	0	0.6	0.08	0.1	1.1	0.1	14	0.2	4	13	0.7	308	192	15	0.6	1	0.11	63	-
0.7	0.1	0	0	0	0	0	0	0	0	0	0	0	0	0	28	0.4	33	28	6	0	0	0.04	4	0
0.8	0	0	0	0	0	0	0	0	0	0	0	0	0	0	0	0	1	0	0	0	0	0	0	0
8.1	0.6	0	6	0	74	0	0	0.13	0.07	0.8	0.03	11	0	0	26	1.7	237	399	31	0	4	0	0	-
0.9	0	0	13	0	162	0	0.7	0.02	0.03	0.8	0.03	4	0	7	6	0.2	0	190	9	0.2	0	0.07	20	0.3
0.6	0	0	5	0	67	0	0	0.01	0.01	0.6	0.02	2	0	6	4	0.4	12	170	7	0.1	0	0.04	19	0
0.5	0	0	6	0	75	0	0	0.01	0.01	0.6	0.02	7	0	5	3	0.2	4	110	5	0	0	0	11	0
0.2	0	0	0	0	0	0	15.2	0	0	0	0	0	0	0	0	0	0	0	0	0	0	0	0	0
22.8	0.9	0	0	0	0	0	5	0.17	0.09	12.5	0.58	53	0	0	37	2.1	350	700	180	3	3	0.7	330	-
25.8	0	0	0	0	0	0	8.3	0.64	0.14	12.1	0.35	240	0	0	92	4.6	18	705	168	3.3	3	1.14	376	-
26.7	1.2	0	0	0	0	0	6.1	1.01	0.09	12.7	0.64	75	0	1	47	1.5	480	597	177	2.5	10	0.57	347	0
0.4	0	0	2	0	22	0	0.2	0.01	0.03	0.2	0.03	7	0	3	10	0.2	1	211	9	0.1	0	0.08	11	0
0.4	0	0	2	0	20	0	0.4	0.02	0.02	0.2	0.02	4	0	8	10	0.1	0	164	8	0.1	0	0	16	0
0.4	0	0	2	0	21	0	0.2	0.01	0.02	0.2	0.03	7	0	4	10	0.2	1	207	9	0.1	0	0.08	11	0
8.6	0	0	0	0	0	0	0.7	0.13	0.11	5.7	0.33	20	0	0	23	2.2	2	290	66	1.3	3	0.61	285	0.5
0.3	0	0	0	0	0	0	0.01	0.01	0.2	0.03	4	0	3	6	0.2	3	81	5	0.1	0	0	10	0
0.2	0	0	0	0	0	0	0	0.01	0.01	0.2	0.03	3	0	2	6	0.2	3	68	4	0.1	0	0.02	7	0
5.2	0	0	32	0	390	0	0	0.26	0.1	1.7	0.08	64	0	23	24	1.3	2	190	30	0.8	0	0.12	82	0
4.3	0.6	0	33	0	400	0	0	0.07	0.04	1	0.05	30	0	9	24	1.1	231	105	18	0.7	1	0.11	65	3
3.5	0	0	11	0	138	0	0.3	0.17	0.04	1.1	0.04	43	0	46	54	1.1	0	212	31	0.7	0	0.09	74	2
21.6	0.1	0	19	0	235	0	1	0.6	0.3	3	0.13	33	0	0	61	4.7	38	990	120	4.7	3	0.17	300	7
9.2	0	0	2	0	29	0	1.4	0.66	0.13	1.2	0.21	22	0	1	70	2.5	0	410	121	4.5	4	1.2	277	2
1.1	0	0	49	0	594	0	3.2	0.04	0.07	0.7	0.24	10	0	130	6	0.4	0	218	11	0.3	0	0.01	24	-
0.8	0	0	48	0	580	0	1	0.07	0.06	0.5	0.23	75	0	126	7	0.4	1	216	11	0.2	0	0.05	23	3
0.5	0	0	11	0	133	0	2.1	0.03	0	0.8	0.22	41	0	163	7	0.3	0	123	8	0.1	0	0.02	16	0
10.4	0	0	26	0	310	0	1	0.11	0.18	1.1	0.29	17	0	0	443	9.7	20	1329	171	1.2	5	1.33	158	-
12	0.1	0	1820	0	21840	0	29.8	0.33	0.92	8.7	2.45	106	0	76	148	7.8	30	2014	152	2.5	9	0.37	293	-
2	0	0	56	0	671	0	0.7	0.09	0.09	0.9	0.3	23	0	242	18	1.2	7	340	25	0.3	0	0.17	46	-
1.9	0	0	44	0	534	0	0.7	0.07	0.08	1.2	0.5	23	0	144	14	1	9	322	23	0.3	0	0.13	43	-
10.4	0	0	0	0	0	0	-	0.02	0.13	0.2	0.1	10	0	21	265	14.3	5	73	90	1.1	3	0.91	176	-
19.8	0.1	0	15	15	0	21.4	0.7	0.15	0.11	5.2	0.47	12	3.5	0	16	0.2	33	389	27	0.5	44	0.02	219	8
0.7	0	0	21	0	253	0	0.7	0.03	0.02	0.1	0.1	8	0	7	8	0.2	1	208	9	0.1	1	0.11	17	-
11.3	1.5	0	91	63	334	0	8.9	0.13	0.15	1.5	0.08	19	0.6	2	197	2.4	582	335	102	3.1	2	0.61	339	-
5.2	3.2	0	116	21	1132	0	28.1	0.07	0.09	0.4	0.11	27	0.2	7	131	2.2	1271	181	57	1.2	1	0.41	120	-
6.1	0.7	0	285	284	19	0.1	0.6	0.03	0.17	0.1	0.04	15	0.2	0	88	0.1	268	71	7	0.6	3	-	95	7.1
7.8	0.4	0	169	168	11	0.1	0.4	0.02	0.1	0	0.02	18	0.1	0	52	0.1	159	42	4	0.4	4	-	56	0
2.6	0.2	0	136	130	70	1.4	1.5	0.07	0.02	0.4	0.04	4	0	2	8	0.3	90	125	11	0.2	1	0.05	86	-
20.2	0.1	0	0	0	0	5.3	0.5	0.05	0.05	3	0.3	10	1.8	0	47	0.2	43	463	29	0.8	20	0.02	239	12

COMPACT EDITION - RECIPROCITY

All data is per 100 grams of food
Dashes means data not included in source database

Name	% Edible	Water	kJoules	kcal	Total Fat	Saturated Fat	Trans Fat	Mono Fat	Poly Fat	Omega3	Omega6	Cholestrol	Carb	Starch	Sugar	Sugar Added	Fibre
Recommended Daily Amount	n/a	3300	8700	2000	65	20	nr	nr	nr	nr	nr	200	300	278	nr	nr	25
Units	%	g	kj	Kcal	g	g	g	g	g	g	g	mg	mg	g	g	g	g
Pilsner Beer, 4.7% Vol alcohol	100	91	170	41	0	0	0	0	0	0	0	0	3.2	2.8	0.4	0	0
Pine nuts	77	2	2877	697	68.4	4.9	0	18.8	34.1	0.3	33.8	0	5	1.4	3.6	0	3.7
Pineapple juice	100	86	213	50	0.1	0	0	0	0	0	0	0	11.8	0	11.8	0	0.2
Pineapple, canned, in natural juice	100	87	216	51	0	0	0	0	0	0	0	0	12.2	0	12.2	0	0.5
Pineapple, canned, in syrup	100	82	293	69	0	0	0	0	0	0	0	0	16.5	0	16.5	12	0.5
Pineapple, raw	51	86	192	45	0.1	0	0	0	0	0	0	0	9.8	0	9.8	0	1.4
Pistachio nuts, roasted, with salt	53	2	2249	543	44.8	5.5	0	23.7	13.4	0.3	13.5	0	9.1	1.4	7.7	0	9.9
Pita bread, white, industrially made	100	40	994	235	1.1	0.1	0	0.2	0.5	0	0.4	0	47.3	46.7	0.6	0	3
Pizza crust, no filling	100	42	1031	244	3.3	0.4	0	1.4	1.2	0.1	1	0	44.8	44.2	0.6	0	2.5
Pizza topping, no meat, powder base, prepared	100	82	274	65	1	0.4	0	0.5	0	0.1	0.1	0	12	-	-	1.7	1
Pizza, industrially made, unspecified	100	50	922	220	8.1	3.5	0	3.4	1.2	0.3	0.9	18	24.4	19.6	4.8	-	2.7
Pizza, with tomato sauce and cheese	100	59	763	181	5.2	1.7	0.1	2	1.1	0.1	0.9	7	25.8	22.6	3.1	0.4	2.1
Plaice, filled, breaded, pre-fried, baked without fat	100	60	902	216	13.6	4	-	4.8	4.3	0.5	1.6	41	13.9	13.2	0.7	0	0.6
Plaice, filled, breaded, pre-fried, fried in fat	100	56	1088	262	19.4	5.8	0.1	7.1	5.7	0.7	2.8	42	12.9	12.2	0.7	0	0.6
Plaice, filled, pre-fried, frozen	100	62	856	205	12.9	3.8	-	4.6	4.1	0.5	1.5	39	13.2	12.5	0.7	0	0.6
Plaice, fillet, rolled in breadcrumbs, fried in fat	100	60	918	220	12.7	3.6	0.1	4.7	3.2	0.8	2.1	101	11.2	10.9	0.3	0	1.4
Plaice, fillet, rolled in breadcrumbs, raw	100	67	632	150	4.4	1	0	1.5	1.2	0.5	0.5	100	11.7	11.4	0.3	0	1.5
Plaice, fillet, rolled in flour, fried in fat	100	69	671	160	7.3	1.9	0	2.6	2	0.9	0.9	81	3.6	3.5	0.1	0	0.2
Plaice, fillet, simmered	100	75	496	118	3.4	0.6	0	1	1	0.9	0.1	88	0	0	0	0	0
Plaice, raw	58	81	382	91	2.6	0.5	0	0.8	0.8	0.7	0.1	68	0	0	0	0	0
Plantain, raw	65	65	557	131	0.4	0.1	0	0	0.1	-	-	0	29.6	-	15	0	2.3
Plums, canned, in syrup	100	75	392	92	0.1	0	0	0	0	0	0	0	22	0.1	21.9	16.4	1.2
Plums, raw	94	84	186	44	0.1	0	0	0	0	0	0	0	9.3	0.2	9.1	0	2
Polar bread	100	242	1357	321	5.1	0.5	0	2.4	1.8	0.3	1.3	0	58.4	52.5	5.8	5.1	2.6
Pollock in oil, canned, drained	100	69	663	159	11.4	1.6	0	2.6	6.5	0.7	5.6	42	0	0	0	0	0
Pollock, Alaska, raw	-	84	305	72	0.7	0.1	0	0.2	0.2	0.3	0	49	0	0	0	0	0
Pollock, breaded, industrially made, unspecified	100	62	764	182	7.6	0.7	0	4.9	2	0.7	1.3	40	13.4	11.8	1.7	-	1.1
Pollock, fillet, rolled in breadcrumbs, fried in fat	100	66	725	174	9.6	2.9	0.1	3.6	2.5	0.4	1.8	41	8.1	8	0.2	0	1
Pollock, fillet, rolled in breadcrumbs, raw	100	66	569	135	2.8	0.7	0	1	0.7	0.2	0.5	87	11.7	11.4	0.3	0	1.5
Pollock, fillet, rolled in flour, fried in butter	100	69	546	130	4.5	2.6	0.1	1.1	0.2	0.1	0.1	68	2.9	2.8	0.1	0	0.1
Pollock, fillet, rolled in flour, fried in fat, with fried onions	100	69	636	151	5.1	1.4	0	1.5	1.9	0.5	0.8	58	7.8	7	0.8	0.5	0.7
Pollock, fillet, rolled in flour, fried in hard margarine	100	70	543	129	4.4	1.8	0	0.7	1.5	0.2	0.7	56	2.9	2.8	0.1	0	0.1
Pollock, fillet, rolled in flour, fried in soft margarine	100	70	524	124	3.9	0.7	0	1.7	1	0.2	1.1	56	2.9	2.8	0.1	0	0.1
Pollock, fillet, rolled in flour, fried in soy oil	100	69	576	137	5.3	0.6	0	2.8	1.7	0.3	1.4	56	2.9	2.8	0	0	0.1
Pollock, fillet, rolled in flour, fried in unspecified margarine	100	69	554	132	4.7	1.3	0	1.8	1.2	0.3	0.8	59	2.9	2.8	0.1	0	0.1
Pollock, fillet, rolled in flour, with fried onion, frozen, industrially made	100	76	436	103	1.4	0.3	-	0.2	0.9	0.3	0.1	48	6.7	6	0.7	0.4	0.6
Pollock, raw	50	80	292	69	0.3	0	0	0.1	0.1	0.1	0	49	0	0	0	0	0
Pollock, raw	50	82	279	66	0.2	0	0	0	0.1	0	0	40	0	0	0	0	0
Pollock, simmered	-	74	378	89	0.4	0	0	0.1	0.1	0.1	0	64	0	0	0	0	0
Pomegranate, raw	66	78	336	80	1.2	0.1	0	0.1	0.1	0	0.1	0	13.7	0	13.7	0	4
Pomelo, raw	61	90	141	33	0.2	0	0	0.1	0.1	0	0	0	6.8	0	6.8	0	1
Popcorn, air popped in soy oil	100	4	1893	453	23.9	5.5	-	9.8	7.6	0.8	12.8	0	45.7	44.5	1.2	0	9.8
Popcorn, air popped, industrially made	100	4	1670	398	14.5	4.3	-	8.3	1.3	0.2	8.1	0	51.4	50	1.4	0	11
Popcorn, air popped, no fat	100	4	1548	367	4.2	0.6	0	1.1	1.9	0	2.1	0	62.8	-	-	0	15.1
Popcorn, microwaved	100	1	1909	457	22.1	10	0	8.4	2.5	0	3.7	2	48	47	1	0	14.5
Poppy seeds	100	6	2050	497	41.6	4.5	0	6	28.6	0.3	28.3	0	3	-	3	0	19.5
Porbeagle, mackerel shark, raw	-	79	360	85	0.4	0.1	0	0.1	0.2	0.1	0	52	0	0	0	0	0
Pork Liver, raw	100	73	504	120	3.4	1	0	0.5	1	0.2	0.8	310	0.8	0.8	0	0	0
Pork belly, cured, raw	100	57	1245	301	27.4	10.3	0.1	11.9	3.6	0.3	3.3	46	0	0	0	0	0
Pork belly, with rind, raw	87	50	1533	371	35.1	13.2	0.1	15.2	4.5	0.4	4.2	46	0	0	0	0	0
Pork chops, loin with bones, fat covered, fried	79	46	1447	348	26.1	9.6	0	11.1	3.3	0.3	3	66	0	0	0	0	0
Pork chops, loin with bones, fat trimmed, fried	57	56	1004	240	12.7	4.6	0	5.3	1.6	0.1	1.4	63	0	0	0	0	0
Pork chops, loin with bones, fat trimmed, raw	67	69	703	168	8.9	3.2	0	3.7	1.1	0.1	1	44	0	0	0	0	0
Pork chops, loin with bones, raw	77	62	1012	243	18.3	6.7	0	7.8	2.3	0.2	2.1	46	0	0	0	0	0
Pork loin, smoked	83	67	865	209	17.6	5.8	0.1	8.3	2.5	0.2	2.1	50	0.3	0	0	0	0
Pork patties, fried	100	51	1330	321	27.3	12.3	0	12.3	2.7	0.4	3.2	55	6.2	4.3	1.8	0	0.1
Pork scratchings	100	2	2519	606	46	16.6	0.2	23.9	3.7	0.2	4.6	-	0.2	0	0.2	0	0

Protein	Salt	Alcohol	VitaminA	Retinol	Beta-Carotene	VitaminD	VitaminE	VitaminB1	VitaminB2	VitaminB3	VitaminB6	VitaminB9	VitaminB12	VitaminC	Iron	Calcium	Sodium	Potassium	Magnesium	Zinc	Selenium	Copper	Phosphorus	Iodine
50 g	2300 mg	nr mg	900 µg	nr µg	nr mg	600 µg	1 mg	1.5 mg	1.7 mg	20 mg	2 mg	400 µg	6 µg	60 mg	1000 mg	18 mg	2400 mg	3500 mg	400 mg	15 mg	70 µg	2 mg	1000 mg	150 µg
0.4	0	3.8	0	0	0	0	0	0	0.03	0.3	0.04	3	0	0	7	0	6	30	8	0	0	0.01	9	0
13.7	0	0	1	0	17	0	9.3	0.36	0.23	4.4	0.09	34	0	1	11	5.6	1	780	270	6.5	1	1.32	650	0
0.4	0	0	0	0	3	0	0	0.06	0.02	0.2	0.1	18	0	10	13	0.3	2	130	12	0.1	0	0.07	8	0
0.3	0	0	1	0	12	0	0	0.09	0.01	0.2	0.09	1	0	11	8	0.5	1	71	13	0.1	0	0.08	5	0
0.5	0	0	1	0	11	0	0.1	0.07	0.01	0.2	0.07	1	0	13	6	0.2	2	79	11	0.1	0	0.02	5	0
0.5	0	0	3	0	35	0	0	0.08	0.03	0.5	0.11	18	0	48	13	0.3	1	109	12	0.1	0	0.11	8	1
21	1.1	0	13	0	156	0	2.4	0.7	0.23	1.4	1.12	51	0	3	107	4	428	1007	109	2.3	2	1.29	469	6
7.4	1.1	0	0	0	0	0	0.5	0.25	0.08	1.4	0.07	43	0	0	13	1	434	139	24	1	3	0.1	101	-
7.5	0.7	0	0	0	0	0	1.1	0.26	0.08	1.6	0.07	51	0	0	12	1	277	134	23	1.1	3	0.09	99	-
1.5	1.5	0	-	0	-	0	-	-	-	-	-	-	0	5	-	0.1	600	410	-	-	-	-	-	-
11	1.1	0	61	43	226	0	1.2	0.13	0.1	1.1	0.1	20	0.5	3	165	0.8	446	196	23	1.3	4	0.09	184	8.3
6.8	0.9	0	43	24	232	0	1.7	0.17	0.08	1.3	0.1	42	0.1	6	77	0.9	345	270	22	1	3	0.13	119	-
9.3	0.4	0	4	3	12	4.3	0.6	0.14	0.07	2	0.14	6	4.1	0	40	0.3	159	186	19	0.5	19	0.08	80	-
8.6	0.4	0	55	52	32	4.5	1.8	0.13	0.07	1.8	0.13	6	3.8	0	37	0.3	180	172	18	0.5	18	0.08	74	-
8.8	0.4	0	4	3	11	4.1	0.6	0.13	0.07	1.9	0.13	6	3.9	0	38	0.3	151	177	18	0.5	18	0.08	76	-
14.5	0.5	0	108	106	28	5.1	3.2	0.14	0.15	2.7	0.2	18	1.1	0	20	0.7	192	307	24	0.8	22	0.05	193	-
15.2	0.4	0	47	47	2	4.7	1.7	0.14	0.16	2.8	0.21	19	1.1	0	21	0.8	157	322	25	0.8	24	0.06	202	-
19.9	0.3	0	45	44	13	7.2	2.2	0.12	0.12	3.6	0.25	12	1.4	0	14	0.3	130	442	25	1	35	0.03	219	-
21.8	0.3	0	16	16	0	7.8	1.6	0.12	0.13	4	0.27	13	1.6	0	14	0.3	123	490	26	0.6	39	0.03	239	-
16.8	0.2	0	12	12	0	6	1.2	0.09	0.1	3.1	0.21	10	1.2	0	11	0.2	95	377	20	0.5	30	0.02	184	14
1.3	0	0	38	0	457	0	0.1	0.05	0.05	0.7	0.3	22	0	18	3	0.6	4	499	37	0.1	1	0.08	34	-
0.3	0	0	2	0	27	0	0.2	0.01	0.01	0.2	0.02	1	0	4	7	0.1	0	120	5	0.1	0	0.04	13	0
0.5	0	0	4	0	45	0	0.4	0.02	0.02	0.4	0.04	1	0	7	11	0.1	0	199	9	0.1	0	0.07	21	0
9.1	0.7	0	0	0	0	0	1.6	0.21	0.04	1.2	0.06	20	0	0	20	1.1	280	145	29	0.8	4	0.12	104	-
14.2	2.9	0	2	2	0	0.7	1.8	0.04	0.17	2.9	0.43	10	3.4	0	7	0.1	1167	343	19	0.6	26	0	198	-
16.4	0.2	0	0	0	0	0	0.6	0.03	0.09	2.6	0.04	5	2	0	12	0.2	68	216	30	0.4	27	0.03	120	56
14.6	0.6	0	1	1	0	0	1.5	0.09	0.11	1.8	0.14	12	2	0	16	0.4	225	305	26	0.5	19	0.06	185	83
13.2	0.4	0	73	71	27	1.2	2.1	0.08	0.16	2.9	0.39	11	2.9	0	10	0.3	144	313	22	0.7	22	0.02	194	-
15	0.4	0	40	40	2	1	1.3	0.11	0.23	3	0.41	20	3.1	0	19	0.7	145	336	27	1	24	0.04	235	-
19.4	0.3	0	41	39	24	1.4	0.8	0.07	0.23	4	0.58	15	4.6	0	11	0.2	118	461	27	0.8	35	0.01	270	-
18.2	0.6	0	37	36	16	1.1	1.3	0.17	0.24	2.9	0.17	16	6.3	0	16	0.2	244	386	29	0.6	23	0.07	224	-
19.4	0.3	0	47	46	17	1.4	1.1	0.07	0.23	4	0.58	14	4.6	0	10	0.2	133	460	27	0.8	35	0.01	269	-
19.4	0.3	0	47	46	17	1.4	1.5	0.07	0.23	4	0.58	14	4.6	0	10	0.2	111	460	27	0.8	35	0.01	269	-
19.4	0.2	0	2	2	0	1	2.1	0.07	0.23	4	0.58	14	4.6	0	10	0.2	88	460	27	0.8	35	0.01	269	-
19.4	0.3	0	34	33	13	1.2	1.5	0.07	0.23	4	0.58	14	4.6	0	10	0.2	109	460	27	0.8	35	0.01	269	-
15.6	0.5	0	10	10	5	0.7	0.6	0.15	0.21	2.5	0.15	14	5.4	0	14	0.2	195	331	25	0.5	20	0.06	192	101
16.5	0.2	0	2	2	0	0.8	0.6	0.05	0.2	3.4	0.5	18	4	0	7	0.1	77	396	22	0.7	30	0	230	93
16	0.2	0	2	2	0	2.2	0.7	0.05	0.1	1.9	0.2	3	1	0	8	0.1	65	385	23	0.3	30	0	220	143
21.4	0.2	0	3	3	0	1	0.8	0.06	0.26	4.4	0.65	16	5.2	0	10	0.1	100	514	29	0.9	39	0	299	-
1.7	0	0	0	0	0	0	0.6	0.07	0.05	0.3	0.08	38	0	10	10	0.3	3	236	12	0.4	1	0.16	36	-
0.6	0	0	1	0	17	0	0.1	0.05	0.03	0.2	0.04	26	0	45	27	0.3	1	230	6	0.1	-	0.05	20	0
9	1.8	0	7	0	80	0	1.3	0.01	0.03	0.7	0.18	12	0	0	4	2.8	700	214	77	0.1	1	0.14	245	7
10.1	2	0	7	0	90	0	0	0.01	0.03	0.8	0.2	14	0	0	5	3.1	786	240	86	0.1	1	0.16	275	7
12	0.8	0	10	0	120	0	0.1	0.2	0.28	1.9	0.25	9	0.2	0	10	2.7	340	301	131	3.4	10	0.42	300	7
9.4	1.4	0	0	0	0	0	2.8	0.1	0.07	1.4	0.2	21	0.1	0	10	2.3	541	182	71	2.5	5	0.16	180	7
18	0.1	0	0	0	0	0	1.8	0.85	0.1	0.9	0.25	82	0	1	1438	9.8	26	719	347	7.9	13	1.63	870	-
20.3	0.4	0	0	0	0	0.3	0.6	0.08	0.1	7	0.6	3	3	0	9	0.5	160	242	19	0.4	30	0	200	-
21.4	0.2	0	23580	23580	0	1.1	1.5	0.43	2.9	11	0.64	813	30	15	5	18.7	94	287	20	8.7	46	0.64	411	2
13.6	3	0	12	12	0	0.3	1.1	0.39	0.11	6.3	0.49	1	0.4	0	5	0.5	1200	190	16	1.6	10	0.08	160	-
13.8	0.1	0	15	15	0	0.4	1.4	0.39	0.11	6.3	0.49	1	0.4	0	5	1	44	317	21	1.9	9	0.05	176	0
28.3	0.2	0	11	11	0	0.3	1	0.76	0.13	9.3	0.7	1	0.6	0	7	1.4	63	453	30	2.6	13	0.07	251	0
31.4	0.2	0	9	9	0	0.3	0.9	0.86	0.14	10.4	0.8	1	0.4	0	7	1.4	66	509	33	2.9	10	0.07	281	0
22	0.1	0	5	5	0	0.2	0.6	0.6	0.1	7.3	0.56	1	0.3	0	5	1	46	356	23	2	7	0.05	197	0
19.8	0.1	0	8	8	0	0.2	0.7	0.53	0.09	6.5	0.49	1	0.4	0	5	1	44	317	21	1.9	9	0.05	176	0
12.3	2.2	0	4	4	0	0	0.1	0.44	0.15	4.5	0.16	2	0.4	0	14	0.7	867	261	17	1.2	14	0.15	210	-
12.6	2	0	9	9	6	0	0.2	0.22	0.17	3	0.02	4	0.2	0	65	0.8	804	67	23	0.8	6	0.02	44	-
47.9	3.3	0	0	0	0	0	0	0.56	0.2	4.2	0.05	0	0	0	32	2.4	1320	300	18	1.6	1	0.2	180	0

COMPACT EDITION - RECIPROCITY

All data is per 100 grams of food
Dashes means data not included in source database

Name	% Edible	Water (g)	kJoules (kj)	kcal (Kcal)	Total Fat (g)	Saturated Fat (g)	Trans Fat (g)	Mono Fat (g)	Poly Fat (g)	Omega3 (g)	Omega6 (mg)	Cholestrol (mg)	Carb (g)	Starch (g)	Sugar (g)	Sugar Added (g)	Fibre (g)
Recommended Daily Amount / Units	n/a %	3300 g	8700 kj	2000 Kcal	65 g	20 g	nr g	nr g	nr g	nr g	nr mg	200 mg	300 g	278 g	nr g	nr g	25 g
Pork, for roast, fat covered, roasted	100	51	1301	313	23.4	8	0	10.3	3.6	0.3	2.8	69	0	0	0	0	0
Pork, for roast, fat trimmed, roasted	100	61	782	186	6.7	2.1	0	2.7	1	0.1	0.9	69	0	0	0	0	0
Pork, grillbones, spare ribs, raw	51	63	1025	247	19.9	7.5	0	8.6	2.6	0.2	2.4	46	0	0	0	0	0
Pork, hocks, raw	51	72	631	151	8.1	2.6	0	3.4	1.2	0.1	0.9	48	0	0	0	0	0
Pork, inside round, raw	100	74	437	103	1.7	0.5	0	0.7	0.3	0	0.3	39	0	0	0	0	0
Pork, inside round, roasted	100	65	583	138	2.3	0.7	0	0.9	0.4	0	0.3	52	0	0	0	0	0
Pork, minced meat, max 23% fat, raw	100	66	857	206	15.5	6.5	0	7	1.2	0.2	1.9	59	0	0	0	0	0
Pork, minced meat, pan-fried without fat	100	60	848	202	9.7	3.2	0	4.1	1.4	0.1	1.2	60	0	0	0	0	0
Pork, minced meat, raw	100	72	605	144	6.7	2.3	0	2.9	0.8	0.1	0.8	47	0	0	0	0	0
Pork, neck chops, raw	83	64	935	225	17	6.4	0	7.3	2.3	0.2	2	50	0	0	0	0	0
Pork, neck chops, roasted	77	49	1336	321	24.3	9.1	0	10.4	3.3	0.3	2.9	71	0	0	0	0	0
Pork, rib with loin, raw	86	54	1357	328	29.5	11.1	0.1	12.8	3.8	0.4	3.5	46	0	0	0	0	0
Pork, rib with loin, roasted	80	34	1937	468	42.1	15.9	0.1	18.3	5.4	0.6	5.2	66	0	0	0	0	0
Pork, roll, sliced	100	64	805	193	13.5	4.9	0	5.6	2.2	0.2	0.2	48	0	0	0	0	0
Pork, shoulder, raw	86	72	605	144	6.7	2.3	0	2.9	0.8	0.1	0.8	47	0	0	0	0	0
Pork, shoulder, with fat, for roast, raw	100	64	915	220	16.1	5.5	0	7.4	2	0.2	1.8	49	0	0	0	0	0
Pork, shredded meat, 70% ham and 30% inside round, raw	100	73	515	122	3.8	1.2	0	1.6	0.6	0.1	0.5	45	0	0	0	0	0
Pork, side, loin with rind, raw	86	54	1357	328	29.5	11.1	0.1	12.8	3.8	0.4	3.6	46	0	0	0	0	0
Pork, striploin, raw	100	74	467	110	1.6	0.5	0	0.6	0.2	0	0.2	41	0	0	0	0	0
Pork, tenderloin, loinback, raw	79	65	895	215	15.7	5.4	0	6.9	2.4	0.2	1.8	50	0	0	0	0	0
Pork, tenderloin, raw	100	74	489	116	3.1	1	0	1.2	0.5	0	0.5	44	0	0	0	0	0
Pork, trimmed fat, raw	100	15	3049	741	80.5	28.3	0.2	35.8	10.4	1	9.4	60	0	0	0	0	0
Porridge with banana and mango, from 8 months, powder, Nestlé	100	4	1673	397	9.9	2.4	0.1	4.6	2.3	0.4	1.9	5	58.6	32.5	26.1	0	4.8
Porridge with banana and mango, from 8 months, prepared, Nestlé	100	78	385	91	2.3	0.6	0	1.1	0.5	0.1	0.4	1	13.5	7.5	6	0	1.1
Porridge with banana and raspberry, from 6 months, powder, Nestlé	100	6	1653	392	9.6	2.3	0.1	4.4	2.2	0.3	1.9	5	58.1	31.5	26.6	0	4.8
Porridge with banana and raspberry, from 6 months, prepared, Nestlé	100	78	380	90	2.2	0.5	0	1	0.5	0.1	0.4	1	13.4	7.2	6.1	0	1.1
Porridge with pear and banana, from 8 months, powder, Nestlé	100	6	1623	385	9.3	2.3	0.1	4.3	2.1	0.3	1.7	7	58.3	28.7	29.6	0	4
Porridge with pear and banana, from 8 months, prepared, Nestlé	100	78	373	88	2.1	0.5	0	1	0.5	0.1	0.4	1	13.4	6.6	6.8	0	0.9
Porridge, Wholemeal with exotic fruits and muesli, from 12 months, powder, Nestlé	100	7	1646	390	9.2	2.3	0.1	4.3	1.9	0.3	1.5	5	60.1	38	22.1	0	3.9
Porridge, Wholemeal with exotic fruits and muesli, from 12 months, prepared, Nestlé	100	84	280	66	1.6	0.4	0	0.7	0.3	0.1	0.3	1	10.2	6.5	3.8	0	0.7
Porridge, from 6 months, powder, Nestlé	100	5	1755	417	11.4	2.7	0.1	5.3	2.6	0.4	2.2	5	58.1	37.5	20.6	0	5
Porridge, from 6 months, prepared, Nestlé	100	78	404	96	2.6	0.6	0	1.2	0.6	0.1	0.5	1	13.4	8.6	4.7	0	1.2
Porridge, prepared with oats and water	100	89	164	39	0.8	0.1	0	0.3	0.3	0	0.3	0	5.8	0	0.3	0	1.7
Porridge, prepared with rice and low fat milk	100	81	334	79	1.2	0.7	0	0.4	0.1	0	0	4	13.8	10.3	3.5	0	0.1
Porridge, prepared with rice and whole milk	100	79	392	93	2.9	1.7	0	0.9	0.1	0	0.1	11	13.5	10.3	3.1	0	0.1
Port Salut Cheese, semi-hard	100	46	1333	321	25	16	0.6	5.7	0.6	0.1	0.5	67	0	0	0	0	0
Potato crisps, fat reduced	100	5	1917	458	18	7.9	0	8	2.1	0.1	1.9	0	63	-	1.5	0	14
Potato crisps, fried in peanut oil	100	3	2126	509	29	6	0	12	11	0.1	3	0	53.8	53.1	0.7	0	4.5
Potato crisps, unspecified	100	2	2156	517	31.5	2.6	0	24.6	2.5	0.1	2.3	1	50.5	50	0.5	0	5.5
Potato salad, with fat reduced mayonnaise (40% fat)	100	67	810	195	14.5	2.3	0	3.2	8.3	0.8	4.1	18	14.1	12.2	1.1	0	1.3
Potato salad, with low-fat sour cream	100	77	448	107	5.3	3.4	0.2	1.2	0.1	0	0.1	14	12.2	8.6	2.8	0.4	1.5
Potato salad, with mayonnaise	100	53	1346	325	29.7	4.8	0	6.5	17	2.3	5.9	34	12.3	10.4	1.1	0	1.3
Potato salad, with sour cream	100	74	591	142	9.3	6	0.3	2.1	0.2	0.1	0.2	25	12	8.6	2.7	0.4	1.5
Potato snacks, extruded	100	3	2051	490	25.1	10.1	0	9.8	2.6	0.1	2	0	60	60	0	0	3
Potato soft flatbread	100	55	722	170	0.4	0.1	0	0	0.2	0	0.2	0	35.7	32.3	2.1	0	3
Potato starch	100	16	1398	329	0	0	0	0	0	0	0	0	80.6	79.7	0.9	0	1.4
Potato, instant, mashed, powder with milk	100	7	1457	344	1.5	0.2	-	0.3	0.9	0	0.4	2	70.7	65	5.7	0	6.9
Potatoes, French fries, frozen	100	66	640	153	5.2	2.5	0	1.9	0.6	0	0.6	0	22	20.4	1.6	0	4.6
Potatoes, autumn, raw	82	78	305	72	0.1	0	0	0	0	0	0	0	15.3	12.4	2.9	0	1.6

Protein	Salt	Alcohol	VitaminA	Retinol	Beta-Carotene	VitaminD	VitaminE	VitaminB1	VitaminB2	VitaminB3	VitaminB6	VitaminB9	VitaminB12	VitaminC	Calcium	Iron	Sodium	Potassium	Magnesium	Zinc	Selenium	Copper	Phosphorus	Iodine
50 g	2300 mg	nr mg	900 µg	nr µg	nr mg	600 µg	1 mg	1.5 mg	1.7 mg	20 mg	2 mg	400 µg	6 µg	60 mg	1000 mg	18 mg	2400 mg	3500 mg	400 mg	15 mg	70 µg	2 mg	1000 mg	150 µg
25.6	0.2	0	10	10	0	0.3	1	0.96	0.2	9.7	0.24	1	0.6	0	6	1.1	89	486	24	2.3	19	0.1	269	0
31.4	0.2	0	6	6	0	0.1	0.9	0.97	0.19	9.4	0.8	1	0.4	0	7	1.4	70	543	36	3	9	0.1	309	0
17	0.1	0	9	9	0	0.4	0.8	0.65	0.1	4.7	0.49	1	0.4	0	5	1	44	317	21	1.9	9	0.05	176	0
19.5	0.1	0	7	7	0	0.2	1.1	0.41	0.1	4.7	0.51	1	0.4	0	4	1.3	52	377	23	2.7	7	0.08	204	0
22	0.1	0	1	1	0	0	0.5	0.81	0.14	7.5	0.68	1	0.2	0	4	0.9	44	393	26	1.8	6	0.06	226	0
29.3	0.1	0	1	1	0	0	0.7	1.08	0.19	10	0.91	1	0.3	0	5	1.2	59	524	35	2.4	8	0.08	301	0
16.7	1	0	1	1	2	0	0.3	0.32	0.15	4.6	0	2	0	0	9	1.2	393	1	19	1	0	0	0	-
28.8	0.2	0	5	5	0	0.3	1.1	0.82	0.23	7.9	0.82	1	0.7	0	7	1.6	85	505	32	3.7	10	0.11	273	-
21	0.1	0	6	6	0	0.1	0.6	0.69	0.17	5.1	0.51	1	0.4	0	4	1.3	52	377	23	2.7	7	0.08	204	0
18	0.1	0	7	7	0	0.4	0.9	0.57	0.14	4.8	0.36	1	0.5	0	7	1.3	49	315	19	2.6	9	0.06	173	0
25.7	0.2	0	11	11	0	0.6	1.3	0.81	0.2	6.9	0.51	3	0.7	0	10	1.9	70	450	27	3.7	13	0.09	247	0
15.6	0.1	0	13	13	0	0.4	1.2	0.49	0.15	5.5	0.49	1	0.4	0	5	1	44	317	21	1.9	9	0.05	176	0
22.3	0.2	0	19	19	0	0.6	1.7	0.7	0.21	7.9	0.7	1	0.7	0	7	1.4	63	453	30	2.7	13	0.07	251	0
18	1.9	0	5	5	0	0.2	0.8	0.7	0.13	5.7	0.28	12	1.4	0	7	0.9	750	400	20	1.8	8	0.08	310	-
21	0.1	0	6	6	0	0.1	0.6	0.69	0.17	5.1	0.51	1	0.4	0	4	1.3	52	377	23	2.7	7	0.08	204	0
18.7	0.1	0	8	8	0	0.2	0.7	0.61	0.15	4.5	0.45	1	0.4	0	4	1.3	51	333	21	2.4	8	0.07	181	0
22	0.1	0	3	3	0	0.1	0.6	0.72	0.13	6.9	0.6	1	0.3	0	4	1	47	384	25	2	6	0.07	219	0
15.6	0.1	0	13	13	0	0.4	1.2	0.49	0.15	5.5	0.49	1	0.5	0	5	1	44	317	21	1.9	9	0.05	176	0
24	0.1	0	3	3	0	0	0.4	0.61	0.09	9	0.71	1	0.2	0	4	0.8	41	400	27	1.4	6	0.04	219	0
18.5	0.1	0	6	6	0	0.2	0.7	0.72	0.17	7.2	0.34	1	0.4	0	13	0.8	59	456	20	1.5	8	0.1	188	0
22	0.1	0	1	1	0	0.1	0.7	0.87	0.19	6.6	0.6	1	0.3	0	5	1.3	44	408	26	2	6	0.08	211	0
4.2	0.1	0	21	21	0	0.6	1.3	0.04	0.04	0.8	0.04	2	0.6	0	4	1.1	31	47	8	0.5	20	0.03	33	0
16	0.3	0	245	240	57	4	3.2	0.94	0.64	3.7	0.47	70	1	49	557	10	110	777	89	2.7	5	0.22	437	45
3.7	0.1	0	56	55	13	0.9	0.7	0.22	0.15	0.9	0.11	16	0.2	11	128	2.3	25	179	20	0.6	1	0.05	100	10.4
16	0.3	0	274	273	13	6	3.1	1.1	0.65	4.8	0.44	62	1	42	613	12	120	767	87	3	5	0.19	437	46
3.7	0.1	0	63	63	3	1.4	0.7	0.25	0.15	1.1	0.1	14	0.2	10	141	2.8	28	176	20	0.7	1	0.04	100	10.6
15	0.3	0	268	267	12	8	3	0.99	0.71	4.1	0.45	47	1.1	47	557	11	110	760	79	2.5	5	0.18	400	44
3.4	0.1	0	62	61	3	1.8	0.7	0.23	0.16	0.9	0.1	11	0.3	11	128	2.5	25	175	18	0.6	1	0.04	92	10.1
14.8	0.3	0	242	237	66	9	2.9	0.83	0.68	4.8	0.31	42	1	46	550	11	117	663	62	2.5	4	0.15	353	52
2.5	0	0	41	40	11	1.5	0.5	0.14	0.12	0.8	0.05	7	0.2	8	93	1.9	20	113	10	0.4	1	0.03	60	8.8
18	0.3	0	270	270	0	6	3.2	1.1	0.67	5.1	0.56	44	1.1	46	593	11	117	670	86	3	5	0.21	467	44
4.1	0.1	0	62	62	0	1.4	0.7	0.25	0.15	1.2	0.13	10	0.3	10	136	2.5	27	154	20	0.7	1	0.05	107	10.1
1.3	0.7	0	0	0	0	0	0.1	0.05	0.02	0.1	0.02	4	0	0	6	0.6	276	48	15	0.3	0	0.05	57	-
3.2	0.6	0	11	11	6	0	0	0.06	0.11	0.2	0.05	5	0.3	1	72	0.1	226	123	10	0.5	1	0.03	88	-
3.2	0.6	0	30	29	16	0	0.1	0.06	0.12	0.2	0.05	5	0.3	1	72	0.1	224	122	9	0.4	1	0.03	88	-
24	1.5	0	238	226	147	0	0.6	0.07	0.33	0.4	0.04	65	3.4	0	720	0.2	600	74	30	4	10	0.04	520	42
4	1.5	0	0	0	0	0	0.1	0.1	0.05	4	0.22	20	0	10	40	1.5	600	1120	59	0.8	1	0.22	155	2
6	1	0	0	0	0	0	2.8	0.21	0.07	6.2	0.53	38	0	21	21	2.5	420	1380	74	1.3	2	0.33	156	0
5.2	1.1	0	0	0	0	0	9.2	0.14	0.07	3.6	0.71	33	0	17	8	1.2	455	1130	66	0.7	0	0.25	125	0
1.4	1.3	0	8	8	2	0.1	1.6	0.07	0.02	1.1	0.1	15	0	8	5	0.6	532	337	16	0.2	1	0.07	44	-
1.9	0.5	0	74	70	50	0	0.3	0.07	0.06	1	0.11	16	0.1	7	27	0.5	200	349	19	0.3	0	0.07	62	-
1.6	1.4	0	16	16	3	0.1	3.2	0.07	0.02	1.1	0.1	16	0.1	8	6	0.6	541	328	15	0.2	1	0.06	50	-
1.8	0.5	0	125	119	73	0	0.4	0.07	0.06	1	0.1	15	0.1	7	25	0.5	196	344	17	0.3	0	0.06	51	-
4.6	3.3	0	0	0	0	0	0.1	0.25	0.08	2.8	0.33	69	0	10	31	1.4	1320	630	36	0.7	1	0.18	129	0
4.5	0.8	0	0	0	0	0	0.4	0.17	0.03	2.2	0.18	26	0	13	8	1.1	316	605	34	0.6	1	0.14	92	0
1	0	0	0	0	0	0	0	0	0	0	0	0	0	0	20	0.5	8	15	5	0.3	0	0.08	7	0
8.5	2.6	0	0	0	0	0	0.3	0.19	0.3	4.2	0.86	30	0.3	60	70	1.6	1030	1500	68	1.4	1	0.37	290	39
2.2	0	0	0	0	0	0	0.5	0.09	0.05	2.8	0.15	11	0	10	7	0.5	6	512	28	0.5	0	0.13	56	0
1.7	0	0	0	0	0	0	0.2	0.08	0.02	1.3	0.12	15	0	13	6	0.7	1	482	23	0.3	0	0.1	58	0

All data is per 100 grams of food
Dashes means data not included in source database

Name	% Edible	Water	kJoules	kcal	Total Fat	Saturated Fat	Trans Fat	Mono Fat	Poly Fat	Omega3	Omega6	Cholestrol	Carb	Starch	Sugar	Sugar Added	Fibre
Recommended Daily Amount Units	n/a %	3300 g	8700 kj	2000 Kcal	65 g	20 g	nr g	nr g	nr g	nr g	nr g	200 mg	300 g	278 g	nr g	nr g	25 g
Potatoes, boiled with skin	87	76	338	80	0.1	0	0	0	0.1	0	0	0	17.1	15.4	1.7	0	1.6
Potatoes, boiled without skin in salted water	100	75	307	72	0.1	0	0	0	0.1	0	0	0	15.2	12.7	2.4	0	1.6
Potatoes, canned, drained	100	84	242	57	0.2	0.1	0	0	0.1	0	0	0	11.3	8.2	2.6	0	2.3
Potatoes, early, raw	83	80	228	54	0.1	0	0	0	0	0	0	0	11.2	8.6	2.6	0	1.1
Potatoes, mashed, prepared from powder with milk	100	84	277	66	1.8	0.7	0	0.5	0.4	0.1	0.3	2	10.6	9.7	0.9	0	1
Potatoes, raw	82	76	339	80	0.1	0	0	0	0.1	0	0	0	17.1	15.4	1.7	0	1.6
Pound cake, Danish	100	24	1728	413	23	9.8	0.3	6.8	4.5	0.8	3.1	116	46.4	19.5	26.9	26	0.6
Pound cake, plain, fat reduced	100	29	1374	326	9.7	4.2	0.1	2.6	2.1	0.3	1.4	10	52.4	32	20.1	18	1.7
Pound cake, plain, marbled	100	28	1541	368	17.4	7.3	0.2	5.1	3.4	0.6	2.4	99	45.1	21.9	23.1	21.8	1.4
Pound cake, plain, no icing, industrially made	100	18	1699	406	20	2	0.2	11.7	4.9	1.4	3.5	57	51.6	21.8	29.8	28	1.5
Pound cake, plain, with apples	100	48	1110	265	13.5	5.6	0.2	4	2.7	0.4	1.9	80	31.4	12.6	18.7	13.3	1.5
Pound cake, plain, with icing, industrially made	100	23	1657	395	18.2	2.4	0.1	7.2	7.5	1.1	6.1	38	52.7	17	35.8	33.5	1.2
Powan, raw	49	77	379	89	0.6	0.1	0	0.1	0.2	0.4	0.1	47	0	0	0	0	0
Prawns, King, raw	-	82	325	77	0.7	0.2	0	0.1	0.2	0.2	0	150	0	0	0	0	0
Prickly Pear, raw	75	85	208	49	0.3	0.1	0	0.1	0.1	0	0.1	0	9.7	0	9.7	0	2.5
Prunes	87	22	771	182	0.4	0.1	0	0.1	0.1	0	0	0	38.4	0	38.4	0	7.1
Pudding, chocolate, powder base, prepared	100	78	390	92	1.5	1	0	0.4	0	0	0	4	16.7	0	12.2	12	0
Puff pastry	100	32	1655	397	26.2	12.6	0	9.5	2.8	0.1	2.6	2	33.7	32.2	1.5	0	2.8
Puffed oats	100	3	1701	403	6.5	0.9	0	2.2	2.1	0.1	2.1	0	69.1	68.9	0.2	0	5.8
Puffed rice	100	6	1604	378	0.9	0.2	0	0.3	0.3	0	0.2	0	86	85.7	0.3	0	0.8
Puffed wheat	100	2	1599	378	2.2	0.3	0	0.2	1.1	0	0.9	0	68.5	67.9	0.6	0	11.2
Pumpernickel, extra coarse (75-100%), rye bread, industrially made	100	40	859	204	1.6	0.2	0	0.3	0.6	0	0.5	0	37	33.5	3.5	0	9.9
Pumpkin, raw	70	92	53	13	0.1	0.1	0	0	0	0	0	0	1.7	0.3	1.4	0	0.5
Quark, 1% fat	100	82	314	74	1	0.6	0	0.2	0	0	0	3	4.3	0	4.3	0	0
Quark, 8% fat	100	80	482	116	8.1	5	0.3	1.8	0.2	0	0.1	21	4	0	4	0	0
Quiche Lorraine, with cheese and bacon	100	50	1172	281	18.1	8.4	0.3	5.5	2.6	0.4	1.9	108	15.7	13.9	1.8	0	0.7
Quinoa, cooked	100	65	607	144	2.4	0.3	0	0.6	1.3	0.1	0.8	0	23.4	21	2.4	0	2.8
Quinoa, uncooked	100	13	1512	358	6.1	0.7	0	1.6	3.3	0.3	3	0	58.3	52.2	6.1	0	7
Quorn, Mycoprotein	100	75	375	90	1.4	0.4	0	-	-	-	-	0	1.1	0.7	0.4	0	8.3
Rabbit, raw	100	73	522	124	4	1.7	0	0.8	1.3	0.2	0.8	71	0	0	0	0	0
Raclette Cheese	100	41	1481	357	27.9	16.7	-	6.5	1.3	0.1	0.5	84	0	0	0	0	0
Radish, raw	94	94	68	16	0.1	0	0	0	0	0	0	0	2.5	0.1	2.4	0	1.3
Raisins	100	15	1151	271	0.5	0.1	0	0.1	0	0	0	0	61.9	2.7	59.2	0	3.7
Rapeseed Oil	100	0	3666	892	99	7.3	0	59.3	27.7	7.7	20	0	0	0	0	0	0
Rapeseed Oil, cold pressed, Odelia	100	0	3700	900	100	7	0	60	33	8.1	21.2	0	0	0	0	0	0
Rapeseed and Sunflower Oil, Vita	100	0	3700	900	100	9	0	62	25	4.4	19	0	0	0	0	0	0
Rapeseed and Sunflower Oil, baking/frying, Melange	100	0	3700	900	100	6	0	77	12	4.1	38.3	0	0	0	0	0	0
Rapid Lettuce	94	95	46	11	0.2	0	0	0.2	0.1	0	0	0	0.3	0	0.3	0	1.4
Raspberries, raw	100	87	122	29	0.4	0	0	0.3	0.1	0.2	0	0	3.2	0	3.2	0	4.3
Ratatouille Vegetable stew, with tomato,	100	88	200	48	2.8	0.3	0	1.4	0.9	0.1	0.8	0	3.7	0.2	3.5	0	1.7
Red wine, 12% Vol alcohol	100	88	308	74	0	0	0	0	0	0	0	0	0.7	0	0.7	0.5	0
Red wine, dry	100	88	266	64	0	0	0	0	0	0	0	0	0.2	0	0.2	0	0
Red wine, unspecified	100	88	289	70	0	0	0	0	0	0	0	0	0.5	0	0.5	0.3	0
Redcurrants, raw	100	81	223	53	1.2	0.3	0	0.2	0.6	0.3	0.4	0	6.9	0	6.9	0	5.1
Redfish, cured, raw	45	79	394	94	2.8	0.5	0	1.2	0.7	0.8	0.1	43	0	0	0	0	0
Redfish, cured, slices, simmered	-	73	511	121	3.6	0.6	0	1.6	0.9	1	0.1	56	0	0	0	0	0
Redfish, fillet, simmered	100	73	511	121	3.6	0.6	0	1.6	0.9	1	0.1	56	0	0	0	0	0
Redfish, raw	90	79	394	94	2.8	0.5	0	1.2	0.7	0.8	0.1	43	0	0	0	0	0
Reindeer Liver, raw	94	72	539	128	4.1	1.3	-	0.7	0.9	0.5	0.4	182	3.3	0	0	0	0
Reindeer Sausage	100	27	1931	467	43	-	-	-	-	1.8	6.6	-	0	-	-	-	0
Reindeer rissoles, canned	100	69	629	151	8.4	3.3	0	4	0.6	0.1	0.3	36	5.1	3.7	1.2	0	0.1
Reindeer, meat in slices, raw, frozen	100	72	606	145	7.5	3.2	0.1	3.6	0.4	0.3	1.2	78	0	0	0	0	0
Reindeer, meat, raw, dried	100	37	1331	318	17.6	7.2	-	8.1	0.9	0.7	2.6	200	0	0	0	0	0
Reindeer, meat, smoked	100	70	480	114	3.1	1.3	0	1.4	0.2	0.1	0.5	78	0	0	0	0	0
Reindeer, roasting, raw	100	74	495	118	3.6	1.4	0	1.7	0.2	0.1	0.5	45	0	0	0	0	0
Rémoulade, mayonnaise based French sauce	100	26	2538	617	65.6	5.1	0	39	18.2	5	13.1	48	5.6	0	5.5	5.4	0.1
Rhubarb, raw	75	94	85	20	0.2	0.1	0	0	0.1	0	0.1	0	1.9	0.2	1.6	0	3.8

Protein	Salt	Alcohol	VitaminA	Retinol	Beta-Carotene	VitaminD	VitaminE	VitaminB1	VitaminB2	VitaminB3	VitaminB6	VitaminB9	VitaminB12	VitaminC	Calcium	Iron	Sodium	Potassium	Magnesium	Zinc	Selenium	Copper	Phosphorus	Iodine
50 g	2300 mg	nr mg	900 µg	nr µg	nr mg	600 µg	1 mg	1.5 mg	1.7 mg	20 mg	2 mg	400 µg	6 µg	60 mg	1000 mg	18 mg	2400 mg	3500 mg	400 mg	15 mg	70 µg	2 mg	1000 mg	150 µg
1.9	0	0	0	0	0	0	0.1	0.07	0.03	1.9	0.16	22	0	13	9	0.7	1	522	34	0.3	0	0.12	58	0
1.9	0	0	0	0	0	0	0.1	0.08	0.02	1.7	0.14	20	0	11	6	0.6	17	370	33	0.3	0	0.11	56	-
1.4	0.5	0	0	0	0	0	0.1	0.07	0.01	0.9	0.19	6	0	5	50	1.3	219	229	14	0.3	0	0.06	29	0
1.5	0	0	0	0	0	0	0.2	0.07	0.03	1.1	0.11	15	0	17	4	0.8	2	416	21	0.3	0	0.09	43	1
1.3	0.4	0	19	18	8	0.2	0.2	0.03	0.05	0.6	0.13	4	0	9	11	0.2	167	224	10	0.2	0	0.06	44	-
1.9	0	0	0	0	0	0	0.1	0.07	0.03	1.9	0.16	22	0	13	9	0.7	2	522	34	0.3	0	0.12	59	0
4.9	0.5	0	300	291	104	3.4	3.6	0.07	0.14	0.2	0.04	19	0.6	0	31	0.7	199	70	9	0.5	5	0.05	85	-
6.5	0.4	0	109	105	47	1.1	1.3	0.14	0.07	0.7	0.05	10	0.2	0	61	0.7	166	141	22	0.6	3	0.07	153	-
7	0.6	0	221	215	75	2.6	2.9	0.12	0.15	0.5	0.06	21	0.5	0	48	1	232	158	23	0.8	6	0.11	176	-
4.1	0.9	0	7	7	0	0	6	0.05	0.1	0.3	0.08	7	0.2	0	26	0.7	368	129	11	0.4	0	0.08	98	-
3.8	0.5	0	178	172	70	2.1	2.4	0.07	0.1	0.3	0.05	14	0.4	2	23	0.6	187	115	10	0.4	4	0.07	155	-
4.7	0.7	0	15	10	68	0	6	0.05	0.1	0.4	0.08	9	0.2	0	37	0.5	293	95	10	0.4	0	0.07	107	-
20.9	0.1	0	0	0	0	8	0.4	0.1	0.06	6.2	0.51	11	3.2	0	12	0.2	42	482	28	0.4	25	0.03	248	11
17.6	0.5	0	0	0	0	0	1.8	0	0.05	0.1	0.11	11	1	0	44	0.7	215	126	28	1.2	34	0.21	155	5
0.7	0	0	2	0	30	0	0	0.02	0.04	0.4	0.02	5	0	22	53	0.4	4	210	57	0.6	1	-	27	-
2.8	0	0	12	0	140	0	0.4	0.1	0.2	1.5	0.24	4	0	0	38	2.9	12	860	27	0.5	3	0.16	83	1
3	0.1	0	14	13	11	0.1	0	0.05	0.14	0.1	0.04	6	0.4	0	105	0	40	147	12	0.4	1	0.02	82	-
5.3	0.8	0	0	0	0	0	2	0.07	0.01	0.7	0.04	0	0	1	77	1.1	337	89	10	0.3	2	0	49	0
14.1	0	0	0	0	0	0	0.5	0	0.07	1.1	0.46	16	0	0	37	3.5	3	399	105	2.3	1	0.59	436	-
6	0	0	0	0	6	0	0.1	0	0.02	1.1	0.08	15	0	0	3	0.4	4	84	21	1.5	2	0.93	91	0
15.5	0	0	0	0	0	0	0.8	0	0.06	5.1	0.44	10	0	0	23	3.1	2	423	115	2.4	1	0.43	407	-
5.4	0.9	0	0	0	0	0	0.5	0.24	0.15	0.5	0.18	16	0	0	77	3	370	530	75	2.3	1	0.19	198	2.7
1	0	0	258	0	3100	0	1.1	0.05	0.11	0.6	0.06	16	0	9	21	0.8	1	340	12	0.3	0	0.13	44	0
12	0.1	0	11	10	10	0	0	0.01	0.28	0.2	0.05	2	0.7	0	140	0	35	140	12	0.6	0	0.25	150	20
6.7	0.1	0	104	100	46	0	0.2	0.01	0.3	0.2	0.04	2	0.3	0	135	0	35	141	11	0.5	0	0.25	120	20
13.5	0.7	0	153	149	51	1.8	2.2	0.17	0.22	1.2	0.1	25	1	0	188	0.9	272	161	22	1.6	9	0.06	233	-
5.7	0	0	0	0	3	0	1	0.14	0.13	0.6	0.2	74	0	0	19	1.8	2	228	79	1.2	3	0.24	183	-
14.1	0	0	1	0	8	0	2.4	0.36	0.32	1.5	0.49	184	0	0	47	4.6	5	569	197	3.1	8	0.59	457	-
14	0.8	0	0	0	0	0	0.1	0.39	0.3	0.08	21	0.3	0	-	0.6	300	120	37	7	-	0.1	237	-	
22	0.1	0	10	10	0	0.4	0.4	0.12	0.14	10	0.6	5	10	0	13	1.8	56	310	23	1.7	10	0.15	210	0
26.4	1.8	0	263	255	100	0.2	0.7	0.01	0.22	0.2	0.06	49	1.4	0	671	0.1	728	70	27	3.9	8	0.06	492	10.6
0.7	0	0	1	0	8	0	0.1	0.01	0.01	0.2	0.05	14	0	21	22	0	7	245	8	0.2	0	0.03	24	0
3.1	0	0	0	0	0	0	0.1	0.11	0.13	0.8	0.17	5	0	2	50	1.1	11	749	32	0.2	0	0.32	101	2
0.2	0	0	0	0	0	0	28.3	0	0	0	0	0	0	0	0	0	0	0	0	0	0	0	0	0
0	0	0	0	0	0	0	18	0	0	0	0	0	0	0	0	0	0	0	0	0	0	0	0	0
0	0	0	0	0	0	9.9	50	0	0	0	0	0	0	0	0	0	0	0	0	0	0	0	0	0
0	0	0	0	0	0	0	37.5	0	0	0	0	0	0	0	0	0	0	0	0	0	0	0	0	0
1.4	0	0	172	0	2060	0	0.7	0.05	0.04	0.3	0.03	31	0	4	51	0.5	5	398	14	0.6	0	0.03	40	0
1.1	0	0	0	0	3	0	1.7	0.01	0.02	0.4	0.04	28	0	17	16	0.4	0	186	21	0.3	0	0.08	45	0.4
1.2	0.3	0	40	0	480	0	1.6	0.05	0.02	0.4	0.12	21	0	37	14	0.5	120	289	14	0.2	0	0.03	37	-
0.1	0	10.2	0	0	0	0	0	0.02	0.1	0.03	1	0	0	7	0.9	7	110	11	0.1	0	0.06	13	1	
0.1	0	9	0	0	0	0	0	0.02	0.1	0.03	1	0	0	7	0.9	7	110	11	0.1	0	0.06	13	0.7	
0.1	0	9.6	0	0	0	0	0	0.02	0.1	0.03	1	0	0	7	0.9	7	110	11	0.1	0	0.06	13	1	
1.2	0	0	1	0	18	0	1	0.01	0.01	0.4	0.06	7	0	27	50	0.7	1	294	15	0.2	0	0.1	53	0
17.1	1.7	0	3	3	0	0	1.4	0.1	0.11	2	0.2	5	1	0	21	0.2	690	378	26	0.3	50	0.1	190	-
22.2	2.2	0	4	4	0	0	1.8	0.13	0.14	2.6	0.26	6	1.3	0	27	0.3	896	491	34	0.4	65	0.13	247	-
22.2	0.4	0	4	4	0	0	1.8	0.13	0.14	2.6	0.26	6	1.3	0	27	0.3	143	491	34	0.4	65	0.13	247	-
17.1	0.3	0	3	3	0	0	1.4	0.1	0.11	2	0.2	5	1	0	21	0.2	110	378	26	0.3	50	0.1	190	-
19.5	0.2	0	20000	20000	0	0	0.1	0.8	0.59	6.15	19.6	0.62	220	128	11	6	17	69	290	20	2.4	37	7.2	435	3
20	4.8	0	0	0	0	0	-	0.15	0.3	2.5	-	-	-	0	10	2.5	1920	285	-	-	-	-	-	-
13.6	2.8	0	6	6	4	0.1	0.4	0.12	0.28	3.3	0.15	4	2.1	4	33	3	1140	188	20	3	9	0.15	102	-
19.3	0.2	0	8	8	0	0.3	0.8	0.26	0.6	5.1	0.44	6	6.3	0	7	2.8	95	290	33	4.8	25	0.23	189	7.5
40	0.6	0	21	21	0	0.7	0.8	0.68	1.56	13.2	0.9	24	13.8	0	34	17.3	245	1140	85	12.4	40	0.44	605	-
21.5	4.4	0	9	9	0	0.4	0.8	0.31	0.71	6	0.44	8	6.3	0	15	7.9	1750	520	39	5.6	30	0.28	275	6.2
21.3	0.2	0	8	8	0	0.3	0.8	0.26	0.6	5.1	0.44	6	6.3	12	7	6.7	95	440	33	4.8	25	0.24	235	6.6
0.9	0.9	0	21	20	11	0.5	19	0.02	0.06	0	0.01	6	0.3	0	8	0.3	376	17	3	0.2	2	0.01	29	-
0.9	0	0	5	0	61	0	0.3	0.02	0.03	0.3	0.02	7	0	8	86	0.2	4	280	12	0.1	0	0.02	14	0

COMPACT EDITION - RECIPROCITY

All data is per 100 grams of food
Dashes means data not included in source database

Name	% Edible	Water	kJoules	kcal	Total Fat	Saturated Fat	Trans Fat	Mono Fat	Poly Fat	Omega3	Omega6	Cholestrol	Carb	Starch	Sugar	Sugar Added	Fibre
Recommended Daily Amount	n/a	3300	8700	2000	65	20	nr	nr	nr	nr	nr	200	300	278	nr	nr	25
Units	%	g	kj	Kcal	g	g	g	g	g	mg	mg	mg	g	g	g	g	g
Rib-end, Beef, for chops, raw	75	69	710	170	9.9	4.3	0.1	3.7	0.4	0.1	0.3	41	0	0	0	0	0
Rib-eye steak, Beef, raw	78	67	834	200	13.1	6	0.2	5	0.5	0.2	0.4	41	0	0	0	0	0
Rib-eye steak, Beef, cube roll, lean, fat trimmed, raw	84	72	592	141	5.7	2.6	0.1	2.1	0.2	0.1	0.1	38	0	0	0	0	0
Rib-eye steak, Beef, roasted	71	56	1112	267	17.5	8	0.3	6.7	0.7	0.2	0.5	55	0	0	0	0	0
Rice cake, with salt	100	5	1609	380	3	0.7	0	1	1.1	0	1	0	78	67	0.9	0	4.5
Rice cake, without salt	100	5	1609	380	3	0.7	0	1	1.1	0	1	0	78	67	0.9	0	4.5
Rice flour, rice starch	100	11	1527	360	1.3	0.3	0	0.3	0.5	0	0.1	0	79.3	79.3	0	0	0.8
Rice, brown, long-grain, cooked	100	69	524	124	1	0.2	0	0.3	0.4	0	0.3	0	24.8	24.6	0.1	0	1.4
Rice, brown, long-grain, uncooked	100	10	1542	364	3	0.6	0	1.1	1.1	0	1	0	72.8	72.4	0.4	0	4.2
Rice, cooked, with salt	100	77	371	87	0	0	0	0	0	0	0	0	19.6	19.5	0	0	0.4
Rice, white, for porridge, pre-boiled, uncooked	100	10	1503	354	0.6	0.1	0	0.2	0.2	0	0.2	0	80	76.1	3.9	3.6	1.2
Rice, white, long-grain, cooked	100	70	494	116	0.2	0.1	0	0.1	0.1	0	0.1	0	25.8	25.8	0	0	0.3
Rice, white, long-grain, uncooked	100	13	1456	343	0.7	0.1	0	0.2	0.2	0	0.2	0	75.9	75.8	0.1	0	1
Rice, white, parboiled, long-grain, cooked	100	70	500	118	0.4	0.1	0	0.1	0.2	0	0.1	0	25.7	25.6	0.1	0	0.5
Rice, white, parboiled, long-grain, uncooked	100	11	1474	347	1.2	0.2	0	0.4	0.4	0	0.4	0	75.7	75.3	0.4	0	1.4
Rice, white, pre-boiled with 1% salt, uncooked	100	10	1483	349	0.2	0	0	0.1	0.1	0	0	0	78.2	78.1	0.1	0	1.5
Rice, white, pre-boiled, cooked	100	69	518	122	0.2	0	0	0.1	0.1	0	0.1	0	26.7	26.5	0.2	0	0.9
Rice, white, pre-boiled, uncooked	100	9	1523	359	0.7	0.1	0	0.2	0.2	0	0.2	0	78.4	77.8	0.6	0	2.6
Rice, white, short-grain, for porridge, uncooked	100	11	1516	357	0.8	0.1	0	0.3	0.3	0	0.2	0	80.5	80.3	0.2	0	1.1
Rice, wild rice, cooked	100	68	516	122	0.4	0.1	0	0.1	0.2	0.1	0.1	0	23.7	22.8	0.9	0	2.1
Rice, wild rice, raw	100	8	1496	353	1.1	0.2	0	0.2	0.7	0.3	0.4	0	68.7	66.2	2.5	0	6.2
Ricotta Cheese	100	73	648	155	10.5	7	-	2.7	0.3	0.1	0.2	37	3.8	0	3.8	0	0
Ridderost Cheese, semi-hard	100	40	1746	422	38	25	0.9	8.6	0.9	0.2	0.7	102	0	0	0	0	0
Ritz Crackers, salted	100	3	1950	466	23.4	12.1	0.1	6.8	2.1	0.1	1.8	0	53.5	46.1	7.4	5.6	3.8
Roast beef, cold cuts, sliced	100	71	544	129	2.7	1.2	0	1.1	0.1	0	0.1	45	0	0	0	0	0
Rocket, raw	100	92	116	28	0.7	0.1	0	0	0.3	0.2	0.1	0	2	0	2	0	1.6
Roe deer, meat, raw	100	77	401	95	1.2	0.6	0	0.3	0.2	0	0.2	78	0	0	0	0	0
Roe paste, canned	100	46	1686	408	38.6	6	0	15.7	12.5	8.8	3.7	228	2.1	1.1	1.1	0.8	1.6
Rolled oats	100	6	1639	389	7.8	1.1	0	2.7	2.5	0.1	2.5	0	63.1	62.2	1	0	10.8
Rolls, baguette, fine, flour with high gluten content	100	35	1122	265	2.8	0.7	0	0.7	0.8	0.1	0.8	0	51.4	49.6	1.8	0.7	2.1
Rolls, coarse, 50% wholemeal flour, skimmed milk	100	35	1167	277	5.6	1.5	0	1.9	1.6	0.2	1.3	3	45.3	42.4	2.9	0	3.8
Rolls, coarse, 50% wholemeal flour, water	100	38	1103	261	5.5	1.5	0	1.9	1.6	0.2	1.3	3	43.3	42.5	0.8	0	3.8
Rolls, coarse, 75% wholemeal flour, skimmed milk	100	35	1142	271	5.7	1.5	0	1.9	1.7	0.2	1.4	3	42.7	39.6	3.1	0	5.2
Rolls, coarse, 75% wholemeal flour, water	100	39	1079	256	5.7	1.5	0	1.9	1.7	0.2	1.4	3	40.5	39.6	0.9	0	5.2
Rolls, coarse, bake-off, ready to eat	100	29	1219	289	5.3	1.6	-	2	1.4	0.2	1.1	0	48.7	46	2.7	0	6.5
Rolls, coarse, industrially made	100	37	1081	256	5.2	1.8	0	1.7	1.2	0.2	1.1	0	43	42.2	0.7	0	3.6
Rolls, fine, 100% wheat flour, skimmed milk	100	35	1194	283	5.4	1.5	0	1.8	1.6	0.2	1.2	3	48.2	45.4	2.7	0	2.5
Rolls, fine, 100% wheat flour, water	100	39	1131	268	5.4	1.5	0	1.8	1.6	0.2	1.2	3	46	45.4	0.6	0	2.5
Rolls, white, baked, ready to eat	100	33	1153	273	3.8	0.9	-	1	1.5	0.2	0.8	0	48.3	45.6	2.7	0	3.5
Rolls, white, industrially made	100	32	1200	284	3.3	1	0	1	0.9	0.1	0.8	0	53.4	52.7	0.7	0	2.8
Romaine lettuce	94	94	68	16	0.2	0	0	0	0.1	0.1	0	0	1.3	0	1.3	0	1.8
Roquefort Cheese	100	42	1470	355	31	20.2	0.6	6.8	0.9	0.2	0.6	90	0	0	0	0	0
Rosehip soup powder, dry	100	2	1266	299	0.2	0	0	0	0	0	0.1	0	71	-	71	68	5
Rosehip, raw	65	83	224	53	0.5	-	0	-	-	0.1	0.2	0	8.6	-	-	0	6.1
Rosemary, dried	100	8	1776	427	15.2	7.4	0	3	2.3	1.1	1.2	0	46.4	-	-	0	42.6
Rosemary, raw	65	68	498	120	5.9	2.8	0	1.2	0.9	0.4	0.4	0	6.6	-	-	0	14.1
Rowan-berries, raw	100	86	167	40	0	0	0	0	0	0	0	0	6.3	0	6.3	0	6
Royal Blue Cheese	100	38	1866	452	44	28	1	9.9	1.1	0.3	0.8	118	0	0	0	0	0
Rusk, white, sweet	100	3	1932	459	15.5	4.8	0.1	5.6	4	0.5	3	10	67.3	56	11.2	7.9	3
Rusk, wholemeal	100	6	1659	394	8.7	2.1	-	2.6	3.1	0.2	1.7	2	63.4	62	1.4	0	9
Rye flour	100	12	1447	342	1.8	0.2	0	0.2	0.9	0.1	0.6	0	70.2	68.9	1.2	0	8.6
Rye flour, wholemeal	100	14	1363	323	2.4	0.3	0	0.2	1.2	0.2	1	0	57.5	55.5	2	0	16.8
Salad dressing, mayonnaise, 15% fat	100	67	768	185	13.3	1.7	0	6.9	3.9	0.5	3.4	60	14.9	0.2	14.6	13.7	0.3
Salad dressing, mayonnaise, 30% fat	100	56	1223	295	26.4	3.3	0	13.8	7.8	1	6.7	103	12.8	0.1	12.7	12.5	0.2
Salad dressing, mayonnaise, 40% fat	100	46	1675	406	40	6	0	8.9	23.4	2.2	18.7	38	10.5	1.4	9.1	2.1	0
Salad dressing, mayonnaise, 55% fat	100	36	2136	518	54	8	0	10.9	30.3	2.8	25	51	4.2	0.6	3.6	0.9	0
Salad dressing, no fat	100	81	260	61	0.1	0	0	0	0.1	0	0	0	15	4	11	5.5	0
Salad dressing, French, oil and vinegar	100	47	1705	414	45.8	5	0	24.5	14.2	1.8	12.2	0	0.5	0.3	0	0	0

Protein	Salt	Alcohol	VitaminA	Retinol	Beta-Carotene	VitaminD	VitaminE	VitaminB1	VitaminB2	VitaminB3	VitaminB6	VitaminB9	VitaminB12	VitaminC	Calcium	Iron	Sodium	Potassium	Magnesium	Zinc	Selenium	Copper	Phosphorus	Iodine
50 g	2300 mg	nr mg	900 µg	nr µg	nr mg	600 µg	1 mg	1.5 mg	1.7 mg	20 mg	2 mg	400 µg	6 µg	60 mg	1000 mg	18 mg	2400 mg	3500 mg	400 mg	15 mg	70 µg	2 mg	1000 mg	150 µg
20.2	0.2	0	9	8	9	0.2	0.3	0.04	0.15	5.2	0.19	3	1.3	0	9	2	66	340	20	4.2	5	0.04	190	-
20.5	0.1	0	5	5	0	0.2	0.5	0.04	0.11	4.2	0.48	4	1.1	0	4	2.2	44	343	19	4.7	8	0.06	159	-
22.4	0.1	0	3	3	0	0.2	0.4	0.04	0.12	4.6	0.52	4	1.2	0	5	2.2	47	367	20	5.1	9	0.06	171	-
27.3	0.1	0	8	8	0	0.3	0.7	0.05	0.15	5.6	0.64	5	1.5	0	5	2.8	59	457	25	6.3	12	0.08	212	-
8	0.2	0	0	0	0	0	1	0.05	0.03	4.3	0.61	20	0	0	20	1.7	100	320	100	1.5	23	0.2	330	5
8	0	0	0	0	0	0	1	0.05	0.03	4.3	0.61	20	0	0	20	1.7	0	320	100	1.5	23	0.2	330	5
7.3	0	0	0	0	0	0	0	0.08	0.03	1.9	0.2	4	0	0	5	1.1	3	117	36	0.8	3	0.2	96	0.7
3.2	0	0	0	0	0	0	0	0.12	0.02	1.8	0.19	5	0	0	4	0.4	1	66	39	0.7	5	0.09	96	-
9.4	0	0	0	0	0	0	0	0.36	0.05	5.4	0.56	14	0	0	11	1.3	3	193	115	2.1	14	0.26	281	-
2	0.2	0	0	0	0	0	0	0.01	0.01	0.2	0.09	1	0	0	3	0	70	11	4	0.4	3	0.05	35	-
6.4	1.7	0	0	0	0	0	0	0.11	0.05	1.3	0.29	7	0	0	4	0	692	63	19	1.2	3	0.16	79	-
2.7	0	0	0	0	0	0	0	0.01	0.02	0.2	0.19	3	0	0	0	0	0	18	3	0.4	0	0.05	45	-
7.8	0	0	0	0	0	0	0	0.04	0.05	0.5	0.56	9	0	0	0	0	0	52	9	1.3	0	0.14	132	2
2.6	0	0	0	0	0	0	0	0.08	0.02	1.6	0.17	3	0	0	61	0.4	0	56	13	0.3	2	0.09	62	-
7.7	0	0	0	0	0	0	0	0.24	0.05	4.7	0.51	8	0	0	178	1.3	1	165	38	0.8	7	0.27	181	2
7.9	0.7	0	0	0	0	0	0	0.05	0	0.8	0.35	5	0	0	11	0	279	46	15	1.4	13	0.2	139	-
2.9	0	0	0	0	0	0	0	0.09	0.01	1.4	0.15	3	0	0	25	0.1	1	54	10	0.2	0	0.06	56	-
8.5	0	0	0	0	0	0	0	0.25	0	4	0.44	8	0	0	73	0.4	2	158	30	0.7	0	0.17	165	-
6.4	0	0	0	0	0	0	0	0.2	0.05	1.3	0.21	9	0	0	0	0.2	1	96	28	1.1	0	0.16	96	-
4.8	0	0	0	0	4	0	0.3	0.04	0.09	2.3	0.13	33	0	0	7	0.7	2	147	61	2.1	1	0.18	149	-
14	0	0	1	0	11	0	0.8	0.12	0.26	6.7	0.39	95	0	0	21	2	7	427	177	6	3	0.52	433	-
11.5	0.3	0	90	87	35	0.1	0	0.03	0.22	0.2	0.04	6	0.3	1	215	0.5	118	85	11	0.8	-	0.02	174	18
20	1.5	0	361	343	223	0	1	0.06	0.29	0.4	0.03	57	3	0	620	0.2	600	64	26	3.5	8	0.03	540	37
8.6	2.1	0	0	0	0	0	2.4	0.14	0.06	1.8	0.14	19	0	0	108	1.2	832	170	25	0.7	3	0.13	223	1
26.1	0.1	0	4	4	6	0	0.2	0.05	0.16	8	0.29	5	1.3	0	4	2.5	56	435	28	4.9	8	0.04	224	-
2.6	0.1	0	119	0	1424	0	0.4	0.04	0.09	0.4	0.07	97	0	15	160	1.5	27	369	47	0.5	0	0.08	52	0
21	0.2	0	8	8	0	0.4	0.8	0.23	0.48	6.3	0.44	6	6.3	0	10	3	60	310	40	4.8	4	0.2	250	2
12.4	1.8	0	2400	2400	0	39.1	9.3	0.15	0.25	1.5	0.07	66	9.6	1	4	0.7	710	190	9	1.9	60	0.21	233	234
11.4	0	0	0	0	0	0	0.9	0.37	0.08	0.7	0.24	31	0	0	39	3.7	1	382	118	2.5	1	0.36	516	0.5
7.5	1	0	0	0	2	0.2	0.8	0.2	0.06	1.1	0.07	38	0	0	13	0.7	408	120	14	0.7	4	0.11	116	-
9.4	0.7	0	33	32	14	0.3	1.3	0.3	0.14	2.3	0.1	47	0.2	0	59	1.4	278	240	40	1.4	5	0.13	183	-
7.8	0.7	0	33	32	14	0.3	1.3	0.27	0.07	2.2	0.08	42	0	0	14	1.4	298	167	36	1.2	4	0.13	135	-
9.6	0.5	0	33	32	14	0.3	1.3	0.34	0.15	3	0.12	50	0.2	0	61	1.9	198	276	53	1.7	6	0.17	216	-
8.1	0.5	0	33	32	14	0.3	1.3	0.32	0.08	3	0.1	48	0	0	16	1.8	181	208	49	1.5	5	0.16	174	-
8.4	1.3	0	0	0	0	0	1.3	0.22	0.13	1.9	0.07	35	0	0	34	1	519	201	32	1.1	3	0.12	138	-
7.6	1.1	0	0	0	0	0.5	1.2	0.22	0.04	1.8	0.07	20	0	0	14	1.3	445	153	35	0.9	4	0.13	125	-
9.1	0.5	0	33	32	13	0.3	1.3	0.26	0.14	1.5	0.09	43	0.2	0	57	1	198	197	27	1.1	4	0.1	140	-
7.6	0.4	0	33	32	13	0.3	1.3	0.24	0.07	1.4	0.07	41	0	0	12	1	180	129	23	1	3	0.1	98	-
9.6	1.1	0	0	0	0	0	0.3	0.14	0.08	0.8	0.05	43	0	0	25	1.1	445	146	26	0.9	4	0.14	102	-
8.7	0.8	0	0	0	0	0.3	1	0.25	0.06	1.5	0.07	38	0	0	14	1.1	300	142	26	1	4	0.11	109	-
1.4	0	0	91	0	1090	0	0	0.03	0.06	0.4	0.08	89	0	6	46	0.5	7	300	17	0.3	-	0.03	28	0
19	4	0	300	295	58	0.7	0.6	0.03	0.41	0.6	0.1	45	0.4	0	608	0.4	1600	120	27	3.7	6	0.12	430	40
0.7	0.1	0	48	0	580	0	0	0.01	0.24	0.3	0	0	0	190	155	1.3	32	469	39	0.1	0	-	35	-
0.6	0.1	0	950	0	11400	0	-	0.06	0.07	0.5	0.05	-	0	840	184	0.2	24	410	28	-	0	0.18	35	1
4.9	0.1	0	156	0	1872	0	-	0.51	0.43	1	1.74	307	0	61	1280	29.2	50	955	220	3.2	5	0.55	70	-
3.3	0.1	0	146	0	1752	0	-	0.04	0.15	0.9	0.34	109	0	22	317	6.6	26	668	91	0.9	-	0.3	66	-
0.7	0	0	3	0	31	0	1.2	0.04	0.07	0.4	0.07	10	0	98	41	0.9	1	330	24	0.3	0	-	40	1
14	1.5	0	418	397	258	0	1.1	0.05	0.25	0.9	0.1	39	1.3	0	410	0.1	600	70	17	2.3	8	0.02	300	35
11.2	0.2	0	109	105	48	1.1	3	0.31	0.16	1.7	0.1	48	0.2	0	79	1.2	90	242	35	1.3	5	0.12	168	3
11	1.2	0	0	0	2	0	1.5	0.24	0.2	7	0.41	52	0	0	40	2.1	500	260	60	1.8	4	0.21	270	3
7	0	0	0	0	0	0	0.2	0.33	0.12	0.5	0.09	23	0	0	20	1.4	1	226	34	1.3	2	0.15	135	1
9.6	0	0	0	0	2	0	1	0.5	0.18	0.7	0.18	31	0	0	24	2.8	0	370	79	2.2	6	0.27	325	0
1.2	2.1	0	33	25	99	0.7	4.3	0.04	0.08	0.2	0.02	10	0.3	0	12	0.4	844	86	5	0.2	2	0.05	39	-
1.6	2.1	0	44	43	17	1.2	8.1	0.03	0.11	0.4	0.03	13	0.6	2	15	0.5	849	27	5	0.3	3	0.02	58	5
1	1.8	0	24	24	0	0.1	2.5	0.02	0.03	1	0.02	7	0.2	0	5	0.3	700	142	5	0.1	0	0.05	17	5
3.9	1.8	0	24	24	0	0.1	3.7	0.01	0.03	0.4	0.08	10	0.8	0	11	0.2	700	142	7	0.2	1	0.05	35	-
0.1	2	0	1	1	0	0	0.2	0	0	0	0	0	0	0	13	0.5	786	21	3	0	0	0.01	5	-
0.1	4.5	0	0	0	1	0.4	12.8	0	0	0	0	0	0	0	6	0.2	1812	31	6	0	0	0.01	7	-

All data is per 100 grams of food
Dashes means data not included in source database

Name	% Edible	Water	kJoules	kcal	Total Fat	Saturated Fat	Trans Fat	Mono Fat	Poly Fat	Omega3	Omega6	Cholestrol	Carb	Starch	Sugar	Sugar Added	Fibre
Recommended Daily Amount Units	n/a %	3300 g	8700 kj	2000 Kcal	65 g	20 g	nr g	nr g	nr g	nr g	nr g	200 mg	300 g	278 g	nr g	nr g	25 g
Salami Sausage	100	37	1671	404	35.4	13.6	0.2	15.2	4.2	0.4	3.9	65	0.1	0	0.1	0	0
Salami Sausage, Danish	100	29	2058	499	49	18.5	0.1	22.1	3.7	0.6	5.2	85	0.5	0	0.5	0	0
Salami Sausage, lean	100	47	1234	297	23.1	8.7	0	10.7	2.2	0.3	2.3	74	0.6	0.3	0	0	0
Salmon fillet, dry salted, with sugar and spices	100	61	748	179	9.2	2	0	3.8	2.5	1.6	0.8	70	2.8	0	2.8	2.8	0
Salmon, farmed, raw	-	61	932	224	16	3	0	5.9	5	3.6	1.2	80	0	0	0	0	0
Salmon, farmed, slices, rolled in flour, fried in fat	-	46	1304	313	22.7	4.8	0	8.4	6.8	4.3	2.2	95	3.6	3.5	0.1	0	0.2
Salmon, farmed, slices, simmered	-	54	1108	266	19	3.6	0	7	6	4.3	1.4	95	0	0	0	0	0
Salmon, fillet, pan-fried	100	54	1096	263	18.8	3.5	0	6.9	5.9	1.8	0.6	94	0	0	0	0	0
Salmon, fillet, roasted	100	58	1013	243	17.4	3.3	0	6.4	5.4	1.6	0.5	87	0	0	0	0	0
Salmon, ocean, raw	65	66	760	182	11.5	1.8	0	4.4	1.9	2.1	0.7	50	0	0	0	0	0
Salmon, ocean, simmered	-	60	906	217	13.7	2.1	0	5.2	2.3	2.5	0.8	60	0	0	0	0	0
Salmon, smoked	90	63	938	225	14.7	2.5	0	6.1	4.5	3.2	1.4	63	0	0	0	0	0
Salsiccia, Italian sausage	100	51	1128	271	18.3	6.3	-	8.7	2.2	0.1	0.6	61	4.7	-	0	0	0
Salsify, black, raw	63	77	308	73	0.4	0	0	0.1	0.2	0	0	0	10.5	3.9	6.6	0	7.3
Salt, herbal	100	10	197	47	1.7	0	0	0	0	0	0	0	0.3	0	0.3	0	0
Salt, mineral	100	0	0	0	0	0	0	0	0	0	0	0	0	0	0	0	0
Salt, sea	100	4	0	0	0	0	0	0	0	0	0	0	0	0	0	0	0
Salt, table	100	0	0	0	0	0	0	0	0	0	0	0	0	0	0	0	0
Salt, table, iodized	100	0	0	0	0	0	0	0	0	0	0	0	0	0	0	0	0
Salted sticks	100	5	1604	380	6.3	1.4	-	1.7	2.9	0.2	2.6	0	68.1	61	7.1	3.7	4.3
Sashimi, halibut, Atlantic	100	72	474	113	4.3	0.8	0	1.9	1	0.7	0.1	65	0	0	0	0	0
Sashimi, salmon	100	61	932	224	16	3	0	5.9	5	3.8	1.2	80	0	0	0	0	0
Sashimi, tuna	100	74	445	105	1	0.2	0	0.2	0.4	0.3	0.1	41	0	0	0	0	0
Sauce, brown with onion, powder base, prepared	100	90	166	39	1.5	0.2	0	0.3	0.9	0	0.8	0	5.5	-	-	0.2	0
Sauce, brown, from cube, prepared	100	87	231	55	3.5	0.6	0	2.5	0.3	0	0.3	0	5	0	0	0	0
Sauce, brown, powder base, prepared	100	92	143	34	1.1	0.2	0	0.8	0.1	0	0.1	0	5	0	0	0.2	0
Sauerkraut	100	86	124	29	0	0	0	0	0	0	0	0	5.1	0	5.1	4	1.7
Sausage spread, pork, high fat content	100	46	1514	366	34.6	14.6	0	15.7	3.3	0.5	4.3	67	0.5	0.2	0.2	0	0.1
Sausage, chicken and turkey, lean	100	70	700	168	10.6	3.4	0.1	4.9	2	0.2	1.8	79	5	4.1	0.9	0	0
Sausage, chicken and turkey, with cheese	100	64	836	201	14.1	4.9	0.2	5.7	2.3	0.3	2.1	77	4.6	3.5	1.1	0	1
Sausage, cocktail	100	57	1069	258	21.3	9.5	0	9.5	2	0.4	2.4	45	5.4	3.6	1.7	0	0.1
Sausage, grill	100	59	1082	261	21.4	9.9	0	9.5	1.8	0.3	1.9	47	5.5	3.7	1.8	0	0.1
Sausage, grill, lean	100	71	669	160	10.7	4.6	0	5	0.8	0.2	1.4	34	5.9	4	0	0	0.1
Sausage, grill, turkey and chicken	100	66	804	193	13.4	4.1	0.1	5.7	2.5	0.3	2.2	78	4.9	3.7	1.2	0	1.1
Sausage, grill, with cheese	100	59	1018	245	19.3	7.6	0.2	7.9	2.2	0.2	2.3	49	5.1	4.3	0.8	0	0.9
Sausage, meat, lean	100	66	793	190	13.5	6.7	0	5.7	0.6	0.1	1.3	40	6.4	4.4	0.1	0	0.1
Sausage, meat, smoked and unsmoked	100	59	965	232	18.7	8.9	0	8.1	1.4	0.2	1.4	43	5.2	3.5	1.6	0	0.1
Sausage, mutton, smoked	100	38	1547	373	30.1	13.4	0.3	12	2.4	0.3	0.9	87	3.4	0.2	2.9	0	0
Sausage, pork, smoked and unsmoked	100	55	1100	265	22.5	10	0	10.1	2.2	0.4	2.6	46	5.1	3.5	1.5	0	0.1
Scallion, spring onion, raw	96	90	137	32	0.4	0.1	0	0.2	0	0.2	0	0	4	0	4	0	1.8
Scallop, boiled	-	73	432	102	1.4	0.2	0	0.5	0.4	0.2	0	158	0	0	0	0	0
Scallop, raw	-	78	345	81	1.1	0.2	0	0.4	0.3	0	0	126	0	0	0	0	0
Schnitzel, chicken, with cheese, breaded, raw	100	50	872	209	11.6	3.4	0.7	5.2	1.2	0.2	1.1	55	10.4	10	0.4	0	1.6
Sea buckthorn	-	83	352	85	5	1.1	0	2	0.9	-	-	0	6.3	-	6.2	0	6
Seaweed, Nori, dried	100	12	1084	255	0.5	0	0	0	0.2	0	0	0	54.8	54.8	0	0	0
Selbu Blå Cheese, blue mould, Norwegian	100	41	1735	420	40	26	0.9	9	1	0.2	0.7	107	0	0	0	0	0
Semi-skimmed Milk, 0.7% fat, with vitamin D	100	91	162	38	0.7	0.5	0	0.2	0	0	0	2	4.6	0	4.6	0	0
Semi-skimmed Milk, 1% fat	100	91	175	41	1	0.6	0	0.2	0	0	0	3	4.6	0	4.6	0	0
Semi-skimmed Milk, 1.2% fat	100	90	180	43	1.2	0.8	0	0.3	0	0	0	3	4.6	0	4.6	0	0
Semi-skimmed Milk, 1.2% fat, organic	100	89	184	43	1.2	0.9	0	0.3	0	0	0	6	4.6	0	4.6	0	0
Semi-skimmed Milk, lactose free, 1.2% fat	100	99	157	37	1.2	0.7	0	0.3	0	0	0	4	3.1	0	3.1	0	0
Semi-skimmed Milk, unspecified	100	90	179	42	1.2	0.8	0	0.3	0	0	0	3	4.7	0	4.7	0	0
Semi-skimmed Milk, with chocolate flavour, with vitamin D	100	91	176	41	0.8	0.5	0	0.2	0	0	0	3	5.1	0	4.9	0.5	0
Semi-skimmed Milk, with vitamin D, 0.5% fat	100	91	156	37	0.5	0.3	0	0.1	0	0	0	1	4.6	0	4.6	0	0
Semi-skimmed Milk, with vitamin D, unspecified	100	91	161	38	0.7	0.4	0	0.1	0	0	0	1	4.6	0	4.6	0	0
Semolina, wheat meal	100	15	1437	339	2	0.2	0	0.3	0.9	0.1	0.8	0	69	67.5	1.6	0	2.5
Sesame Oil	100	0	3692	898	99.7	14.6	0	37.5	43.4	0.3	41.3	0	0	0	0	0	0
Sesame paste, tahini	100	3	2582	626	58.9	8.4	0	22	25.8	0.4	25.3	0	0.8	0.4	0.4	0.2	9.3

Protein	Salt	Alcohol	VitaminA	Retinol	Beta-Carotene	VitaminD	VitaminE	VitaminB1	VitaminB2	VitaminB3	VitaminB6	VitaminB9	VitaminB12	VitaminC	Calcium	Iron	Sodium	Potassium	Magnesium	Zinc	Selenium	Copper	Phosphorus	Iodine
50 g	2300 mg	nr mg	900 μg	nr μg	nr mg	600 μg	1 mg	1.5 mg	1.7 mg	20 mg	2 mg	400 μg	6 μg	60 mg	1000 mg	18 mg	2400 mg	3500 mg	400 mg	15 mg	70 μg	2 mg	1000 mg	150 μg
21.2	5.2	0	5	5	0	0.2	1.2	0.52	0.19	5.2	0.34	13	1.7	0	7	1.7	2100	340	20	3.2	14	0.15	210	0
13.9	5	0	6	4	22	0.3	0	0.14	0.18	2.3	0.15	3	1.3	0	11	1.1	2000	200	10	1.7	5	0.11	119	4
21.7	4.9	0	9	8	8	0.1	0.5	0.23	0.2	5.3	0.01	3	0.1	0	15	2.2	1970	24	26	1.8	3	0.02	7	0
21.2	4.8	0	30	30	0	12.5	2.2	0.18	0.08	6	0.78	26	5	0	26	0.4	1930	295	24	0.4	26	-	210	11
20	0.1	0	26	26	0	10	1.4	0.12	0.11	7.3	0.51	7	3.5	0	7	0.3	46	451	26	0.5	30	0.04	227	12
23.6	0.2	0	61	60	13	11.8	2.4	0.15	0.13	8.5	0.59	9	4	0	9	0.4	74	527	32	0.6	35	0.05	268	-
23.8	0.1	0	31	31	0	11.9	1.7	0.14	0.13	8.7	0.61	8	4.2	0	8	0.4	55	537	31	0.6	36	0.05	270	-
23.5	0.1	0	30	30	0	11.8	1.6	0.14	0.13	8.6	0.6	8	4.1	0	8	0.4	54	530	30	0.6	35	0.05	267	14.1
21.7	0.1	0	28	28	0	10.9	1.5	0.13	0.12	7.9	0.55	8	3.8	0	8	0.3	50	490	28	0.5	33	0.04	247	13
19.7	0.2	0	0	0	0	8	1.3	0.2	0.15	7	0.6	13	6.9	0	8	0.4	63	482	30	0.4	50	0	262	-
23.5	0.2	0	0	0	0	9.5	1.6	0.24	0.18	8.3	0.71	15	8.2	0	10	0.5	75	574	36	0.5	60	0	312	-
23.2	3.1	0	7	9	0	7.5	3	0.3	0.12	8.3	0.5	10	4.6	0	16	0.4	1221	425	31	0.4	30	0.05	254	9
21.8	2.7	0	13	13	2	0.4	0	0.83	0.24	6	0.47	12	0.7	74	11	1.1	1079	368	24	3.4	14	-	189	2
3.3	0	0	2	0	20	0	0.8	0.15	0.05	0.6	0.07	31	0	4	24	0.7	4	387	32	0.2	0	0.12	94	0
7.6	75	0	0	0	0	0	0	0	0	0	0	0	0	0	3180	0	30000	2040	0	0	0	0.14	139	-
0	50	0	0	0	0	0	0	0	0	0	0	0	0	0	43	0.9	20000	21000	1000	0.5	0	0.14	70	-
0	94	0	0	0	0	0	0	0	0	0	0	0	0	0	51	3	37600	56	37	0.1	0	0.14	1	-
0	98.2	0	0	0	0	0	0	0	0	0	0	0	0	0	10	0.3	39300	89	76	0.1	0	0.08	1	-
0	98.2	0	0	0	0	0	0	0	0	0	0	0	0	0	10	0.3	39300	89	76	0.1	0	0.08	1	500
10.5	4.5	0	0	0	0	0	0	0.01	0.04	0.7	0.01	8	0.1	0	52	0.9	1800	120	29	0.4	1	0.26	141	-
18.5	0.1	0	10	10	0	6.2	1.3	0.07	0.1	6.5	0.44	12	1.3	0	5	0.2	54	458	24	0.4	45	0.03	217	8
20	0.1	0	26	26	0	10	1.4	0.12	0.11	7.3	0.51	7	3.5	0	7	0.3	46	451	26	0.5	30	0.04	227	12
24	0.1	0	372	372	0	1.6	1.2	0.16	0.16	9.1	1	15	4.8	0	11	2.3	40	475	39	0.6	200	0.1	266	13.3
1	1	0	-	-	0	0	-	-	-	-	-	-	0	0	-	-	400	50	-	0	0	-	-	-
1	0	0	0	0	0	0	0	0.01	0.07	0.3	0	0	0	0	10	0.3	0	0	2	0	0	0	0	-
1	0.6	0	0	0	0	0	0	0.01	0.03	0.3	0	0	0	0	7	0.1	234	0	3	0	0	0	0	-
1.4	1.5	0	1	0	18	0	0	0.04	0.01	0.2	0.15	16	0	10	50	1.2	590	180	10	0.3	0	0.05	23	1
13.2	2.6	0	2	2	1	0	0.2	0.39	0.12	4.4	0	2	0	0	11	0.8	1023	14	18	1.3	3	0.01	7	-
13.1	2.3	0	39	39	6	-	1.1	0.08	0.2	3.4	0.14	11	0.9	29	57	1.2	910	200	17	1	11	0.05	150	18
13.4	2.1	0	37	36	12	0	1.6	0.26	0.12	3.1	0.15	10	1.5	0	106	1	843	193	16	1.3	1	0.05	205	-
11.1	1.8	0	8	8	6	0	0.2	0.18	0.13	2.5	0.02	3	0.2	0	49	0.7	719	62	17	0.6	4	0.02	40	-
11.5	2	0	11	10	8	0	0.2	0.13	0.14	2.6	0.02	4	0.2	0	50	1	800	64	18	2	4	0.02	39	5
10.1	1.7	0	3	3	3	0	0.2	0.12	0.13	2.5	0.01	3	0.1	0	71	0.9	686	58	14	1.8	2	0.01	37	-
12.7	2.1	0	29	29	0	0	1.6	0.28	0.11	3.3	0.16	9	1.5	0	68	1	825	200	16	1.2	0	0.05	170	-
12.4	1.8	0	25	24	16	0	1.1	0.23	0.15	2	0.11	4	0.4	29	103	0.7	734	194	15	1.4	5	0.05	150	-
10.8	1.1	0	6	6	6	0	0.2	0.06	0.15	1.9	0.01	4	0.1	0	77	1.3	452	66	17	0.2	2	0.01	40	-
10.8	1.7	0	10	9	8	0	0.2	0.1	0.13	2.1	0.01	3	0.1	0	44	1	680	60	16	2	3	0.02	34	6
22.1	4.4	0	16	15	13	0	0.5	0.15	0.23	6.2	0.11	3	0.7	0	16	2.7	1746	88	27	3.1	2	0.04	52	0
10.6	1.8	0	7	7	5	0	0.2	0.21	0.12	2.6	0.01	3	0.1	0	44	0.6	722	56	16	0.7	4	0.02	36	2
2.3	0	0	115	0	1380	0	1.2	0.08	0.15	0.7	0.21	135	0	34	69	1.2	12	230	21	0.3	0	0.09	50	2
22.4	0.2	0	5	5	0	5.2	1.6	0.01	0.11	2.4	0.19	23	5	0	9	0.8	70	201	24	2.3	25	0.13	188	-
17.9	0.1	0	4	4	0	4.2	1.3	0	0.09	1.9	0.04	11	4	0	7	0.6	56	161	19	1.8	20	0.1	150	4
14.9	1.6	0	41	41	0	0	0.3	0.15	0.07	4	0.16	6	1.3	0	13	0.7	602	205	2	1.7	0	0.06	242	-
0.7	0	0	72	0	860	0	3	0.03	0.21	0.3	0.11	24	0	131	10	0.7	4	40	10	0.3	0	-	12	1.5
7.9	7.8	0	37	0	440	0	0	0.21	0.32	1.5	0.01	0	0	0	680	3.3	3100	7500	33	0	0	1.6	250	-
15	2.2	0	380	361	235	0	1	0.05	0.27	0.9	0.11	42	1.4	0	440	0.1	880	75	19	2.5	9	0.02	320	37
3.4	0.1	0	6	6	6	0.4	0	0.05	0.15	0.1	0.04	5	0.5	0	134	0	40	171	13	0.4	1	0.01	115	20
3.5	0.1	0	15	14	7	0	0	0.05	0.15	0.1	0.04	11	0.6	0	120	0	40	157	13	0.6	3	0	97	16
3.4	0.1	0	11	10	10	0	0	0.15	0.1	0.04	5	0.5	0	134	0	40	171	13	0.4	1	0.01	115	20
3.6	0.3	0	15	14	8	0	0	0.03	0.18	0	0.04	8	0.7	0	139	0	139	180	13	0.5	3	0	118	20
3.5	0.1	0	14	13	13	0.4	0	0.04	0.15	0.1	0.03	5	0.5	0	134	0	39	171	8	0.4	1	0.02	115	20
3.3	0.1	0	12	11	10	0	0	0.05	0.15	0.1	0.04	6	0.4	0	116	0	40	157	13	0.4	1	0.01	90	11
3.5	0.1	0	6	6	6	0.4	0	0.05	0.15	0.1	0.04	5	0.5	0	133	0	40	205	13	0.4	1	0.01	94	20
3.5	0.1	0	6	6	6	0.4	0	0.05	0.15	0.1	0.04	5	0.5	0	120	0	40	180	13	0.4	1	0.01	90	16
3.3	0.1	0	6	6	6	0.4	0	0.05	0.15	0.1	0.04	5	0.5	0	116	0	40	165	13	0.4	1	0.01	90	11
10	0	0	0	0	3	0	0.8	0.18	0.03	0.9	0.08	14	0	5	17	0.8	1	136	17	1	5	0.15	144	0
0.2	0	0	0	0	0	0	1.4	0.01	0.07	0.1	0	0	0	0	10	0.1	2	20	0	0	0	0	0	0
18.5	0	0	0	0	6	0	2.6	0.94	0.17	5.1	0.76	99	0	0	680	10.6	20	580	380	5.4	-	1.48	730	-

All data is per 100 grams of food
Dashes means data not included in source database

Name	% Edible	Water	kJoules	kcal	Total Fat	Saturated Fat	Trans Fat	Mono Fat	Poly Fat	Omega3	Omega6	Cholestrol	Carb	Starch	Sugar	Sugar Added	Fibre
Recommended Daily Amount	n/a	3300	8700	2000	65	20	nr	nr	nr	nr	nr	200	300	278	nr	nr	25
Units	%	g	kj	Kcal	g	g	g	g	g	g	g	mg	g	g	g	g	g
Sesame seeds, with shell	100	5	2424	586	49.7	7	0	18.8	21.8	0.4	21.4	0	11.2	4.8	6.4	0	11.8
Sesame seeds, without shell	100	4	2775	672	61.2	9.1	0	23.9	25.5	0.5	26.3	0	4.1	1.5	2.6	0	11.6
Shallot, raw	72	93	100	24	0.2	0	0	0	0.1	0	0.1	0	3.3	0	3.3	0	1.4
Sherbet	100	54	768	181	0.1	0	0	0	0	0	0	0	43.6	0	43.6	39.3	0.1
Shiitake Mushroom, raw	100	90	111	26	0.3	-	0	-	-	0	0.2	0	2.5	-	-	0	3.3
Short loin, Beef, with bone, raw	79	72	692	165	9	4	0.1	3.4	0.4	0.1	0.2	38	0	0	0	0	0
Short ribs and brisket plate, Beef, raw	79	66	869	209	14.8	6.9	0.2	5.8	0.6	0.2	0.4	41	0	0	0	0	0
Shrimp, battered, pre-fried, fried in soy oil	100	44	1215	291	17.7	4.8	0	8.4	3.8	0.4	2.9	107	18.1	18	0.1	0	0.9
Shrimp, battered, pre-fried, frozen	100	51	945	225	10	4.1	-	4.2	1.4	0.1	0.8	110	18.6	18.5	0.1	0	0.9
Shrimps, Northern, boiled	33	68	426	100	0.8	0.1	0	0.2	0.2	0.2	0	150	0	0	0	0	0
Shrimps, in brine, drained	100	82	246	58	0.6	0.1	0	0.2	0.2	0.2	0	150	0	0	0	0	0
Sinlac special porridge, powder, Nestlé	100	3	1603	380	9.1	3.3	0.1	3.2	2	0.2	1.8	0	59.6	43.1	16.5	14.8	2.7
Sinlac special porridge, prepared, Nestlé	100	78	369	87	2.1	0.8	0	0.7	0.5	0	0.4	0	13.7	9.9	3.8	3.4	0.6
Skate (ray), raw	-	85	245	58	0.2	0	0	0	0.1	0	0	50	0	0	0	0	0
Skimmed Milk,	100	91	140	33	0.1	0.1	0	0	0	0	0	0	4.6	0	4.6	0	0
Smoothie with apple, strawberry and banana, from 4 months, Nestlé	100	84	256	60	0.3	0	0	0	0.2	0	0.1	0	12.8	0.7	12.1	0	2.1
Smoothie with fruit juice, banana and berries	100	83	241	57	0.3	0.1	0	0	0.1	0	0	0	11.9	2	9.9	0	1.8
Smoothie with yogurt, juice, banana and berries	100	84	251	60	1.2	0.7	0	0.2	0.1	0.1	0.1	3	9.9	1.1	8.8	0	1.3
Snails, canned	100	79	325	77	1.4	0.2	0	0.3	0.4	0.3	0.1	50	0	0	0	0	0
Snickers Chocolate Bar	100	5	2081	498	28.2	9.2	0	15.6	2.1	0	2	4	52.2	6.1	46.1	-	2.8
Soda, Bitter Lemon	100	90	187	44	0	0	0	0	0	0	0	0	11	0	11	10.6	0
Soda, Tonic Water	100	90	153	36	0	0	0	0	0	0	0	0	9	0	9	9	0
Soda, artificially sweetened, light	100	100	0	0	0	0	0	0	0	0	0	0	0	0	0	0	0
Soda, with sugar	100	90	170	40	0	0	0	0	0	0	0	0	10	0	10	10	0
Soft drinks, cola drinks, artificially sweetened	100	99	0	0	0	0	0	0	0	0	0	0	0	0	0	0	0
Soft drinks, cola, with sugar	100	90	180	42	0	0	0	0	0	0	0	0	10.6	0	10.6	10.6	0
Soft drinks, with fruit juice, artificially sweetened	100	100	17	4	0	0	0	0	0	0	0	0	1	0	1	0	0
Soft drinks, with fruit juice, with sugar	100	88	186	44	0	0	0	0	0	0	0	0	11	0	11	10	0
Sorghum, grain	100	11	1521	359	3.3	0.4	0	1	1.4	0.1	1.3	0	69.8	69.5	0.3	0	3.2
Soup, cauliflower, powder base, prepared	100	92	138	33	1	0.4	0	0.5	0	0	0	1	4.3	0	0.9	0	0.5
Soup, fish, powder base, prepared	100	90	165	39	1	0.2	0	0.1	0	0	0.3	1	5.3	0	1	0.5	0.1
Soup, fruit, powder base, prepared	100	86	209	49	0	0	0	0	0	0	0	0	11.8	0	0	6.8	0.9
Soup, high protein and energy, broccoli flavour	100	-	575	138	9	1.7	0	4.8	2.5	0.6	1.6	5	7	0	7	0	0.5
Soup, high protein and energy, chicken flavour	100	-	574	138	9.2	1.7	0	4.9	2.5	0.6	1.6	5	6.5	0	6.5	0	0.5
Soup, instant, cauliflower and broccoli, prepared	100	92	141	34	1	0.3	0	0.6	0.1	0	0.1	0	4.7	0	0	0	0.7
Soup, instant, tomato and croutons, prepared	100	89	173	41	0.9	0	0	0	0	0.1	0.2	0	7	0	0	1.3	0
Soup, lean fish	100	89	188	45	1.8	0.5	0	0.6	0.4	0.1	0.3	17	1	0.2	0.7	0	0.5
Soup, lean fish, creamed	100	88	200	48	1.7	0.7	0	0.6	0.3	0.1	0.2	29	2.2	0.7	1.3	0	0.6
Soup, lean fish, frozen	100	74	517	124	6.3	0.7	0	3.2	1.9	0.3	1.6	18	8.6	6	0.5	0	0.5
Soup, peas, powder base, prepared	100	87	242	57	1	0.4	0	0.4	0.2	0	0.1	1	7.5	0	1.9	0	2.2
Soup, rosehip, powder base, prepared	100	87	201	47	0	0	0	0	0	0	0	0	11.3	1.4	11.4	9.9	0.7
Soup, salmon, frozen	100	83	273	65	4.3	1.1	0	1.2	1.7	0.9	0.4	0	2.1	1.2	0.9	0.1	0
Soup, tomato and macaroni, powder base, prepared	100	89	180	43	0.8	0	0	0	0	0	0.1	0	7.5	2	0	1	0.1
Soup, tomato, powder base, powder	100	5	1572	372	8.5	-	-	-	-	0.5	1.6	0	63	-	-	12	0
Soup, tomato, powder base, prepared	100	91	152	36	0.8	0	0	0	0	0.1	0.2	0	6.1	0	0	1.2	0
Soup, with meat and pearled barley, powder base, prepared	100	90	156	37	0.3	0	0	0.1	0.1	0	0	0	7.2	5.8	0.5	0	0.7
Soup, with meat, potatoes and vegetables, canned	100	89	189	45	2.1	0.8	0	0.9	0.2	0	0.2	7	3.6	2.8	0.8	0	1
Sour Cream, 35% fat	100	61	1382	335	35	22	1.2	8	0.7	0.2	0.6	94	2.9	0	2.9	0	0
Sour Cream, low-fat, 18% fat	100	75	776	188	18	12.7	0.7	4.5	0.4	0.1	0.4	52	3.7	0	3.7	0	0
Soy Oil	100	0	3700	900	100	14	0	23	58	5.6	50.4	0	0	0	0	0	0
Soy Sausage, canned	100	66	834	201	15	2.3	0	3.6	8.3	1	7.4	0	3.5	2.5	1	0	2
Soy beverage, sweetened, added calcium	100	90	183	44	2.4	0.4	0	0.5	1.4	0.1	0.7	0	2.2	0	2.2	2.5	0.5
Soy beverage, unsweetened	100	90	170	41	1.9	0.2	0	0.4	0.9	0.2	0.8	0	1.1	0.5	0.6	0	1.6
Soy flour	100	6	1874	449	22.4	2.7	0	3.8	11.4	1.5	11.3	0	18.7	12.3	6.4	0	18
Soy sauce	100	65	355	84	0	0	0	0	0	0	0	0	17.9	1.5	16.4	-	0
Soya Beans, dry	100	8	1599	383	18.6	2.3	0	3.5	9.1	1.1	8	0	10.3	4.8	5.5	0	15.7
Soya protein, textured	100	5	1153	273	5.4	0.7	0	1	2.6	0.3	2.3	0	10.2	5.1	5.1	0	5.6

HEALTH AND NUTRITION COUNTER

Protein	Salt	Alcohol	VitaminA	Retinol	Beta-Carotene	VitaminD	VitaminE	VitaminB1	VitaminB2	VitaminB3	VitaminB6	VitaminB9	VitaminB12	VitaminC	Iron	Sodium	Potassium	Magnesium	Calcium	Zinc	Selenium	Copper	Phosphorus	Iodine
50 g	2300 mg	nr mg	900 µg	nr µg	nr mg	600 µg	1 mg	1.5 mg	1.7 mg	20 mg	2 mg	400 µg	6 µg	60 mg	1000 mg	18 mg	2400 mg	3500 mg	400 mg	15 mg	70 µg	2 mg	1000 mg	150 µg
17.7	0	0	0	0	5	0	0.2	0.79	0.25	4.5	0.79	97	0	0	975	14.6	11	468	351	7.8	2	4.08	629	0
20.4	0.1	0	3	0	40	0	1.7	0.7	0.09	5.8	0.4	115	0	0	60	6.4	47	370	345	6.7	2	1.4	667	0
1.5	0	0	0	0	3	0	0.3	0.04	0.06	0.6	0.2	17	0	13	24	0.8	10	180	4	0.4	1	0.05	50	3
1.3	0	0	1	0	8	0	0.1	0.04	0.05	0.1	0.03	11	0	14	6	0.1	20	109	7	0	1	0.02	9	-
1.8	0	0	2	0	29	0.1	0	0.05	0.15	2.6	0.29	25	0	2	0	0.3	1	224	13	0.8	0	0.14	73	3
21.1	0.1	0	7	6	8	0.1	0.2	0.03	0.11	4.1	0.15	3	1	0	7	1.6	54	270	16	3.4	4	0.04	140	-
18.9	0.2	0	9	8	11	0.2	0.4	0.04	0.16	4.3	0.16	3	1.6	0	12	2	81	280	18	4.7	5	0.06	160	-
14.4	0.7	0	1	1	0	1.8	3.3	0.11	0.05	1.5	0.06	3	1.9	0	35	0.5	292	162	32	0.8	78	0.16	73	-
14.8	0.8	0	1	1	0	1.8	1.1	0.11	0.05	1.5	0.06	3	2	0	36	0.5	300	167	33	0.8	80	0.16	75	-
23.3	1.5	0	2	2	0	3.5	5.3	0.01	0.07	2.3	0.1	3	4.6	0	61	0.1	600	239	43	1	30	0.6	150	-
13.2	3	0	0	0	0	0	4	0	0	0.4	0.01	2	1	0	30	0	1200	68	19	0.6	14	0.11	86	10
13.6	0.3	0	343	343	0	5	3	0.85	0.61	3.2	0.44	66	0.4	65	530	12	117	350	73	6.1	4	0.5	317	32
3.1	0.1	0	79	79	0	1.2	0.7	0.2	0.14	0.7	0.1	15	0.1	15	122	2.8	27	80	17	1.4	1	0.12	73	7.4
14	0.3	0	0	0	0	0	0.7	0.12	0.2	2	0.37	11	6	0	83	0.2	118	232	18	0.3	40	0	150	20
3.4	0.1	0	1	1	0	0	0	0.05	0.15	0.1	0.04	4	0.5	0	134	0	40	171	9	0.4	1	0.01	115	19
0.6	0	0	-	-	-	0	0.4	0.03	0.04	0.6	0.05	13	0	15	11	0.4	1	194	16	0.1	-	0.12	18	1
0.9	0	0	1	0	18	0	0.5	0.03	0.04	0.5	0.2	21	0	19	11	0.3	1	274	23	0.1	0	0.06	23	-
1.7	0	0	11	9	20	0	0.5	0.04	0.07	0.4	0.14	24	0.1	18	43	0.2	12	236	19	0.2	1	0.05	47	-
16.1	0.2	0	90	90	0	1.1	0.8	0.13	0.18	1.9	0.05	20	5	0	170	3.5	73	121	250	2	50	1.7	200	-
7.5	0.5	0	10	10	7	1.5	4.3	0.12	0.16	2.1	0.04	11	0	0	101	1.9	187	388	80	1.4	6	0.35	210	-
0	0	0	0	0	0	0	0	0	0	0	0	0	0	1	0	0	9	1	1	0	0	0	0	0
0	0	0	0	0	0	0	0	0	0	0	0	0	0	0	0	0	9	1	1	0	0	0	0	0
0	0	0	0	0	0	0	0	0	0	0	0	0	0	0	0	0	10	2	1	0	0	0.03	0	0
0	0	0	0	0	0	0	0	0	0	0	0	0	0	0	0	0	9	1	1	0	0	0	0	0
0	0	0	0	0	0	0	0	0	0	0	0	0	0	0	3	0	8	2	1	0	0	0	9	0
0	0	0	0	0	0	0	0	0	0	0	0	0	0	0	0	0	4	2	0	0	0	0	10	0
0	0	0	0	0	1	0	0	0	0	0	0	1	0	1	0	0	7	2	1	0	0	0.03	0	0
0	0	0	0	0	1	0	0	0	0	0	0	1	0	1	0	0	4	2	1	0	0	0.02	1	0
11	0	0	0	0	0	0	0.8	0.38	0.15	0.4	0.75	27	0	0	28	4.4	3	350	162	2	5	0.53	287	-
1.4	0.5	0	4	3	8	0	0.1	0.01	0.03	0	0.01	1	0.1	0	25	0	203	32	4	0.1	0	0	18	-
2.2	0.9	0	3	3	2	0	0	0.03	0.06	0	0.01	1	0.1	0	40	0.1	357	89	6	0.2	0	0	21	-
0.1	0	0	7	0	80	0	0.2	0.01	0.01	0.1	0	0	0	0	7	0.5	0	0	2	0	0	0	0	-
7	0.9	0	43	43	-	0.4	1.8	0.04	0.15	0.7	0.04	13	0.9	50	115	0.3	360	191	15	0.6	4	0.01	110	14.4
7	1.3	0	43	43	-	0.4	1.8	0.04	0.15	0.7	0.04	13	0.9	50	115	0.3	520	191	15	0.6	4	0.01	110	14.4
1.1	0.7	0	1	0	8	0	0.2	0	0	0	0	0	0	0	3	0	273	0	2	0	0	0	0	-
1.2	1	0	0	0	0	0	0	0.03	0.03	0	0	0	0	0	16	0.2	389	144	6	0.1	0	0	0	-
5.9	0.5	0	44	13	370	0.4	0.6	0.03	0.06	1	0.16	11	1.2	3	7	0.1	182	171	10	0.3	10	0.01	85	-
5.6	0.3	0	79	19	721	0.4	0.6	0.03	0.07	0.9	0.15	9	1.1	1	17	0.2	127	188	10	0.3	9	0.01	87	-
7.9	2	0	23	1	269	0.3	1.9	0.05	0.12	1.2	0.19	10	1.4	3	72	0.3	785	239	18	0.5	12	0.04	128	-
3.5	1	0	9	6	33	0	0	0.01	0.02	0.1	0	5	0	0	10	0.8	400	130	12	0.4	1	0	50	-
0.2	0	0	10	0	118	0	0	0.01	0.01	0.1	0	0	0	34	41	0.2	1	9	3	0	0	0.01	1	-
4.6	1	0	10	9	19	0.8	-	0.06	0.12	1	0.08	3	0.9	0	75	0.1	400	157	7	0.1	3	-	42	-
1.3	0.8	0	0	0	0	0	0	0.03	0.03	0.1	0	0	0	0	13	0.2	305	119	6	0.1	0	0.01	5	-
11	8.8	0	-	-	-	0	-	0.25	0.3	-	-	0	-	0	140	1.5	3500	1300	54	1	-	-	-	-
1.1	0.8	0	0	0	0	0	0	0.02	0.03	0	0	0	0	0	14	0.1	340	126	5	0.1	0	0	0	-
1	0.6	0	2	0	27	0	0.1	0.02	0.03	0.5	0.08	3	0	6	13	0.3	247	135	12	0.1	0	0.03	26	-
2.5	1	0	40	4	430	0	0.3	0.02	0.03	0.5	0.09	5	0.1	1	11	0.4	382	113	6	0.3	1	0.03	34	-
2.2	0.1	0	310	-	-	0.2	0.8	0.03	0.14	0	0.02	4	0.2	0	75	0	23	91	5	0.2	1	0	52	12
2.8	0.1	0	160	-	-	0.1	0.5	0.03	0.14	0	0.04	10	0.2	0	80	0.1	37	108	12	0.3	1	0.01	93	12
0	0	0	0	0	0	0	12	0	0	0	0	0	0	0	0	0	0	0	0	0	0	0	0	0
12	0	0	0	0	0	0	0.3	0.2	0.1	0.6	0.27	19	0	0	73	2.7	2	540	44	0.3	1	0.24	179	3
3.1	0.1	0	0	0	0	0.8	0.3	0.06	0.2	0.1	0.03	9	0.4	1	130	0.3	56	119	18	0.3	4	0.09	89	1
4	0.1	0	0	0	1	0	0.1	0.07	0.03	0.2	0.04	37	0	0	26	1.1	45	195	28	0.5	1	0.16	71	1
34.3	0	0	0	0	0	0	4.3	0.38	0.26	1.9	0.4	245	0	0	182	8.4	1	1867	245	4.1	7	1.31	668	0
3	16.9	0	0	0	0	0	0	0.05	0.13	3.4	0.15	11	0	0	17	2.4	6760	180	37	0.2	1	0.01	47	-
35.9	0	0	1	0	12	0	0.8	0.61	0.27	2.2	0.38	370	0	0	240	9.7	5	1730	250	4.3	14	1.55	650	6
43.2	11	0	0	0	0	0	0	0.54	0.42	1.8	0.51	35	0	1	240	9	4420	2160	270	4.4	1	0.87	570	17

COMPACT EDITION - RECIPROCITY

All data is per 100 grams of food
Dashes means data not included in source database

Name	% Edible	Water	kJoules	kcal	Total Fat	Saturated Fat	Trans Fat	Mono Fat	Poly Fat	Omega3	Omega6	Cholestrol	Carb	Starch	Sugar	Sugar Added	Fibre
Recommended Daily Amount Units	n/a %	3300 g	8700 kj	2000 Kcal	65 g	20 g	nr g	nr g	nr g	nr g	nr g	200 mg	300 g	278 g	nr g	nr g	25 g
Soyabean curd, Tofu	100	85	322	77	4.2	0.5	0	0.8	2	0.2	1.8	0	0.6	0.3	0.3	0	2.5
Special K, Breakfast cereal, wheat and rice	100	3	1587	374	1.5	0.3	0.1	0.2	0.8	0	0.8	0	79	62	17	16	4.5
Spinach, frozen	100	94	89	21	0.6	0.1	0	0	0.3	0.1	0	0	0.7	0.1	0.6	0	2
Spinach, raw	70	91	93	22	0.4	0.1	0	0	0.3	0.1	0	0	0.3	0	0.3	0	2.1
Spirits, 40% Vol alcohol	100	65	1013	244	0	0	0	0	0	0	0	0	2.1	0	2.1	2.1	0
Spirits, 60% Vol alcohol	100	47	1530	369	0	0	0	0	0	0	0	0	0	0	0	0	0
Sponge cake, layered, filled with whipped cream and jam	100	46	1276	306	19.3	11.7	0.6	4.8	0.7	0.2	0.7	136	27.8	8.3	19.5	17.7	0.6
Sponge cake, layered, filled with whipped cream and jam, marzipan covered	100	36	1562	375	26	11.9	0.6	7.9	3.9	0.5	3	91	29	4.5	24.5	22.3	1.3
Sponge cake, plain	100	32	1237	293	5.8	1.6	0	2.3	0.9	0.1	0.9	223	49.8	20.5	29.3	28.9	1
Sponge cake, with custard, jelly and berries	100	71	564	134	4.4	2.3	0.1	1.2	0.3	0.1	0.3	60	19.8	4.4	9.1	12.8	0.6
Sprat in oil, drained, canned	100	59	1085	261	20.9	4.7	0	10.3	4.9	3.3	4	92	0	0	0	0	0
Sprat in tomato sauce, canned	100	67	845	203	14.7	3.7	0	4.9	4.3	3.3	0.6	93	2.7	0	2.7	2.7	0
Sprat, raw	-	51	862	208	17.6	4.4	0	6.8	4.1	3.4	0.8	57	0	0	0	0	0
Squash seeds, pumpkin seeds	100	5	2589	624	49	8.7	0	16.2	21	0.2	20.7	0	12.5	11.4	1.1	0	6
Squash, Zucchini, raw	88	94	83	20	0.4	0.1	0	0	0.2	0.1	0	0	1.8	0.1	1.7	0	0.9
Squid, battered, pre-fried, fried in soy oil	100	50	1159	278	17.8	4.8	0	8.2	3.7	1.2	4.1	141	18.1	18	0.1	0	0.9
Squid, battered, pre-fried, frozen	100	57	887	212	10.1	4	-	4.1	1.3	1	2	145	18.6	18.5	0.1	0	0.9
Squid, boiled	78	63	635	150	3.3	0.8	0	0.4	1.2	1.2	0	441	0	0	0	0	0
Squid, raw	78	81	325	77	1.7	0.4	0	0.2	0.6	0.6	0	225	0	0	0	0	0
St. Paulin Cheese, hard	100	42	1478	356	28	17.3	1.1	7.5	0.5	0.2	0.5	93	0	0	0	0	0
Stew, with beef (10% fat), potatoes and vegetables	100	78	398	95	4.3	2.2	0.2	1.4	0.1	0.1	0.2	27	4.4	2.9	1.5	0	0.8
Stilton Cheese, blue	100	38	1700	410	35	23	1.5	9.2	1.2	0.2	0.7	95	0.1	0	0.1	0	0
Stock, meat, from cube, prepared	100	98	12	3	0.1	0	0	0	0	0	0	0	0.2	0	0	0.1	0
Stockfish, dried fish	-	15	1386	327	1.4	0.2	0	0.2	0.8	0	0	152	0	0	0	0	0
Strawberries, frozen, 100g sugar/kg berries	100	80	322	76	0.2	0	0	0	0.2	0.1	0.1	0	17.1	0	9.1	9.1	1.9
Strawberries, frozen, 250g sugar/kg berries	100	70	488	115	0.2	0	0	0	0.1	0	0.1	0	27	0	20	20	1.7
Strawberries, raw	98	88	144	34	0.2	0	0	0	0.2	0.1	0.1	0	6.6	0	6.6	0	2
Striploin, Beef, raw	100	75	462	109	2.3	1	0	0.9	0.1	0	0.1	38	0	0	0	0	0
Striploin, Beef, roasted	100	71	524	124	2	0.9	0	0.7	0.1	0	0.1	45	0	0	0	0	0
Sugar, brown	100	2	1598	376	0	0	0	0	0	0	0	0	94	0	94	94	0
Sugar, white, caster sugar, cube sugar	100	0	1700	400	0	0	0	0	0	0	0	0	100	0	100	100	0
Sunflower Oil	100	0	3629	883	98	10	0	28.4	56.8	0.4	56.4	0	0	0	0	0	0
Sunflower seeds	100	5	2611	630	51.5	4.5	0	18.5	23.1	0.1	23	0	18	16.3	1.7	0	6
Sushi, maki, halibut, Atlantic	100	72	489	116	2.4	0.4	0	1.4	0.4	0.2	0.3	10	18.1	17.8	0.3	0	0.6
Sushi, maki, salmon	100	70	563	134	4.3	0.8	0	2	1.1	0.6	0.4	13	18.1	17.8	0.3	0	0.6
Sushi, maki, tuna	100	72	485	115	1.9	0.4	0	1.1	0.3	0.1	0.2	6	18.1	17.8	0.3	0	0.6
Sushi, nigiri, halibut, Atlantic	100	71	482	114	1.5	0.3	0	0.6	0.4	0.3	0.1	20	17.8	17.7	0.2	0	0.1
Sushi, nigiri, salmon	100	68	620	147	5	0.9	0	1.8	1.6	1.1	0.4	24	17.8	17.7	0.2	0	0.1
Sushi, nigiri, tuna	100	72	474	112	0.5	0.1	0	0.1	0.2	0.1	0.1	12	17.8	17.7	0.2	0	0.1
Swede, cooked	83	89	148	35	0.1	0	0	0	0	0	0	0	6.4	0	6.4	0	2.7
Swede, raw	83	89	149	35	0.1	0	0	0	0	0.1	0	0	6.4	0	6.4	0	2.7
Sweet & Sour Sauce (BBQ sauce) for dipping, industrially made	100	68	408	96	0.4	0.1	0	0.1	0.1	0	0.1	0	22.6	2	20.6	20	0
Sweet corn, canned	100	78	360	85	1.1	0.2	0	0.2	0.4	0	0.4	0	15.4	7.2	8.2	0	1.9
Sweet corn, frozen	100	69	487	115	1.7	0.2	0	0.5	0.8	0	1.1	0	20.8	18.5	2.3	0	2.1
Sweet corn, raw	56	77	357	85	1.7	0.2	0	0.5	0.8	0	0.6	0	12.6	7.5	5.1	0	3.2
Sweet pepper, green, cooked	83	93	82	20	0.2	0	0	0	0.2	0	0.1	0	2.7	0.1	2.6	0	2
Sweet pepper, green, raw	85	93	88	21	0.3	0.1	0	0	0.2	0	0.1	0	2.8	0.1	2.7	0	2
Sweet potato, cooked without salt, in shell	100	75	358	85	0	0	0	0	0	0	0	0	17.9	13.4	4.5	0	3.2
Sweet potato, raw	72	77	339	80	0	0	0	0	0	0	0	0	16.8	12.6	4.2	0	3
Sweets mix, chocolate included	100	5	1918	458	22.4	14.3	0.3	6.2	0.7	0	0.7	13	56.7	2.7	54	47	1.9
Sweets mix, salt liquorice	100	20	1217	286	0	0	0	0	0	0	0	0	62.9	19	43.9	40	0.5
Sweets mix, without chocolate	100	13	1570	369	0	0	0	0	0	0	0	0	88.5	26.7	61.8	52	0
Swiss roll, filling made of margarine	100	24	1666	398	19.8	8.4	0.1	3.8	5.9	0.6	3.4	168	48.3	11.9	36.5	36.1	0.6
Swiss roll, filling made of margarine jelly, industrially made	100	21	1603	382	17	6.7	0.5	6	2.1	0.5	1.6	30	51.6	16.8	34.8	32	1.9
Swiss roll, jam filling	100	38	1043	246	3.6	1	0	1.4	0.6	0.1	0.6	135	46.9	12.5	34.4	33.2	1.1
Syrup	100	21	1261	297	0	0	0	0	0	0	0	0	74.1	0	74.1	0	0

Protein	Salt	Alcohol	VitaminA	Retinol	Beta-Carotene	VitaminD	VitaminE	VitaminB1	VitaminB2	VitaminB3	VitaminB6	VitaminB9	VitaminB12	VitaminC	Calcium	Iron	Sodium	Potassium	Magnesium	Zinc	Selenium	Copper	Phosphorus	Iodine
50 g	2300 mg	nr mg	900 µg	nr µg	nr mg	600 µg	1 mg	1.5 mg	1.7 mg	20 mg	2 mg	400 µg	6 µg	60 mg	1000 mg	18 mg	2400 mg	3500 mg	400 mg	15 mg	70 µg	2 mg	1000 mg	150 µg
8.1	0	0	0	0	2	0	1	0.06	0.02	0.1	0.07	15	0	0	540	1.2	4	63	23	0.7	1	0.2	95	-
9	1	0	0	0	0	0	0.3	0.09	0.15	3.2	0.25	25	0	0	15	2.2	400	220	40	1	6	0.2	150	0
2.3	0	0	242	0	2900	0	1.2	0.04	0.1	0.2	0.1	95	0	12	120	0.8	18	230	32	0.8	0	0.12	33	3
3.3	0.2	0	378	0	4540	0	1.9	0.11	0.17	0.6	0.28	202	0	37	83	2.1	100	730	95	0.9	0	0.23	45	3
0	0	33.7	0	0	0	0	0	0	0	0	0	0	0	0	0	0	0	0	0	0	0	0	0	0
0	0	52.7	0	0	0	0	0	0	0	0	0	0	0	0	0	0	0	0	0	0	0	0	0	0
5	0.1	0	274	265	107	0.9	1.7	0.08	0.18	0.2	0.05	20	0.6	2	51	0.6	53	97	10	0.5	5	0.04	103	-
5.7	0.1	0	248	239	105	0.5	3.4	0.08	0.2	0.4	0.06	20	0.3	1	69	0.7	34	164	38	0.7	3	0.18	132	-
9.9	0.3	0	114	114	0	2	3	0.15	0.29	0.4	0.09	42	1.2	0	39	1.5	106	112	16	1	12	0.08	192	-
3.5	0.1	0	65	63	21	0.5	0.9	0.05	0.1	0.2	0.04	21	0.4	14	36	0.4	30	98	9	0.3	3	0.03	66	-
18.3	0.9	0	29	28	6	8.8	1.9	0	0.29	5.1	0.16	8	7.8	0	293	1.7	341	262	42	1.8	19	0.09	422	27
15	0.7	0	136	81	661	14.5	3	0	0.33	4.4	0.2	31	7.3	0	177	1.5	265	274	29	1.6	13	0.08	221	18
12.4	-	0	150	150	0	18.7	1.2	0.08	0.15	4.7	0.2	9	7	0	47	0.8	-	209	16	0.9	10	0.05	120	-
30.2	0	0	1	0	9	0	26	0.27	0.15	5	0.14	58	0	2	46	8.8	7	809	592	7.8	2	1.34	1233	-
1.8	0	0	46	0	550	0	0.1	0.12	0.02	0.3	0.15	52	0	21	25	0.8	1	360	22	0.3	1	0.02	45	2
10.9	0.2	0	46	45	13	0.2	4.6	0.09	0.21	1.5	0.31	15	1.9	0	79	0.7	86	224	22	0.9	34	0.51	175	-
11.2	0.2	0	47	46	13	0.1	2.4	0.09	0.22	1.5	0.32	15	2	0	81	0.7	88	230	23	0.9	35	0.52	160	19
30.2	0.5	0	29	29	0	0	2.4	0.2	0.24	6.7	1.35	25	5.9	0	25	1	216	549	55	2.2	129	1.92	373	-
15.4	0.3	0	15	15	0	0	1.2	0.1	0.12	3.4	0.69	13	3	0	13	0.5	110	280	28	1.1	66	0.98	190	20
26	1.4	0	294	277	202	0	0.5	0.02	0.17	0	0.06	24	1.7	0	770	0.1	570	68	26	3.9	11	0.04	540	48
9.3	0.7	0	33	3	360	0.2	0.04	0.04	0.07	2.4	0.1	7	0.4	5	10	1.1	271	278	19	1.9	2	0.05	101	-
23.7	2	0	375	360	182	0.2	0.6	0.03	0.47	0.7	0.13	78	1.2	0	326	0.2	788	96	15	2.9	7	0.04	314	40
0.3	1.1	0	0	0	0	0	0	0	0.02	0	0	0	0	0	1	0	440	30	2	0	0	0	0	-
78.5	0.1	0	0	0	0	0.4	0.1	0.01	0.24	7.5	0.02	0	10	0	160	2.5	35	3	7	0.4	25	0.18	950	-
0.5	0	0	1	0	8	0	0.7	0.02	0.02	0.4	0	45	0	63	17	0.3	1	0	13	0	0	0	0	0
0.5	0	0	0	0	7	0	0.6	0.02	0.02	0.3	0	39	0	55	15	0.2	1	0	11	0	0	0	0	0
0.5	0	0	1	0	10	0	0.7	0.02	0.02	0.4	0.07	49	0	69	20	0.3	1	197	14	0.1	0	0.05	29	0
22.2	0.1	0	3	3	5	0	0.2	0.04	0.14	6.8	0.25	4	1.1	0	3	2.1	48	370	24	4.2	7	0.03	190	-
26.5	0.1	0	2	2	4	0	0.4	0.05	0.16	6.5	0.45	7	1.6	0	4	2.7	54	471	29	4.7	7	0.04	235	-
0	0.1	0	0	0	0	0	0	0	0.03	0	0	0	0	0	185	0.7	55	320	28	0	0	0.05	1	0
0	0	0	0	0	0	0	0	0	0	0	0	0	0	0	0	0	0	2	0	0	0	0.01	0	0
0.2	0	0	0	0	0	0	59	0	0	0	0	0	0	0	0	0	0	0	0	0	0	0	0	0
20.8	0	0	2	0	30	0	34.2	1.48	0.36	8.3	1.35	277	0	1	78	5.2	9	645	325	5	49	1.8	660	5
5.1	0.4	0	3	2	19	1	0.5	0.03	0.04	1.4	0.26	14	0.2	3	20	0.2	162	313	12	0.5	7	0.09	64	-
5.3	0.4	0	6	4	19	1.6	0.5	0.04	0.04	1.5	0.27	14	0.6	3	20	0.2	161	312	12	0.5	5	0.09	66	-
5.9	0.4	0	61	59	19	0.3	0.5	0.05	0.05	1.8	0.25	15	0.8	3	21	0.5	160	316	14	0.5	32	0.1	72	-
7.3	0.3	0	3	3	0	1.9	0.4	0.03	0.04	2.1	0.3	6	0.4	2	4	0.1	112	164	11	0.5	13	0.04	83	-
7.8	0.3	0	8	8	0	3	0.4	0.05	0.04	2.4	0.32	5	1	2	5	0.2	110	162	12	0.5	9	0.04	86	-
9	0.3	0	112	112	0	0.5	0.4	0.06	0.06	2.9	0.28	7	1.4	2	6	0.7	108	169	15	0.6	60	0.06	98	-
0.9	0	0	2	0	22	0	0.1	0.05	0.02	1	0.07	15	0	23	33	0.2	8	256	12	0.1	0	0.02	38	-
0.9	0	0	12	0	143	0	0.1	0.06	0.02	1.2	0.12	31	0	35	33	0.2	8	256	12	0.1	0	0.02	38	3
0.5	1.4	0	0	0	0	0	0.2	0.04	0	0.2	0.06	1	0	0	8	0.3	561	172	11	0.1	0	0.05	10	-
2.5	0.5	0	2	0	22	0	0.1	0.02	0.03	0.7	0.07	35	0	2	4	0.6	186	138	13	0.3	1	0.05	47	1
3.2	0	0	4	0	55	0	0.1	0.13	0.03	2.3	0.09	91	0	9	2	0.4	0	228	24	0.9	0	0.05	112	0
3.2	0	0	4	0	55	0	0.2	0.13	0.03	2.3	0.09	54	0	4	2	0.6	0	315	37	0.9	0	0.05	112	0
0.8	0	0	18	0	216	0	0.8	0.02	0.02	0.4	0.12	18	0	75	6	0.3	1	173	9	0.2	0	0.02	23	-
0.8	0	0	22	0	265	0	0.8	0.01	0.01	0.1	0.3	36	0	120	8	0.4	4	120	10	0.1	0	0.02	19	-
1.7	0.1	0	586	0	7030	0	0.3	0.09	0.06	0.6	0.22	12	0	2	32	0.6	58	358	26	0.3	1	0.16	50	2.1
1.6	0.1	0	551	0	6608	0	0.3	0.08	0.06	0.6	0.21	11	0	2	30	0.6	55	337	25	0.3	1	0.15	47	2
6.5	0.2	0	11	10	17	0	0.6	0.09	0.46	0.4	0.05	7	0.6	0	175	2.2	84	365	55	1	0	0.29	195	-
8.5	0.5	0	0	0	0	0	0	0	0	0	0	0	0	0	123	0.3	214	279	43	0.3	0	0	26	0
3.8	0.1	0	0	0	0	0	0	0	0	0	0	0	0	0	0	0.2	22	3	7	0	0	0	0	0
6.3	0.6	0	258	252	68	3.5	3.7	0.1	0.2	0.3	0.06	29	0.9	0	27	1.1	238	68	10	0.7	8	0.05	131	-
4.8	0.6	0	55	55	0	0	2.4	0.06	0.16	0.4	0.08	5	0.2	0	54	1	236	149	16	0.4	0	0.12	127	-
6.1	0.2	0	69	69	3	1.2	2	0.1	0.18	0.3	0.06	29	0.7	5	27	1	65	96	12	0.7	7	0.07	122	-
0.1	0.1	0	0	0	0	0	0	0	0.01	0	0	0	0	0	74	0.3	50	220	34	0.1	1	0.24	2	5

COMPACT EDITION - RECIPROCITY

All data is per 100 grams of food
Dashes means data not included in source database

Name	% Edible	Water	kJoules	kcal	Total Fat	Saturated Fat	Trans Fat	Mono Fat	Poly Fat	Omega3	Omega6	Cholestrol	Carb	Starch	Sugar	Sugar Added	Fibre
Recommended Daily Amount Units	n/a %	3300 g	8700 kj	2000 Kcal	65 g	20 g	nr g	nr g	nr g	nr g	nr mg	nr mg	200 mg	300 g	278 g	nr g	nr g	25 g
Taco shell, from corn flour, plain	100	6	1946	1881	22.6	9.31	183.6	8.7	3.4	0	-	0	54.3	53.1	1.2	0	8.1
Taco sauce, unspecified	100	90	115	27	0.1	0	-	0	0	0	0	0	4	0	4	-	1.6
Taco shells, unspecified	100	6	1934	462	23.4	2.1	-	16.8	3.5	0.2	5.3	-	55.3	54.4	0.9	-	4
Taco spice mix, unspecified	100	6	951	226	3.5	0.4	0.1	1.1	1.2	0	0	-	36.6	12.9	23.7	-	12.2
Taco with shell, chicken, vegetables	100	67	564	134	3.1	0.9	-	1.2	0.8	0	0.6	-	9.4	7.8	1.5	-	0.9
Taco with shell, minced meat, vegetables	100	57	888	212	11.9	4.8	-	4.6	0.5	0.2	0.9	-	9.4	7.8	1.5	-	0.9
Taco with shell, salmon, vegetables	100	54	946	227	13.4	2.8	-	5	4	2.1	1.5	-	11.4	9.8	1.6	-	1
Taco with tortilla, chicken, vegetables	100	67	564	134	3.1	0.9	-	1.2	0.8	0.1	0.6	-	9.4	7.8	1.5	-	0.9
Taco with tortilla, minced meat, vegetables	100	57	888	212	11.9	4.8	-	4.6	0.5	0.2	0.9	-	9.4	7.8	1.5	-	0.9
Taco with tortilla, salmon, vegetables	100	58	849	204	12.8	2.7	-	4.7	3.9	2.3	1.3	-	7.1	3.5	3.7	-	1.9
Taffelost Cheese, processed, semi hard, with bacon	100	46	1303	314	24.5	15.9	0.9	5.6	0.5	0.1	0.5	65	0.1	0	0.1	0	0
Tahini, sesame seed pulp	-	0.2	2717	2609	60.7	7.54	1305	22	28.03	0	-	0	1	0.3	0.7	0	13.5
Tamarillo, peeled, raw	-	86.2	150	112	0.1	0	0	0	0	0	-	0	3.4	0	3.4	0	4.7
Tamarind, paste, pure, raw	-	31.4	1029	988	0.6	0.26	0	0.17	0.06	0	-	0	57.4	0	57.4	0	5.1
Tandoori chicken, commercial	-	62.4	740	737	7	2.25	39.9	3.25	1.16	3.325	-	87	0	0	0	0	0.4
Tandoori chicken, homemade, with commercial paste & yoghurt	-	64.7	744	730	10.9	2.66	74.61	5.42	2.25	17.84	-	50	4.1	0.8	3.3	0	1.8
Tandoori lamb, commercial	-	51.7	1115	1098	19.2	9.19	1003	7.21	1.18	191.5	-	55	0	0	0	0	2.1
Tandoori prawn, homemade or commercial, with commercial paste & yoghurt	-	65.6	686	671	9.3	2.13	68.22	4.55	2	65.92	-	98	4.1	0.8	3.3	0	1.8
Tangelo, peeled, raw	-	85.9	172	156	0.1	0	0	0	0	0	-	0	7.8	0	7.8	0	2
Tangerine or tangor, peeled, raw	-	86.2	180	168	0.2	0	0	0	0	0	-	0	8.1	0	8.1	0	1.5
Tapioca, pearl or seed style, uncooked	-	11.8	1458	1458	0.2	0.07	0	0.04	0.03	0	-	0	85.3	85.3	0	0	0
Tapioca, seed or pearl style, boiled in water, no added fat or salt	-	87	123	119	0	0	0	0	0	0	-	0	7	7	0	0	0.5
Taro, peeled, fresh or frozen, boiled, microwaved or steamed, drained	-	66.6	504	474	0.2	0	0	0	0	0	-	0	25.2	24	1.2	0	3.8
Taro, peeled, fresh or frozen, raw	-	68.9	469	441	0.2	0	0	0	0	0	-	0	23.4	22.3	1.1	0	3.5
Tart or tarte tatin, apricot, homemade	-	51.4	879	856	6.8	3.49	297.3	1.97	0.67	1.366	-	8	35.1	6.9	27.5	23.1	2.9
Tart or tarte tatin, banana, homemade	-	46.6	1089	1068	13	7.63	684	3.24	0.5	8.16	-	45	31.5	16.9	14.6	8.5	2.6
Tart or tarte tatin, pineapple, homemade	-	36.8	1328	1308	17.8	10.76	978.6	4.38	0.63	6.894	-	29	35.4	19.8	15.6	12.7	2.6
Tart, caramel, homemade	-	16.9	1809	1803	23.4	14.66	1179	5.27	0.81	29.58	-	80	51.4	13.1	38.3	34.6	0.7
Tart, chocolate, homemade	-	13.7	1935	1927	27.3	15.88	891	7.49	1.2	42.91	-	167	49.9	17.2	32.7	30.7	1.1
Tart, custard, commercial	-	45.6	1102	1094	13.1	6.56	548.4	4.64	0.68	0	-	54	30.2	18.8	11.4	10.2	1
Tart, custard, homemade	-	31.8	1458	1449	17	9.89	791.7	4.14	0.8	32.34	-	118	43.6	23.6	19.9	17.9	1.1
Tart, frangipane or almond, commercial or homemade	-	17.2	1860	1839	25.7	11.66	964.1	8.76	2.55	26.87	-	93	44.6	29.8	14.9	14.3	2.6
Tart, jam, commercial	-	16.1	1507	1500	14.9	7.41	631	5.61	0.65	0	-	16	55	21.6	33.4	32.3	0.9
Tart, jam, homemade	-	16.5	1643	1628	14.6	8.89	764.1	3.24	0.61	19.79	-	55	62.5	20.8	41.6	40.3	1.8
Tart, lemon or lime, commercial	-	42.2	1201	1193	15	7.28	610.1	5.12	1.16	23.01	-	119	33.6	12.1	21.5	20.8	0.9
Tart, lemon or lime, homemade	-	40.9	1241	1231	15.1	8.78	701.3	3.74	0.78	34.44	-	148	35.1	12.1	22.9	22.1	1.3
Tea, chai, flavoured, without milk	-	99.8	6	6	0.1	0	0	0	0	0	-	0	0	0	0	0	0
Tea, chai, instant dry powder	-	5.1	1258	1190	0	0	0	0	0	0	-	0	50.1	44.6	5.5	0	8.5
Tea, chai, plain, without milk	-	99.8	6	6	0.1	0	0	0	0	0	-	0	0	0	0	0	0
Tea, decaffeinated, black, brewed from leaf or teabags, plain, without milk	-	99.8	6	6	0.1	0	0	0	0	0	-	0	0	0	0	0	0
Tea, green, flavoured, without milk	-	99.8	6	6	0.1	0	0	0	0	0	-	0	0	0	0	0	0
Tea, green, plain, without milk	-	99.8	6	6	0.1	0	0	0	0	0	-	0	0	0	0	0	0
Tea, herbal, chamomile, without milk	-	99.8	6	6	0.1	0	0	0	0	0	-	0	0	0	0	0	0
Tea, herbal, lemon, without milk	-	99.8	6	6	0.1	0	0	0	0	0	-	0	0	0	0	0	0
Tea, herbal, mint, without milk	-	99.8	6	6	0.1	0	0	0	0	0	-	0	0	0	0	0	0
Tea, herbal, other, without milk	-	99.8	6	6	0.1	0	0	0	0	0	-	0	0	0	0	0	0
Tea, jasmine, plain, without milk	-	99.8	6	6	0.1	0	0	0	0	0	-	0	0	0	0	0	0
Tea, regular, black, brewed from leaf or teabags, flavoured, without milk	-	99.8	6	6	0.1	0	0	0	0	0	-	0	0	0	0	0	0
Tea, regular, black, brewed from leaf or teabags, plain, without milk	-	99.8	6	6	0.1	0	0	0	0	0	-	0	0	0	0	0	0

Protein	Salt	Alcohol	VitaminA	Retinol	Beta-Carotene	VitaminD	VitaminE	VitaminB1	VitaminB2	VitaminB3	VitaminB6	VitaminB9	VitaminB12	VitaminC	Calcium	Iron	Sodium	Potassium	Magnesium	Zinc	Selenium	Copper	Phosphorus	Iodine
50 g	2300 mg	nr mg	900 µg	nr µg	nr mg	600 µg	1 mg	1.5 mg	1.7 mg	20 mg	2 mg	400 µg	6 µg	60 mg	1000 mg	18 mg	2400 mg	3500 mg	400 mg	15 mg	70 µg	2 mg	1000 mg	150 µg
7.2	-	0	2	0	10	-	0.5	0.23	0.05	1.35	0.3	-	0	0	160	2.5	120	179	105	1.4	0.5	-	248	5.8
1.9	1.6	0	44	0	526	0	1	0.04	0.03	0.8	0.2	15	0	1	27	0.6	660	325	16	0.2	0	0.07	33	0
5.7	0.6	0	0	0	0	0	10.2	0.12	0.04	1	0.16	11	0	0	48	1.2	237	190	44	0.7	2	0.09	120	0
5.9	20.2	0	121	0	1450	0	4.9	0.16	0.28	2	1.02	68	0.3	0	230	11.4	8100	675	84	1	4	0.36	195	5.7
16.6	1.4	0	27	15	149	0.2	1	0.14	0.1	8.9	0.44	15	0.3	2	13	0.6	576	316	27	0.5	5	0.05	207	-
16.6	1.5	0	18	5	160	0.2	0.7	0.05	0.13	3.6	0.26	12	0.8	2	16	1.9	584	321	23	3.1	6	0.08	163	0.2
14.7	1.4	0	46	33	151	6.5	1.6	0.1	0.08	5	0.29	13	2.2	2	15	0.7	576	383	25	0.5	19	0.07	184	-
16.6	1.4	0	27	15	149	0.2	1	0.14	0.1	8.9	0.44	15	0.3	2	13	0.6	576	316	27	0.5	5	0.05	207	-
16.6	1.5	0	18	5	160	0.2	0.7	0.05	0.13	3.6	0.26	12	0.8	2	16	1.9	584	321	23	3.1	6	0.08	163	0.2
14	3	0	60	33	321	6.5	2	0.1	0.11	5	0.38	19	2.2	2	35	1.6	1206	443	30	0.5	19	0.08	177	-
23.3	2.8	0	158	142	190	0.1	0.4	0.02	0.2	0.1	0.06	24	1.7	0	652	0.4	1110	88	25	3.8	11	0.09	710	-
20.4	-	0	1	0	7	-	213.5	0.95	0.25	6.4	0.2	-	0	0	330	5.1	79	190	320	5.53	20.6	-	730	0.5
2	-	0	155	0	400	-	0	0.03	0.04	0.3	0.03	-	0	15	8	0.7	1	280	16	0.2	0.5	-	21	1.8
2.8	-	0	3	0	18	-	0.1	0.428	0.015	1.94	0.07	-	0	4	74	2.8	28	628	92	0.1	1.3	-	113	0.5
28.1	-	0	15	7	50	-	0.66	0.06	0.17	3.36	0.18	-	0.4	0	25	0.8	115	339	17	1.6	19.4	-	165	2.3
14.7	-	0	21	15	35	-	2.19	0.076	0.241	4.47	0.3	-	0.4	4	66	1.16	458	331	25	0.99	14.9	-	175	4.1
22.8	-	0	48	2	273	-	0.2	0.14	0.25	6.9	0.05	-	2.2	8	17	1.6	130	275	37	3.4	21.5	-	183	0.5
14.8	-	0	15	9	38	-	2.9	0.029	0.15	1.97	0.23	-	0.5	4	136	1.29	644	361	44	1.24	33.3	-	160	20.8
0.6	-	0	49	0	290	-	0.4	0.05	0.03	0.3	0.05	-	0	28	22	0.3	4	140	10	0.3	0.5	-	20	0.5
1	-	0	17	0	90	-	0.36	0.07	0.03	0.3	0.04	-	0	44	26	0.2	2	150	9	0.1	0.5	-	20	0.5
0	-	0	0	0	0	-	0	0.11	0.02	0.3	0	-	0	0	16	1.7	1	23	4	0.1	0.5	-	8	0.5
0	-	0	0	0	0	-	0	0.02	0	0.2	0	-	0	0	5	0.2	10	4	3	0	0.5	-	1	0.5
2	-	0	5	0	19	-	2.43	0.052	0.019	0.68	0.14	-	0	11	12	0.72	6	290	20	0.61	0.5	-	81	0.5
1.9	-	0	5	0	20	-	2.38	0.06	0.02	0.7	0.16	-	0	16	12	0.7	6	300	20	0.6	0.5	-	84	0.5
1.8	-	0	129	39	441	-	0.92	0.014	0.018	0.46	0.04	-	0	2	15	0.48	69	102	8	0.18	1.5	-	22	1.3
3.7	-	0	80	75	24	-	0.64	0.017	0.051	0.47	0.1	-	0.1	2	24	0.5	140	203	22	0.22	3.7	-	40	3.6
3.6	-	0	102	98	26	-	0.73	0.02	0.019	0.49	0.04	-	0	2	10	0.28	189	71	11	0.18	3.3	-	33	1.1
5.9	-	0	166	158	49	-	0.93	0.077	0.272	0.64	0.04	-	0.3	0	145	0.7	198	240	21	0.52	7.3	-	139	18.2
6	-	0	158	152	35	-	1.49	0.083	0.14	0.86	0.05	-	0.5	0	40	2.14	141	197	46	1.04	10.4	-	143	15.2
6.3	-	0	30	29	8	-	0.71	0.06	0.19	0.6	0.02	-	0.4	0	74	0.5	270	88	14	0.8	5	-	150	6.6
5.8	-	0	136	132	23	-	1.21	0.086	0.127	0.74	0.06	-	0.5	0	57	0.79	134	113	15	0.49	9	-	107	15.9
8.5	-	0	127	123	25	-	3.56	0.119	0.186	1.34	0.06	-	0.2	0	45	1.22	159	166	48	0.78	8.9	-	137	9
2.7	-	0	6	6	0	-	0.68	0.055	0	0	0.03	-	0	0	13	0.8	240	180	10	0.8	0.5	-	64	0.5
3.8	-	0	100	96	23	-	0.77	0.072	0.037	0.86	0.05	-	0.1	1	16	0.69	123	88	13	0.26	6.4	-	54	4.7
4.8	-	0	65	61	27	-	1.02	0.027	0.1	0.2	0.04	-	0.2	11	27	0.54	167	86	10	0.34	6.9	-	65	12.4
5.3	-	0	121	114	38	-	0.86	0.063	0.135	0.42	0.04	-	0.3	11	31	0.77	107	101	11	0.41	8.6	-	77	16.1
0.1	-	0	0	0	0	-	0	0	0.005	0	0	-	0	0	0	0	0	6	0	0	0.5	-	0	1.1
20.2	-	0	0	0	2	-	0	0	0.99	10.8	0.3	-	0	0	118	2.3	72	6040	272	1.7	25	-	239	20
0.1	-	0	0	0	0	-	0	0	0.005	0	0	-	0	0	0	0	0	6	0	0	0.5	-	0	1.1
0.1	-	0	0	0	0	-	0	0	0.005	0	0	-	0	0	0	0	0	6	0	0	0.5	-	0	1.1
0.1	-	0	0	0	0	-	0	0	0.005	0	0	-	0	0	0	0	0	6	0	0	0.5	-	0	1.1
0.1	-	0	0	0	0	-	0	0	0.005	0	0	-	0	0	0	0	0	6	0	0	0.5	-	0	1.1
0.1	-	0	8	6	12	-	0	0.01	0	0.11	0	-	0	0	2	0.08	0	9	1	0.04	0.5	-	1	1.1
0.1	-	0	0	0	0	-	0	0.01	0	0.11	0	-	0	0	2	0.08	0	9	1	0.04	0.5	-	1	1.1
0.1	-	0	0	0	0	-	0	0.01	0	0.11	0	-	0	0	2	0.08	0	9	1	0.04	0.5	-	1	1.1
0.1	-	0	0	0	0	-	0	0.01	0	0.11	0	-	0	0	2	0.08	0	9	1	0.04	0.5	-	1	1.1
0.1	-	0	0	0	0	-	0	0.005	0	0	0	-	0	0	0	0	0	6	0	0	0.5	-	0	1.1
0.1	-	0	0	0	0	-	0	0.005	0	0	0	-	0	0	0	0	0	6	0	0	0.5	-	0	1.1
0.1	-	0	0	0	0	-	0	0	0.005	0	0	-	0	0	0	0	0	6	0	0	0.5	-	0	1.1

All data is per 100 grams of food
Dashes means data not included in source database

Name	% Edible	Water	kJoules	kcal	Total Fat	Saturated Fat	Trans Fat	Mono Fat	Poly Fat	Omega3	Omega6	Cholestrol	Carb	Starch	Sugar	Sugar Added	Fibre
Recommended Daily Amount Units	n/a %	3300 g	8700 kj	2000 Kcal	65 g	20 g	nr g	nr g	nr g	nr g	nr g	200 mg	300 g	278 g	nr g	nr g	25 g
Tea, regular, white, brewed from leaf or teabags, with cows milk	-	98.4	33	33	0.4	0.17	8.69	0.07	0.01	0.157	-	1	0.7	0	0.7	0	0
Tempeh (fermented soy beans), fried	-	27.5	1875	1852	33.8	4.65	727.04	8.01	19.65	0	-	0	12.2	11.3	0.9	0	2.9
Tempura for coating food, commercial, uncooked	-	70.6	506	498	0.4	0.07	0	0.09	0.17	0	-	0	25.6	25.5	0.1	0	1
Tempura for coating food, homemade, uncooked	-	69.7	523	513	1.4	0.32	1.15	0.45	0.31	7.805	-	57	22.4	22.4	0	0	1.2
Tequila	-	66.9	886	886	0	0	0	0	0	0	-	0	0.1	0	0.1	0	0
Thiamin	-	0	0	0	0	0	0	0	0	0	-	0	0	0	0	0	0
Thickshake, all flavours, with cows milk, crushed ice, ice cream & confectionary, fast food style	-	71.4	563	562	5.2	3.26	126.29	1.37	0.22	1.212	-	13	19.8	2	17.5	13.3	0.2
Thickshake, caramel flavour, fast food style	-	72.6	494	494	2.8	1.88	81.9	0.67	0.08	0	-	18	20.3	4	16.3	10.6	0
Thickshake, chocolate flavour, fast food style	-	72.6	500	499	2.8	1.88	81.9	0.67	0.08	0	-	18	20.6	3.8	16.8	11.1	0
Thickshake, chocolate or coffee flavour, regular fat cows milk, with ice cream	-	77.4	456	455	4.6	3	141.5	1.14	0.12	1.609	-	14	14.4	0.7	13.7	8.6	0
Thickshake, non-chocolate or coffee flavour, regular fat cows milk, with ice cream	-	78.1	447	447	4.5	2.99	141.5	1.12	0.12	1.609	-	14	14	0.7	13.3	8.2	0
Thickshake, strawberry flavour, fast food style	-	73.2	492	492	2.8	1.87	81.9	0.66	0.07	0	-	18	20.3	3.8	16.5	10.8	0
Thickshake, vanilla flavour, fast food style	-	76	449	449	3	2	87.75	0.71	0.08	0	-	19	16.9	3.9	13	6.3	0
Thyme, dried, ground	-	7.4	1149	853	6	2.99	0	0.52	1.3	0	-	0	29.1	27.3	1.8	0	37
Tilapia, boiled, microwaved, steamed or poached, no added fat	-	70.4	568	568	5.2	1.63	103.71	2.01	0.96	134.3	-	95	0	0	0	0	0
Tilapia, raw	-	75.2	477	477	4.4	1.37	87.12	1.69	0.81	112.8	-	80	0	0	0	0	0
Tiramisu, coffee, homemade from basic ingredients	-	59.5	954	950	15.3	8.97	620.2	4.07	0.79	25.52	-	143	15.6	5.8	9.8	8.3	0.4
Toddler milk, S26 Gold, prepared with water	-	85.3	287	287	2.7	0.62	51.62	0.9	1.01	1.807	-	1	9	2	7	0	0
Toddler milk, added omega 3 fatty acids, with water	-	85.6	280	279	2.6	1.72	0	0.65	0.12	19.14	-	1	8.4	2.4	6	0	0.1
Toddler milk, regular, prepared with water	-	86.6	269	269	2.9	0.8	0	1.3	0.66	8.317	-	1	8.5	0	8.5	0	0
Tofu (soy bean curd), burger patty	-	57.2	909	888	12.9	1.65	29.67	4.07	6.14	0	-	0	16.2	15.8	0.4	0	2.6
Tofu (soy bean curd), firm, as purchased	-	75.6	502	474	7.3	0.96	0	1.64	4.07	0	-	0	0	0	0	0	3.5
Tofu (soy bean curd), fried, stir-fried, grilled or BBQ'd, fat	-	64.5	773	736	12.5	1.74	19.82	3.8	5.96	0.163	-	0	0	0	0	0	4.7
Tofu (soy bean curd), fried, stir-fried, grilled or BBQ'd, no added fat	-	66.5	688	649	10	1.32	0	2.24	5.58	0	-	0	0	0	0	0	4.8
Tofu (soy bean curd), silken or soft	-	88.8	224	206	2.5	0.33	0	0.56	1.39	0	-	0	1.3	0.7	0.6	0	2.3
Tofu (soy bean curd), smoked	-	67.5	751	735	9.8	1.29	0	2.2	5.46	0	-	0	4.6	4.3	0.3	0	2.1
Tomato, cherry or grape, raw	-	93.1	65	52	0.1	0	0	0	0	0	-	0	2.2	0	2.2	0	1.7
Tomato, common, boiled with salt, drained	-	93.9	72	61	0.1	0	0	0	0	0	-	0	2.3	0	2.3	0	1.4
Tomato, common, raw	-	94.2	74	64	0.1	0	0	0	0	0	-	0	2.4	0.1	2.3	0	1.2
Tomato, fresh, baked, roasted, fried, stir-fried, grilled or BBQ'd, butter, dairy blend or margarine	-	87.9	272	260	5.1	2.81	237.7	1.24	0.39	4.3	-	9	2.8	0.1	2.7	0	1.5
Tomato, fresh, baked, roasted, fried, stir-fried, grilled or BBQ'd, canola oil	-	86.8	318	306	6.4	0.46	1.79	3.71	1.78	0	-	0	2.8	0.1	2.7	0	1.5
Tomato, fresh, baked, roasted, fried, stir-fried, grilled or BBQ'd, fat	-	86.9	314	303	6.3	1.03	45.22	3.65	1.13	0.372	-	1	2.8	0.1	2.7	0	1.5
Tomato, fresh, baked, roasted, fried, stir-fried, grilled or BBQ'd, no added fat	-	92.7	92	79	0.1	0	0	0	0	0	-	0	3	0.1	2.9	0	1.5
Tomato, fresh, baked, roasted, fried, stir-fried, grilled or BBQ'd, olive oil	-	86.8	318	306	6.4	0.96	0	4.45	0.55	0	-	0	2.8	0.1	2.7	0	1.5
Tomato, fresh, baked, roasted, fried, stir-fried, grilled or BBQ'd, other oil	-	86.8	318	306	6.4	0.84	123	2.31	2.75	0.008	-	0	2.8	0.1	2.7	0	1.5
Tomato, fresh, boiled, microwaved or steamed, drained	-	92.5	94	81	0.1	0	0	0	0	0	-	0	3.1	0.1	2.9	0	1.6
Tomato, fresh, boiled, microwaved or steamed, drained, added fat	-	87	304	292	5.9	1.52	112.4	2.67	1.19	1.629	-	3	2.9	0.1	2.8	0	1.5
Tomato, hydroponic, raw	-	94.3	60	54	0	0	0	0	0	0	-	0	2.3	0	2.3	0	0.7
Tomato, paste, no added salt	-	76.5	298	266	0.3	0	0	0	0	0	-	0	11.5	0.5	11	0	4.1
Tomato, paste, not further defined	-	76.5	284	252	0.3	0	0	0	0	0	-	0	10.6	0.5	10.1	0	4.1
Tomato, paste, with added salt	-	76.5	281	248	0.3	0	0	0	0	0	-	0	10.4	0.5	9.9	0	4.1
Tomato, puree, commercial	-	92.9	106	102	0.1	0	0	0	0	0	-	0	4.2	0	4.2	2	0.6

Protein	Salt	Alcohol	VitaminA	Retinol	Beta-Carotene	VitaminD	VitaminE	VitaminB1	VitaminB2	VitaminB3	VitaminB6	VitaminB9	VitaminB12	VitaminC	Calcium	Iron	Sodium	Potassium	Magnesium	Zinc	Selenium	Copper	Phosphorus	Iodine
50 g	2300 mg	nr mg	900 µg	nr µg	nr mg	600 µg	1 mg	1.5 mg	1.7 mg	20 mg	2 mg	400 µg	6 µg	60 mg	1000 mg	18 mg	2400 mg	3500 mg	400 mg	15 mg	70 µg	2 mg	1000 mg	150 µg
0.5	-	0	4	4	1	-	0.01	0.001	0.028	0.03	0.01	-	0.1	0	13	0	5	23	1	0.05	0.6	-	11	3.4
23.2	-	0	23	0	16	-	0	0.09	0.1	0.5	0.09	-	0	0	74	9.2	955	542	115	1.7	5	-	240	2.9
2.7	-	0	0	0	0	-	0.12	0.072	0.013	0.99	0.06	-	0	0	5	0.29	3	52	15	0.27	4.4	-	57	3.6
4.8	-	0	15	15	0	-	0.38	0.093	0.073	0.52	0.04	-	0.2	0	21	0.6	168	66	13	0.32	7.3	-	146	8
0	-	30.5	0	0	0	-	0	0	0	0	0	-	0	0	1	0.06	10	5	1	0.06	0.5	-	0	0.5
0	-	0	0	0	0	-	0	10000	0	0	0	-	0	0	0	0	0	0	0	0	0	-	0	0
2.9	-	0	63	55	49	-	0.17	0.006	0.162	0.27	0.05	-	0.3	0	77	0.18	48	137	12	0.29	2.2	-	72	16.5
3.5	-	0	87	73	87	-	0.01	0.004	0.219	0.56	0.03	-	0.3	0	94	0.07	43	154	12	0.3	1.4	-	84	21.8
3.5	-	0	87	73	87	-	0.01	0.004	0.219	0.56	0.03	-	0.3	0	94	0.07	50	154	12	0.3	1.4	-	84	21.8
3.1	-	0	73	64	53	-	0.06	0.003	0.195	0.28	0.06	-	0.4	0	90	0.06	42	145	11	0.3	1.8	-	80	20.1
3	-	0	73	64	52	-	0.06	0.003	0.195	0.28	0.06	-	0.4	0	90	0.04	38	126	9	0.28	1.1	-	77	19.6
3.4	-	0	87	73	86	-	0.01	0.004	0.219	0.56	0.03	-	0.3	0	93	0.05	46	137	11	0.28	0.8	-	81	21.3
3.7	-	0	93	78	92	-	0.01	0.005	0.234	0.6	0.03	-	0.3	0	99	0.05	45	144	11	0.3	0.8	-	87	22.8
8.1	-	0	161	0	965	-	8.64	0.27	0.24	3.6	0.55	-	0	30	830	39	68	1250	230	3.8	4.6	-	235	0.5
22	-	0	0	0	0	-	1.07	0.124	0.129	3.19	0.4	-	1.9	0	1	0.6	83	299	26	0.89	40.1	-	262	26.7
18.5	-	0	0	0	0	-	0.9	0.13	0.12	3.15	0.42	-	1.9	0	1	0.5	82	295	24	0.75	33.7	-	245	28
5.9	-	1	164	154	65	-	0.75	0.048	0.169	0.22	0.02	-	0.3	0	45	0.59	169	104	11	0.48	7.8	-	120	15.7
2.4	-	0	30	30	2	-	1.1	0.11	0.17	1.1	0.15	-	0.2	7	96	1.3	40	139	10	0.5	1.2	-	77	15
2.7	-	0	42	39	18	-	0.85	0.1	0.18	0.85	0.12	-	0.2	5	120	1.2	38	139	12	0.5	1.2	-	78	11
1.5	-	0	35	32	18	-	0.8	0.08	0.15	0.5	0.07	-	0.6	7	95	1.1	28	139	10	0.47	1.2	-	51	22
8	-	0	133	0	22	-	0	0.11	0.1	0.5	0.09	-	0	5	48	2.6	946	759	116	1	5	-	240	30
12	-	0	0	0	0	-	0	0.15	0.07	0.5	0.09	-	0	0	320	2.9	40	130	78	1.7	5	-	240	2.9
16.1	-	0	1	1	0	-	0.52	0.191	0.089	0.64	0.12	-	0	0	430	3.89	55	175	105	2.28	6.7	-	322	3.7
16.4	-	0	0	0	0	-	0	0.195	0.091	0.65	0.12	-	0	0	438	3.97	55	178	107	2.33	6.8	-	329	3.8
5.4	-	0	0	0	0	-	0	0.01	0.04	0.5	0.09	-	0	0	24	1.8	5	201	62	0.5	2	-	100	1.2
17.3	-	0	13	0	8	-	0	0.02	0.03	0.5	0.09	-	0	0	52	4	750	533	171	1.8	6.6	-	315	3.8
0.5	-	0	82	0	460	-	0.2	0.06	0.04	1	0.03	-	0	28	11	0.5	10	240	12	0.14	0.6	-	26	0.3
0.9	-	0	74	0	445	-	0.2	0	0	0.5	0.03	-	0	15	6	0.3	98	204	1	0.1	0.5	-	22	0.5
1	-	0	26	0	150	-	0.26	0.02	0.01	0.7	0.03	-	0	18	9	0.27	8	214	7	0.31	0.4	-	26	0.3
1.2	-	0	64	30	195	-	0.56	0.026	0.016	0.86	0.03	-	0	21	12	0.34	45	258	9	0.35	0.5	-	31	0.8
1.1	-	0	32	0	185	-	1.77	0.026	0.014	0.82	0.03	-	0	21	11	0.34	9	256	9	0.35	0.5	-	31	0.4
1.1	-	0	34	3	186	-	1.49	0.026	0.014	0.82	0.03	-	0	21	11	0.34	12	257	9	0.35	0.5	-	31	0.4
1.2	-	0	33	0	194	-	0.31	0.027	0.014	0.86	0.04	-	0	22	11	0.36	10	270	9	0.37	0.5	-	32	0.4
1.1	-	0	32	0	185	-	1.51	0.026	0.014	0.82	0.03	-	0	21	11	0.34	9	256	9	0.35	0.5	-	31	0.4
1.1	-	0	32	0	185	-	1.63	0.026	0.014	0.82	0.03	-	0	21	11	0.34	9	256	9	0.35	0.5	-	31	0.4
1.2	-	0	36	0	210	-	0.32	0.028	0.015	0.88	0.04	-	0	22	12	0.37	10	277	9	0.38	0.5	-	33	0.4
1.2	-	0	47	12	204	-	1.31	0.027	0.015	0.86	0.04	-	0	21	12	0.35	25	264	9	0.36	0.5	-	32	0.6
0.7	-	0	10	0	60	-	0.68	0.03	0.02	0.5	0.04	-	0	16	10	0	3	180	6	0.1	0.5	-	19	0.2
3.1	-	0	220	0	1320	-	4.3	0.12	0.08	2.8	0.22	-	0	15	28	1.6	53	960	38	0.4	5.3	-	68	0.5
3.1	-	0	220	0	1320	-	4.3	0.12	0.08	2.8	0.22	-	0	15	28	1.6	515	960	38	0.4	5.3	-	68	0.5
3.1	-	0	220	0	1320	-	4.3	0.12	0.08	2.8	0.22	-	0	15	28	1.6	630	960	38	0.4	5.3	-	68	0.5
1.5	-	0	70	0	420	-	0.83	0	0	0.9	0.03	-	0	11	29	0.3	190	230	11	0.2	0.5	-	17	1.1

COMPACT EDITION - RECIPROCITY

All data is per 100 grams of food
Dashes means data not included in source database

Name	% Edible	Water	kJoules	kcal	Total Fat	Saturated Fat	Trans Fat	Mono Fat	Poly Fat	Omega6 Omega3	Cholestrol	Carb	Starch	Sugar	Sugar Added	Fibre
Recommended Daily Amount	n/a	3300	8700	2000	65	20	nr	nr	nr	nr	nr	200	300	278	nr	nr	25
Units	%	g	kj	Kcal	g	g	g	g	g	g	mg	mg	g	g	g	g	g
Tomato, raw, not further defined	-	94.1	73	63	0.1	0	0	0	0	0	-	0	2.4	0.1	2.3	0	1.2
Tomato, roma, raw	-	94.2	74	64	0.1	0	0	0	0	0	-	0	2.4	0.1	2.3	0	1.2
Tomato, stuffed with breadcrumbs, cheese & vegetables, cooked	-	74.9	535	523	8.2	3.59	156.5	3.15	0.9	8.127	-	15	7.1	4.4	2.8	0	1.6
Tomato, sundried or semi sundried	-	24.7	1101	984	4.6	0.51	98.95	1.81	1.98	0	-	0	35.2	1.3	33.9	0	14.7
Tomato, whole, canned in tomato juice, boiled or microwaved, drained	-	92.9	93	82	0.1	0	0	0	0	0	-	0	3.5	0.1	3.4	0	1.4
Tomato, whole, canned in tomato juice, boiled or microwaved, undrained	-	93.4	94	83	0.2	0	0	0	0	0	-	0	3.4	0	3.3	0	1.4
Tomato, whole, canned in tomato juice, drained	-	94	88	78	0.3	0	0	0	0	0	-	0	3	0	3	0	1.3
Tomato, whole, canned in tomato juice, undrained	-	94	78	68	0.1	0	0	0	0	0	-	0	2.9	0	2.9	0	1.3
Topping, caramel	-	48.9	770	767	0.3	0.15	0	0.08	0.01	0	-	0	46.3	3.2	43.1	42.8	0.4
Topping, chocolate	-	48.9	817	814	0.3	0.15	0	0.08	0.01	0	-	0	49.3	2.1	47.2	47.1	0.4
Topping, chocolate, hard	-	0.6	2605	2585	50.3	27.24	422.6	10.06	10.12	0.09	-	2	40.7	2.1	38.6	35	2.5
Topping, fruit-flavoured, regular	-	54.8	749	746	0	0	0	0	0	0	-	0	46.3	1.9	44.4	44	0.4
Trevally or kingfish, baked, roasted, grilled, BBQ'd, fried or deep fried, fat	-	63.4	759	759	7.7	1.34	55.31	3.38	1.63	435	-	54	0	0	0	0	0
Trevally or kingfish, coated, baked, roasted, fried, deep fried, grilled or BBQ'd, fat not further defined	-	58.8	891	888	10.8	1.9	79.4	5.35	2.2	323.9	-	55	6.6	6.2	0.4	0	0.4
Trevally or kingfish, cooked, no fat added	-	66.4	628	628	3.8	0.69	26.37	1	0.92	448.2	-	55	0	0	0	0	0
Trevally or kingfish, raw	-	75.5	459	459	2.8	0.5	19.25	0.73	0.67	327.2	-	40	0	0	0	0	0
Trifle, homemade from basic ingredients	-	72.6	604	600	8.3	5.14	369.6	2.18	0.38	15.49	-	34	14.5	2.8	11.7	8.3	0.5
Tropical fruit, dried	-	31.1	1059	1028	0.4	0	0	0	0	0	-	0	60.5	0.5	60	39.5	3.9
Tropical fruit, raw	-	92.7	107	100	0.3	0	0	0	0	0	-	0	4.4	0	4.4	0	0.9
Trout, coral, cooked, with or without added fat	-	72.4	513	513	2.6	0.49	9.28	0.99	0.62	308.1	-	47	0	0	0	0	0
Trout, rainbow, baked, roasted, fried, grilled or BBQ'd, no added fat	-	58.9	883	883	11.6	3.44	239.1	3.95	2.77	2041	-	97	0	0	0	0	0
Trout, rainbow, baked, roasted, grilled, BBQ'd, fried or deep fried, fat	-	56.1	1006	1006	15.2	4.01	261.7	6.23	3.43	1980	-	95	0	0	0	0	0
Trout, rainbow, boiled, microwaved, steamed or poached, with or without added fat	-	63.9	785	785	10.6	3.07	211.09	3.76	2.5	1765	-	84	0	0	0	0	0
Trout, rainbow, coated, baked, roasted, fried, deep fried, grilled or BBQ'd, fat	-	53.1	1081	1078	16.5	3.88	235.93	7.52	3.57	1491	-	76	6.7	6.3	0.4	0	0.4
Trout, rainbow, raw	-	70	645	645	8.4	2.51	174.57	2.88	2.02	1490	-	71	0	0	0	0	0
Tuna mornay, homemade, cooked unfilled pasta, homemade white sauce, cheese & breadcrumbs	-	62.1	720	710	6.4	2.51	131.07	1.91	1.49	155.3	-	21	15.7	13.9	1.8	0.3	1.3
Tuna, baked, roasted, fried, grilled or BBQ'd, no added fat	-	60.3	596	596	1.4	0.33	19.08	0.22	0.41	332.8	-	62	0	0	0	0	0
Tuna, baked, roasted, grilled, BBQ'd, fried or deep fried, fat	-	55.5	815	815	8	1.44	67.68	4.21	1.62	316.6	-	59	0	0	0	0	0
Tuna, boiled, microwaved, steamed or poached, with or without added fat	-	65.1	537	537	1.8	0.38	20.81	0.54	0.46	287.8	-	53	0	0	0	0	0
Tuna, canned	-	70.1	651	651	6.6	1.36	41.91	1.82	3.03	497	-	46	0.9	0.2	0.7	0.7	0.1
Tuna, flavoured, canned, drained	-	72.3	577	574	5.8	1.12	49.07	2.04	2.19	212.6	-	39	3.3	0.8	2.5	2.4	0.3
Tuna, raw	-	71	435	435	1	0.24	13.93	0.16	0.3	242.9	-	45	0	0	0	0	0
Tuna, sashimi style, raw	-	70.4	514	514	1.8	0.4	25.07	0.29	0.54	438.4	-	28	0	0	0	0	0
Tuna, tartare (tartar)	-	64.1	847	843	13.3	2.21	18.88	8.58	1.5	330	-	21	0.5	0.2	0.3	0	0.5
Tuna, unflavoured, canned in brine, drained	-	73.6	529	529	2.6	1.03	14.04	0.5	0.79	751.9	-	53	0	0	0	0	0
Tuna, unflavoured, canned in vegetable oil, drained	-	62.9	922	922	13.7	2.19	78.58	3.62	7.24	366.7	-	40	0	0	0	0	0
Tuna, unflavoured, canned in water, drained	-	73.2	518	518	2.6	0.93	14.04	0.54	0.86	751.1	-	53	0	0	0	0	0
Turkey, breast, lean, baked, roasted, fried, grilled or BBQ'd, fat	-	62.1	737	737	6.9	1.6	38.44	2.76	2.19	16.45	-	59	0	0	0	0	0
Turkey, breast, lean, baked, roasted, fried, grilled or BBQ'd, no added fat	-	64.6	648	648	4	1.08	17.77	1.12	1.58	15.12	-	65	0	0	0	0	0
Turkey, breast, lean, breadcrumb coating, baked, roasted, fried, grilled or BBQ'd, fat	-	48.1	973	966	7.7	1.64	49	3.25	2.37	13.35	-	48	14.4	13.6	0.8	0	0.9
Turkey, breast, lean, raw	-	73	490	490	3.3	0.89	14.66	0.92	1.31	12.47	-	45	0	0	0	0	0

Protein	Salt	Alcohol	VitaminA	Retinol	Beta-Carotene	VitaminD	VitaminE	VitaminB1	VitaminB2	VitaminB3	VitaminB6	VitaminB9	VitaminB12	VitaminC	Calcium	Iron	Sodium	Potassium	Magnesium	Zinc	Selenium	Copper	Phosphorus	Iodine
50 g	2300 mg	nr mg	900 µg	nr µg	nr mg	600 µg	1 mg	1.5 mg	1.7 mg	20 mg	2 mg	400 µg	6 µg	60 mg	1000 mg	18 mg	2400 mg	3500 mg	400 mg	15 mg	70 µg	2 mg	1000 mg	150 µg
0.9	-	0	30	0	173	-	0.26	0.023	0.012	0.72	0.03	-	0	18	9	0.29	8	216	7	0.29	0.4	-	26	0.3
1	-	0	26	0	150	-	0.26	0.02	0.01	0.7	0.03	-	0	18	9	0.27	8	214	7	0.31	0.4	-	26	0.3
5.3	-	0	55	26	165	-	0.98	0.05	0.073	1.04	0.04	-	0.2	17	120	0.45	174	242	15	0.86	3.2	-	107	7
11.2	-	0	483	0	2900	-	7.9	0.3	0.36	7.4	0.33	-	0	3	100	5.6	73	3170	150	13.6	10	-	290	2
0.9	-	0	70	0	420	-	0.83	0	0	0.9	0.03	-	0	11	29	0.3	69	230	11	0.2	0.5	-	17	1.1
0.8	-	0	64	0	385	-	0.83	0	0	0.65	0.03	-	0	11	26	0.5	68	192	11	0.25	0.5	-	18	1.1
0.8	-	0	66	0	393	-	0.68	0	0	0.6	0.03	-	0	10	27	0.2	86	170	9	0.1	0.5	-	14	0.5
0.7	-	0	55	0	328	-	0.68	0	0	0.6	0.03	-	0	6	22	0.58	68	204	11	0.16	0.5	-	20	1.1
0.7	-	0	1	0	7	-	0	0	0	0	0.01	-	0	0	8	0.2	11	180	14	0.2	6	-	24	5
0.7	-	0	1	0	7	-	0	0	0	0	0.01	-	0	0	8	0.2	69	180	14	0.2	6	-	24	5
4	-	0	1	0	2	-	5.59	0.034	0.151	0.75	0.03	-	0.3	0	101	1.46	54	343	54	1.01	2.9	-	145	6.2
0	-	0	0	0	0	-	0	0	0	0	0.01	-	0	0	6	0	35	26	2	0	0.8	-	1	0.5
27.9	-	0	31	31	1	-	1.59	0.192	0.063	3.78	0.35	-	1.9	1	22	1.81	87	513	37	0.9	49.2	-	291	27.8
22.3	-	0	29	29	2	-	2.15	0.177	0.069	3.09	0.27	-	1.5	0	25	1.57	133	405	32	0.79	38.4	-	238	26.7
28.8	-	0	32	32	0	-	0.83	0.21	0.065	3.7	0.36	-	2	1	23	1.86	88	529	38	0.93	50.7	-	300	28.6
21	-	0	26	26	0	-	0.6	0.17	0.05	2.84	0.29	-	1.6	0	17	1.36	64	386	28	0.68	37	-	219	22
2.3	-	0.6	71	56	63	-	0.39	0.022	0.083	0.12	0.01	-	0.1	4	40	0.19	82	76	6	0.19	1.7	-	61	6.6
1.6	-	0	228	0	812	-	1.34	0.049	0.056	0.68	0.13	-	0	13	33	0.71	5	364	25	0.39	1.3	-	24	1.2
0.8	-	0	9	0	50	-	0.02	0.02	0.01	0.2	0.09	-	0	12	38	0.4	40	150	9	0.1	0.7	-	11	0.5
24.6	-	0	50	50	0	-	0.69	0.08	0.006	0.38	0.34	-	0.7	0	34	1.13	68	613	39	0.61	46.3	-	206	47
26.8	-	0	0	0	0	-	1.23	0	0.164	4.32	0.52	-	2.2	0	30	0.68	96	404	33	1.08	32.9	-	336	36.4
26	-	0	2	2	1	-	1.98	0	0.16	4.19	0.5	-	2.1	0	29	0.66	95	392	32	1.05	31.9	-	326	35.4
23.2	-	0	0	0	0	-	1.18	0	0.128	3.17	0.4	-	1.9	0	26	0.59	71	297	26	0.93	28.4	-	261	26.5
20.9	-	0	5	5	2	-	2.45	0.034	0.134	3.46	0.39	-	1.6	0	30	0.69	138	318	29	0.89	25.5	-	264	31.7
19.6	-	0	0	0	0	-	0.9	0	0.12	3.15	0.42	-	1.9	0	22	0.5	70	295	24	0.79	24	-	245	28
12.1	-	0	40	33	37	-	0.56	0.05	0.11	2.83	0.11	-	0.7	1	76	0.74	222	153	19	0.81	26	-	145	12.3
32.1	-	0	22	22	0	-	0.68	0.53	0.065	12.75	0.52	-	0.6	1	22	1	51	608	68	0.71	50.7	-	262	36.4
30.5	-	0	24	24	1	-	1.96	0.504	0.062	12.76	0.49	-	0.6	1	21	0.95	52	578	65	0.68	48.2	-	249	34.7
27.7	-	0	17	17	0	-	0.71	0.407	0.053	9.87	0.4	-	0.5	1	19	0.86	38	447	53	0.62	43.8	-	204	26.5
23	-	0	19	16	23	-	0.73	0.035	0.113	8.06	0.28	-	1.4	0	10	1.11	399	248	27	0.84	73.2	-	198	10.8
18	-	0	24	10	85	-	0.33	0.05	0.11	7.8	0.33	-	1.4	0	13	1.2	430	250	27	0.53	48	-	160	12
23.4	-	0	18	18	0	-	0.5	0.43	0.05	9.8	0.42	-	0.5	1	16	0.73	37	444	50	0.52	37	-	191	28
26.3	-	0	18	13	0	-	0.5	0.03	0.2	9.8	0.42	-	0.5	0	6	2.1	50	366	32	0.76	37	-	158	10.9
20	-	0	15	10	4	-	2.85	0.03	0.16	7.49	0.33	-	0.4	3	9	1.73	38	315	27	0.62	27.9	-	125	8.3
25.5	-	0	10	10	0	-	0	0.01	0.08	9.9	0.14	-	1.1	0	7	1.19	200	212	26	0.9	72.6	-	186	10.2
24.4	-	0	20	20	1	-	1.93	0.05	0.11	7.5	0.32	-	1.3	0	7	0.8	441	276	29	0.9	93	-	200	10
24.8	-	0	20	20	0	-	0.33	0.02	0.14	7.8	0.27	-	1.6	0	12	1.3	447	238	27	1.04	77.4	-	240	10.9
28.3	-	0	22	22	0	-	0.86	0.059	0.056	9.29	0.26	-	0.5	0	9	0.5	237	363	26	1.7	14.4	-	230	1.2
29.4	-	0	86	86	0	-	0.35	0.05	0.09	6.2	0.08	-	0.7	0	8	0.6	210	330	26	1.9	19	-	240	1.3
25.6	-	0	18	18	1	-	1.1	0.136	0.061	8.24	0.24	-	0.4	0	22	0.82	319	338	31	1.58	14.4	-	222	12.8
21.6	-	0	21	21	0	-	0.34	0.07	0.05	7.9	0.29	-	0.6	0	7	0.4	240	370	25	1.3	11	-	220	1.3

COMPACT EDITION - RECIPROCITY

All data is per 100 grams of food
Dashes means data not included in source database

Name	% Edible	Water	kJoules	kcal	Total Fat	Saturated Fat	Trans Fat	Mono Fat	Poly Fat	Omega3	Omega6	Cholestrol	Carb	Starch	Sugar	Sugar Added	Fibre
Recommended Daily Amount Units	n/a %	3300 g	8700 kj	2000 Kcal	65 g	20 g	nr g	nr g	nr g	nr g	nr g	200 mg	300 g	278 g	nr g	nr g	25 g
Turkey, breast, lean, skin & fat, baked, roasted, fried, grilled or BBQ'd, no added fat	-	64.6	825	825	13	3.9	57.53	4.47	3.42	20.27	-	66	0	0	0	0	0
Turkey, breast, lean, skin & fat, raw	-	69.2	663	663	8.5	2.39	37.97	2.57	3.12	27.14	-	50	0	0	0	0	0
Turkey, hindquarter, lean, baked, roasted, fried, grilled or BBQ'd, no added fat	-	63.3	714	714	7	2.41	39.69	2.63	1.55	0	-	88	0	0	0	0	0
Turkey, hindquarter, lean, raw	-	74.1	510	510	5.3	1.82	30.05	1.99	1.18	0	-	58	0	0	0	0	0
Turkey, hindquarter, lean, skin & fat, baked, roasted, fried, grilled or BBQ'd, fat	-	53.5	1119	1119	19.1	6.06	112.61	7.92	4.02	0.159	-	87	0	0	0	0	0
Turkey, hindquarter, lean, skin & fat, baked, roasted, fried, grilled or BBQ'd, no added fat	-	58.5	911	911	12.9	4.4	72.98	4.95	2.78	0	-	90	0	0	0	0	0
Turkey, hindquarter, lean, skin & fat, boiled, casseroled, microwaved, poached, steamed/stewed	-	62	773	773	8.9	2.81	52.84	3.65	1.92	0.085	-	82	0	0	0	0	0
Turkey, hindquarter, lean, skin & fat, raw	-	66.4	782	782	12.6	4.3	71.42	4.86	2.7	0	-	66	0	0	0	0	0
Turkey, processed luncheon meat	-	73.1	428	428	3.9	1.39	17.32	1.48	0.82	3.686	-	46	0.6	0	0.6	0.6	0
Turkey, roast, deli-sliced	-	69.7	608	608	8.7	2.88	38.64	3.7	1.66	8.222	-	36	0.7	0.7	0	0	0
Turkey, whole, lean, baked, roasted, fried, grilled or BBQ'd, no added fat	-	64.7	666	666	5.7	1.81	29.8	1.94	1.66	8.316	-	69	0	0	0	0	0
Turkey, whole, lean, boiled, casseroled, microwaved, poached, steamed or stewed, with or without added fat	-	61.2	759	759	7.5	2.16	41.95	2.9	2.01	8.90	-	73	0	0	0	0	0
Turkey, whole, lean, skin & fat, baked, roasted, fried, grilled or BBQ'd, no added fat	-	57	964	964	14.1	4.46	72.92	4.96	3.88	18.09	-	77	0	0	0	0	0
Turkey, wild caught, lean, skin & fat, cooked	-	57	964	964	14.1	4.46	72.92	4.96	3.88	18.09	-	77	0	0	0	0	0
Turkish delight, plain	-	18.6	1299	1299	0.1	0.01	0	0.01	0.02	0	-	0	77.6	8	69.6	69.6	0.1
Turmeric, dried, ground	-	9.1	1380	1211	8.6	3.68	0	1.96	2.57	0	-	0	46.3	21.2	25.1	0	21.1
Turnip, white, peeled or unpeeled, fresh or frozen, baked, roasted, fried, stir-fried, grilled or BBQ'd	-	91.3	115	98	0	0	0	0	0	0	-	0	4.1	0.2	3.9	0	2.1
Turnip, white, peeled or unpeeled, fresh or frozen, boiled, microwaved or steamed, drained, with or without added fat	-	92.4	101	87	0	0	0	0	0	0	-	0	3.7	0.2	3.4	0	1.8
Turnip, white, peeled, fresh or frozen, raw	-	92.9	94	80	0	0	0	0	0	0	-	0	3.4	0.2	3.2	0	1.7
Turtle, wild caught, flesh, cooked	-	61.7	696	696	2.5	0.74	10.5	0.4	1.07	283.7	-	97	1.7	1.7	0	0	0
Turtle, wild caught, flesh, raw	-	72.2	505	505	1.8	0.54	7.61	0.29	0.78	205.7	-	70	1.2	1.2	0	0	0
Twiglets	-	3.2	1659	393	11.8	1.60	-	-	-	-	-	0.0	63.3	62.7	0.6	-	12.4
Tzatziki	-	85.6	314	76	5.5	3.58	0.11	1.34	0.15	-	-	8.8	3.4	0.4	3.0	-	0.3
Urad dahl, homemade	-	74.7	340	81	3.2	0.44	0.01	1.26	1.32	-	-	2.1	8.7	7.9	0.8	-	2.7
Vanilla Sauce, powder base, prepared	100	82	321	76	1.5	1	0	0.4	0	0	0	4	12.6	0	9.7	5.6	0.1
Vanilla sugar	100	8	1549	364	0	0	0	0	0	0	0	0	91.1	0	91.1	91	0
Veal, chops, raw	73	74	493	117	3	1.3	0	1.1	0.1	0	0.1	38	0	0	0	0	0
Veal, for roast, raw	79	75	452	107	2.4	1.1	0	0.9	0.1	0	0.1	38	0	0	0	0	0
Veal, roll	100	72	600	144	8.2	3	0	3.7	0.9	0.2	2	44	2	1.8	0.1	0	0.1
Veal, escalope, fried in corn oil	-	58.7	825	196	6.8	1.76	0.08	2.48	1.90	0.07	1.83	110.0	0.0	0.0	0.0	-	0.0
Veal, escalope, raw	-	75.1	449	106	1.7	0.60	-	0.70	0.30			52.0	0.0	0.0	0.0	-	0.0
Veal, mince, raw	-	70.1	604	144	7.0	2.90	0.30	3.00	0.50			62.0	0.0	0.0	0.0	-	
Veal, mince, stewed	-	63.7	858	205	11.1	4.70	0.44	4.80	0.80	0.12	0.71	80.0	0.0	0.0	0.0	-	-
Vegeburger, retail, grilled	-	63.7	677	161	7.2	-	-	-	-	-	-	-	8.0	4.4	3.6	-	4.5
Vegetable and cheese grill/burger, in crumbs, baked/grilled	-	53.6	1005	240	14.0	4.64	0.82	4.35	2.95	0.32	2.78	-	23.0	18.6	1.3	-	-
Vegetable bake, homemade	-	74.5	509	121	5.9	2.65	0.11	2.14	0.60	-	-	8.3	13.7	8.9	4.6	-	1.2
Vegetable stir fry mix, fried in corn oil	-	83.8	270	64	3.6	0.50		0.90	2.10	-	-	0.0	6.4	2.5	3.9	-	-
Vegetable stir fry mix, fried in rapeseed oil	-	83.8	270	64	3.6	0.24	-	2.14	1.06	-	-	0.0	6.4	2.5	3.9	-	-
Vegetable stir fry mix, fried in sunflower oil	-	83.8	270	64	3.6	0.40		0.70	2.30	-	-	0.0	6.4	2.5	3.9	-	-
Vegetables, mixed, cooked with onion, spice and tomatoes, homemade	-	80.3	342	82	5.3	0.73	0.02	2.33	1.95	-	-	2.2	6.6	3.1	3.4	-	3.3
Vegetables, mixed, frozen, boiled in unsalted water	-	85.8	180	42	0.5	-	0.00	-	-	-	-	0.0	6.6	3.0	3.6	-	-
Vegetables, mixed, stir-fry type, frozen, fried in rapeseed oil	-	83.8	270	64	3.6	-	-	-	-	-	-	0.0	6.4	2.5	3.9	-	-
Vegetables, stir-fried, takeaway	-	88.1	216	52	4.1	0.77		2.18	0.56	0.23	0.30	1.2	2.1	1.6	0.2	-	2.1
Venison in red wine and port, homemade	-	80.0	369	88	2.5	1.46	0.10	0.65	0.26	-	-	25.1	3.4	1.6	1.6	-	0.6
Venison, meat only, raw	-	74.4	437	103	1.6	0.80	0.10	0.40	0.40	-	-	50.0	0.0	0.0	0.0	-	-

Protein	Salt	Alcohol	VitaminA	Retinol	Beta-Carotene	VitaminD	VitaminE	VitaminB1	VitaminB2	VitaminB3	VitaminB6	VitaminB9	VitaminB12	VitaminC	Calcium	Iron	Sodium	Potassium	Magnesium	Zinc	Selenium	Copper	Phosphorus	Iodine
50 g	2300 mg	nr mg	900 µg	nr µg	nr mg	600 µg	1 mg	1.5 mg	1.7 mg	20 mg	2 mg	400 µg	6 µg	60 mg	1000 mg	18 mg	2400 mg	3500 mg	400 mg	15 mg	70 µg	2 mg	1000 mg	150 µg
20.3	-	0	69	69	0	-	0.28	0.04	0.072	4.98	0.06	-	0.7	0	7	0.69	147	241	18	1.4	13.1	-	168	1.3
20.4	-	0	31	31	0	-	0.31	0.059	0.052	7.39	0.25	-	0.6	0	7	0.56	217	336	23	1.3	10.4	-	202	1.3
26.8	-	0	25	25	0	-	0.2	0.1	0.28	4.3	0.04	-	2.4	2	9	2.1	170	320	21	4.5	20	-	210	3.1
18.4	-	0	55	55	0	-	0.63	0.1	0.13	4	0.13	-	1.4	2	7	1.2	260	310	20	3.6	17	-	190	3.1
24.3	-	0	62	62	0	-	1.1	0.078	0.159	4.8	0.1	-	1.4	2	12	1.61	234	287	20	4.11	20.5	-	193	2.9
25.6	-	0	36	36	0	-	0.21	0.094	0.267	4.32	0.04	-	2.3	2	11	2.04	165	304	20	3.97	18.4	-	202	3.1
26.1	-	0	63	63	0	-	0.99	0.106	0.184	5.38	0.13	-	1.4	2	10	1.7	368	438	28	5.09	24	-	269	4.2
18.6	-	0	62	62	0	-	0.56	0.092	0.143	4.08	0.11	-	1.5	2	10	1.3	237	293	19	3.14	15.7	-	184	3.1
15.2	-	0	6	6	0	-	0.21	0.06	0.23	4	0.03	-	1.2	0	8	1.2	780	210	15	1.73	17	-	240	2.9
15.5	-	0	29	29	0	-	0.1	0	0.09	2.8	0.02	-	1	0	14	1.2	820	220	16	1.18	9	-	270	2.9
26.7	-	0	38	38	0	-	0.52	0.074	0.102	7.14	0.2	-	1	1	10	1.01	250	340	24	3.27	18.7	-	219	2.1
28.3	-	0	44	44	0	-	0.82	0.09	0.127	8	0.21	-	1	1	10	1.13	354	481	32	3.46	19.8	-	290	3
26	-	0	46	46	0	-	0.46	0.065	0.111	6.88	0.17	-	1	1	11	1.18	227	315	22	2.96	17.4	-	206	2.1
26	-	0	46	46	0	-	0.46	0.065	0.111	6.88	0.17	-	1	1	11	1.18	227	315	22	2.96	17.4	-	206	2.1
2.7	-	0	0	0	0	-	0.05	0.004	0	0.04	0.01	-	0	1	10	0.14	13	54	1	0.03	0.7	-	5	0.9
7.7	-	0	161	0	965	-	8.64	0.27	0.24	3.6	1.8	-	0	30	830	39	26	1250	230	3.8	4.5	-	235	0.5
1.6	-	0	0	0	0	-	0.04	0.044	0.046	0.81	0.1	-	0	22	26	0.37	29	390	10	0.24	0.9	-	33	0.6
1.4	-	0	0	0	0	-	0.03	0.034	0.039	0.68	0.08	-	0	16	21	0.31	25	310	8	0.2	0.7	-	26	0.5
1.3	-	0	0	0	0	-	0.03	0.04	0.04	0.7	0.09	-	0	23	21	0.3	24	320	8	0.2	0.7	-	27	0.5
33.9	-	0	0	0	0	-	0.04	0.087	0.069	6.16	0.63	-	6.2	2	14	7.1	119	407	28	2.28	48.3	-	193	1.7
24.6	-	0	0	0	0	-	0.03	0.07	0.05	4.7	0.51	-	5	2	10	5.15	86	295	20	1.65	35	-	140	1.3
12.3	-	0.0	-	0	-	0.0	2.47	0.37	0.48	7.8	0.38	0.0	-	45	2.90	800	460	81	2.0	-	0.32	370	-	-
3.4	-	0.0	-	61	27	0.0	0.23	0.08	0.07	0.1	0.03	0.1	1	75	0.22	369	168	11	0.3	1	0.01	97	22	-
4.8	-	0.0	-	0	155	0.0	-	0.03	0.05	0.3	-	0.0	-	31	1.20	334	262	35	0.6	-	0.15	75	-	-
3	0.1	0	15	14	11	0.1	0	0.05	0.14	0.1	0.04	6	0.4	0	107	0	36	149	12	0.4	1	0.01	83	-
0	0	0	0	0	0	0	0	0	0	0	0	0	0	0	0	0	1	0	0	0	0	0	0	-
22.5	0.2	0	2	2	0	0	0.2	0.09	0.22	5.1	0.4	5	1.3	0	12	1.7	68	320	20	4.3	6	0.11	198	-
21.4	0.1	0	1	1	0	0	0.2	0.11	0.22	5.4	0.4	5	1.3	0	13	2.2	55	460	20	3.4	6	0.11	268	2
15.4	2	0	2	2	1	0	0.2	0.32	0.14	3.9	0.04	2	0.1	0	10	1	795	45	16	1.3	2	0.02	26	-
33.7	-	0.0	-	6	-	1.3	0.39	0.08	0.25	7.8	0.70	4.0	0	6	0.90	86	460	32	3.1	11	-	300	8	-
22.7	-	0.0	-	-	1.4	0.26	0.12	0.23	7.8	0.65	2.0	0	4	0.60	59	350	24	2.4	9	-	230	9	-
20.3	-	0.0	-	-	1.2	0.17	0.06	0.14	5.9	0.49	2.0	0	9	0.80	83	260	17	3.0	7	-	170	10	-
26.3	-	0.0	-	8	1.5	0.16	0.23	0.18	4.9	0.30	3.0	0	16	1.10	74	290	21	3.9	9	-	210	8	-
16.6	-	0.0	-	-	-	-	-	-	-	-	-	-	-	100	4.50	490	610	80	1.6	8	0.40	240	-	-
7.0	-	0.0	-	17	265	-	1.12	0.07	0.11	1.0	0.05	0.4	2	154	0.90	290	260	20	0.8	4	0.10	147	32	-
4.3	-	0.0	-	-	2390	-	-	0.11	0.12	0.3	0.08	0.4	4	109	0.41	107	257	17	0.6	1	0.04	92	15	-
2.0	-	-	-	0	-	0.0	0.00	0.07	0.13	1.0	0.25	0.0	8	30	0.50	11	230	16	0.3	-	0.11	46	-	-
2.0	-	0.0	-	0	-	0.0	-	0.07	0.13	1.0	0.25	0.0	8	30	0.50	11	230	16	0.3	-	0.11	46	-	-
2.0	-	-	-	0	-	0.0	-	0.07	0.13	1.0	0.25	0.0	8	30	0.50	11	230	16	0.3	-	0.11	46	-	-
2.4	-	0.0	-	0	792	0.0	-	0.08	0.09	0.3	-	0.0	6	40	0.94	374	377	24	0.3	-	0.13	58	-	-
3.3	-	0.0	-	0	2520	0.0	-	0.12	0.09	0.8	0.11	0.0	13	35	0.80	15	130	16	0.4	-	0.02	57	-	-
2.0	-	-	-	0	-	0.0	-	0.07	0.13	1.0	0.25	0.0	8	30	0.50	14	230	16	0.3	-	0.11	46	-	-
1.8	-	0.0	-	-	575	0.0	1.26	0.03	0.13	1.0	0.05	0.0	2	13	0.96	399	119	9	0.2	-	0.05	32	-	-
9.7	-	2.3	-	-	-	-	-	-	0.09	-	-	-	-	12	1.70	186	199	15	1.1	4	0.12	98	-	-
22.2	-	0.0	-	-	-	-	-	-	0.25	-	-	-	0	5	3.30	55	340	25	2.4	9	0.21	210	-	-

COMPACT EDITION - RECIPROCITY

All data is per 100 grams of food
Dashes means data not included in source database

Name	% Edible	Water	kJoules	kcal	Total Fat	Saturated Fat	Trans Fat	Mono Fat	Poly Fat	Omega3	Omega6	Cholestrol	Carb	Starch	Sugar	Sugar Added	Fibre
Recommended Daily Amount Units	n/a %	3300 g	8700 kj	2000 Kcal	65 g	20 g	nr g	nr g	nr g	nr g	nr mg	200 mg	300 g	278 g	nr g	nr g	25 g
Venison, roast	-	60.4	698	165	2.5	-	-	-	-	-	-	-	0.0	0.0	0.0	-	0.0
Venison Sauce, powder base, prepared	100	85	330	79	4.8	3.1	0.2	1.1	0.1	0	0.1	13	6.4	3.5	2.8	0	0.2
Vita Margarine, fat spread, rapeseed and sunflower oil, 80% fat	100	28	2598	632	70	14	0.3	26	25	2.6	21	0	0.3	0	0.3	0	0
Vita Margarine, liquid, rapeseed and sunflower oil, 85% fat	100	13	3155	767	85	7	0.4	36	37	3.8	30	0	0.4	0	0.4	0	0
Vita Pro aktiv Margarine, soft, spread with sterols, 35% fat	100	63	1305	317	35	6	0	15	11	1.5	9.6	0	0.1	0	0.1	0	0
Vita lett Margarine, fat spread, rapeseed and sunflower oil, 40% fat	100	58	1497	364	40	8	0	15	14	1.5	12.5	0	0.5	0	0.5	0	0
Vermouth, dry	-	82.1	453	109	0.0	0.00	0.00	0.00	0.00	-	-	0.0	3.0	0.0	3.0	-	0.0
Vine leaves, stuffed with rice	-	49.6	1094	263	17.8	2.55	-	12.86	1.51	-	-	0.0	23.8	12.4	10.5	-	-
Vinegar	-	-	89	22	0.0	0.00	0.00	0.00	0.00	-	-	0.0	0.6	0.0	0.6	-	0.0
Wafers, plain ice cream wafers, not filled	-	5.7	1565	368	3.0	0.59	-	0.95	1.31	0.16	1.15	4.1	79.7	76.2	3.5	-	3.4
Waffles, homemade	-	32.5	1408	335	15.3	8.96	0.47	4.02	0.78	-	-	95.8	43.0	39.5	3.4	-	1.9
Walnuts, kernel only	-	2.8	2837	688	68.5	7.47	0.00	10.67	46.76	7.47	39.29	0.0	3.3	0.7	2.6	-	-
Walnuts, kernel only, weighed with shells	-	1.2	1217	295	29.4	3.21	0.00	4.59	20.11	-	-	0.0	1.4	0.3	1.1	-	-
Water chestnuts, raw	-	79.8	198	46	0.2	-	-	-	-	-	-	0.0	10.4	5.6	4.8	-	-
Water, distilled	-	100.0	0	0	0.0	0.00	0.00	0.00	0.00	-	-	0.0	0.0	0.0	0.0	-	0.0
Watercress, raw	-	92.5	94	22	1.0	0.30	0.00	0.10	0.40	-	-	0.0	0.4	-	0.4	-	-
Welsh cakes, homemade	-	12.4	1816	432	17.8	10.80	0.57	4.55	0.78	-	-	73.3	61.9	30.2	31.5	-	1.7
Welsh cheesecakes, homemade	-	21.0	1760	420	23.8	8.39	0.03	10.29	3.75	-	-	46.5	49.2	26.7	22.5	-	1.9
Welsh rarebit, homemade	-	30.2	1656	398	28.4	17.38	1.05	7.44	1.18	-	-	73.8	23.1	20.5	2.4	-	1.2
Welsh rarebit, wholemeal, homemade	-	32.2	1612	387	27.4	16.59	1.01	7.21	1.29	-	-	70.0	22.1	19.8	2.1	-	3.5
Wheat, bulgur, raw	-	10.3	1499	352	2.0	0.28	-	0.28	0.87	0.05	0.81	0.0	77.8	72.7	1.1	-	6.7
Wheatgerm	-	9.1	1490	352	8.4	1.13	0.01	0.82	4.09	0.51	3.58	0.4	44.7	28.7	16.0	-	13.9
Whelks, boiled	-	73.9	376	89	1.2	0.20	0.00	0.20	0.30	0.21	0.07	125.0	-	-	-	-	-
Whelks, boiled, weighed with shells	-	25.1	128	30	0.4	0.10	0.00	0.10	0.10	-	-	43.0	-	-	-	-	-
White fish, dried, salted	-	44.5	627	148	1.1	-	-	-	-	-	-	-	0.0	0.0	0.0	-	-
White sauce, savoury, with semi-skimmed milk, homemade	-	75.8	548	131	8.0	5.04	0.29	2.00	0.23	-	-	22.1	11.1	5.9	5.1	-	0.3
White sauce, savoury, with skimmed milk, homemade	-	77.2	493	118	6.5	4.03	0.21	1.63	0.23	-	-	19.7	11.1	5.9	5.2	-	0.3
White sauce, savoury, made with whole milk, homemade	-	72.5	660	158	10.8	6.80	0.38	2.78	0.35	-	-	30.4	11.6	6.7	4.9	-	0.3
White sauce, sweet, with semi-skimmed milk, homemade	-	70.4	615	146	6.7	2.74	0.08	2.68	0.82	-	-	6.5	18.6	5.5	13.2	-	0.3
White sauce, sweet, made with skimmed milk, homemade	-	71.6	565	134	5.3	1.81	0.01	2.34	0.82	-	-	4.3	18.7	5.5	13.3	-	0.3
White sauce, sweet, made with whole milk, homemade	-	68.5	684	163	8.6	3.94	0.14	3.23	0.91	-	-	12.5	18.6	5.5	13.1	-	0.3
Whitebait, in flour, fried	-	23.5	2174	525	47.5	-	-	-	-	-	-	-	5.3	5.2	0.1	-	-
Whitecurrants, raw	-	83.3	112	26	-	-	-	-	-	-	-	0.0	5.6	0.0	5.6	-	-
Whitecurrants, stewed with sugar	-	77.5	245	57	-	-	-	-	-	-	-	0.0	14.2	0.0	14.2	-	-
Whitecurrants, stewed without sugar	-	85.7	95	22	-	-	-	-	-	-	-	0.0	4.8	0.0	4.8	-	-
Whiting, flesh only, raw	-	80.7	344	81	0.7	0.10	-	0.20	0.20	-	-	46.0	0.0	0.0	0.0	-	-
Whiting, flesh only, steamed	-	76.9	389	92	0.9	0.10	-	0.30	0.20	-	-	55.0	0.0	0.0	0.0	-	-
Whiting, flesh only, steamed, weighed with bones and skin	-	71.5	361	85	0.8	0.10	-	0.20	0.20	-	-	51.0	0.0	0.0	0.0	-	-
Whiting, in crumbs, fried in blended oil	-	63.0	801	191	10.3	1.10	-	3.70	5.00	-	-	-	7.0	6.8	0.2	-	-
Whiting, in crumbs, fried in blended oil, with bones & skin	-	56.7	721	172	9.3	1.00	-	3.30	4.50	-	-	-	6.3	6.1	0.2	-	-
Whiting, in crumbs, fried in dripping	-	63.0	801	191	10.3	5.70	-	3.80	0.30	-	-	-	7.0	6.8	0.2	-	-
Whiting, in crumbs, fried in dripping, with bones and skin	-	56.7	721	172	9.3	5.20	-	3.50	0.20	-	-	-	6.3	6.1	0.2	-	-
Whiting, in crumbs, fried in sunflower oil	-	63.0	801	191	10.3	1.20	-	2.10	6.50	-	-	-	7.0	6.8	0.2	-	-
Whiting, in crumbs, fried in sunflower oil, with bones & skin	-	56.7	721	172	9.3	1.10	-	1.90	5.90	-	-	-	6.3	6.1	0.2	-	-
Wiener schnitzel, homemade	-	55.8	897	213	8.5	1.15	-	4.40	2.12	-	-	78.7	13.4	13.0	0.7	-	0.2
Wine, mulled wine, homemade	-	63.8	651	155	0.2	0.06	0.00	0.02	0.02	-	-	0.0	20.2	0.0	20.2	-	0.4
Wine, red	-	88.4	315	76	0.0	0.00	0.00	0.00	0.00	-	-	0.0	0.2	0.0	0.2	-	0.0
Wine, rose, medium	-	87.3	329	79	0.0	0.00	0.00	0.00	0.00	-	-	0.0	2.5	0.0	2.5	-	0.0
Wine, white, dry	-	89.1	309	75	0.0	0.00	0.00	0.00	0.00	-	-	0.0	0.6	0.0	0.6	-	0.0
Wine, white, medium	-	86.3	313	75	0.0	0.00	0.00	0.00	0.00	-	-	0.0	3.0	0.0	3.0	-	0.0
Wine, white, sparkling	-	85.8	351	84	0.0	0.00	0.00	0.00	0.00	-	-	0.0	5.1	0.0	5.1	-	0.0

Protein	Salt	Alcohol	VitaminA	Retinol	Beta-Carotene	VitaminD	VitaminE	VitaminB1	VitaminB2	VitaminB3	VitaminB6	VitaminB9	VitaminB12	VitaminC	Calcium	Iron	Sodium	Potassium	Magnesium	Zinc	Selenium	Copper	Phosphorus	Iodine
50 g	2300 mg	nr mg	900 µg	nr µg	nr mg	600 µg	1 mg	1.5 mg	1.7 mg	20 mg	2 mg	400 µg	6 µg	60 mg	1000 mg	18 mg	2400 mg	3500 mg	400 mg	15 mg	70 µg	2 mg	1000 mg	150 µg
35.6	-	0.0	-	-	-	-	-	0.16	0.69	5.5	0.65	1.0	0	6	5.10	52	290	27	3.9	14	0.36	240	-	-
2.5	0.1	0	53	51	31	0.1	0.2	0.04	0.09	0.1	0.03	5	0.2	0	70	0.1	24	108	9	0.3	1	0.01	61	-
0.2	0.8	0	900	870	350	8	21	0	0	0	0	0	0	0	0	0	300	0	0	0	0	0	0	-
0.2	1.2	0	900	870	350	8	28	0	0	0	0	0	0	0	0	0	500	0	0	0	0	0	0	-
0.5	1.2	0	900	870	350	10	11	0	0	0	0	0	0	0	0	0	500	0	0	0	0	0	0	-
0.5	1.2	0	900	870	350	10	14	0	0	0	0	0	0	0	0	0	500	0	0	0	0	0	0	-
0.1	-	13.9	-	0	-	0.0	0.00	-	-	0.0	0.01	-	0	7	0.30	11	34	6	-	-	0.03	6	-	-
2.6	-	-	-	0	420	0.0	-	0.09	0.06	0.5	0.13	0.0	4	126	1.07	551	177	21	0.5	-	0.57	45	4	-
0.4	-	0.0	-	0	0	0.0	0.00	0.00	0.00	0.0	0.00	0.0	0	3	0.10	5	34	4	0.1	1	0.01	10	-	-
10.5	-	0.0	-	0	0	0.0	0.42	0.08	0.02	1.6	0.04	0.0	0	89	2.30	192	195	28	1.2	7	0.12	129	-	-
9.0	-	-	-	174	95	0.7	0.81	0.13	0.23	0.9	0.11	1.1	1	150	1.25	306	217	21	0.9	6	0.08	254	34	-
14.7	-	0.0	-	0	0	0.0	3.85	0.40	0.14	1.2	0.67	0.0	0	94	2.90	7	450	160	2.7	3	1.34	380	9	-
6.3	-	0.0	-	0	0	0.0	1.66	0.17	0.06	0.5	0.29	0.0	0	40	1.20	3	190	69	1.2	1	0.58	160	4	-
1.4	-	-	-	0	0	0.0	-	0.09	0.11	1.0	0.10	0.0	5	8	0.70	12	530	14	-	-	-	70	-	-
0.0	-	0.0	-	0	0	0.0	0.00	0.00	0.00	0.0	0.00	0.0	0	0	0.00	0	0	0	0.0	0	0.00	0	0	-
3.0	-	0.0	-	0	2520	0.0	1.46	0.16	0.06	0.3	0.23	0.0	62	170	2.20	49	230	15	0.7	-	0.01	52	-	-
5.5	-	-	-	201	122	0.5	-	0.12	0.10	0.8	0.10	0.4	-	81	1.16	238	211	17	0.5	-	0.21	137	-	-
5.3	-	-	-	-	86	-	-	0.06	0.07	0.5	0.04	0.4	2	65	0.93	313	90	10	0.4	5	0.04	132	-	-
13.9	-	0.0	-	304	161	0.3	0.52	0.11	0.23	0.8	0.10	1.1	-	378	0.94	592	126	25	2.0	4	0.08	249	24	-
14.4	-	0.0	-	289	153	0.3	0.64	0.12	0.20	2.0	0.12	1.0	-	331	1.37	581	185	46	2.3	7	0.13	295	-	-
10.6	-	0.0	-	0	0	0.0	0.42	0.25	0.06	4.8	0.25	0.0	0	29	1.98	5	355	85	2.1	3	0.46	282	-	-
27.3	-	0.0	-	0	0	0.0	16.20	1.80	0.63	6.7	2.58	0.0	0	45	8.08	3	1045	240	14.0	18	0.82	1047	-	-
19.5	-	0.0	-	-	-	-	0.80	0.04	0.17	1.3	0.09	21.0	-	84	3.30	280	190	87	12.1	-	6.59	140	-	-
6.6	-	0.0	-	-	-	-	0.27	0.01	0.06	0.4	0.03	7.0	-	29	1.10	95	65	30	4.1	-	2.24	48	-	-
34.5	-	-	-	-	-	-	-	0.07	0.07	2.7	-	3.0	-	140	0.80	7530	300	26	1.1	-	0.12	210	-	-
4.4	-	0.0	-	91	55	0.1	0.21	0.04	0.24	0.2	0.06	0.9	1	137	0.16	100	183	13	0.5	1	0.01	111	35	-
4.5	-	0.0	-	72	45	0.1	0.18	0.05	0.23	0.3	0.06	0.9	1	142	0.17	102	188	14	0.6	1	0.01	113	35	-
4.4	-	0.0	-	118	65	0.1	0.25	0.04	0.23	0.2	0.06	0.9	1	136	0.18	105	182	14	0.6	1	0.01	113	36	-
4.0	-	-	-	-	55	-	-	0.04	0.22	0.2	0.06	0.8	1	126	0.17	93	167	12	0.5	1	0.02	101	-	-
4.1	-	-	-	-	46	-	-	0.04	0.21	0.2	0.06	0.8	-	131	0.17	95	172	13	0.5	1	0.02	103	-	-
4.0	-	-	-	-	60	-	-	0.04	0.21	0.3	0.06	0.8	1	126	0.17	93	168	13	0.5	1	0.02	103	-	-
19.5	-	0.0	-	-	-	-	-	-	-	-	-	-	-	860	5.10	230	110	50	-	-	-	860	-	-
1.3	-	-	-	0	-	0.0	0.10	0.04	0.06	0.1	0.05	0.0	40	22	0.90	2	290	13	0.2	-	0.14	28	-	-
1.0	-	-	-	0	-	0.0	0.08	0.02	0.04	0.1	0.03	0.0	23	17	0.70	1	230	10	0.2	-	0.11	21	-	-
1.1	-	-	-	0	-	0.0	0.09	0.03	0.04	0.1	0.03	0.0	26	18	0.80	1	250	11	0.2	-	0.12	23	-	-
18.7	-	-	-	-	-	-	-	0.05	0.26	1.7	0.17	-	-	18	0.10	90	330	22	0.4	21	0.01	170	67	-
20.9	-	0.0	-	-	-	-	-	0.05	0.31	1.8	0.20	-	-	21	0.10	110	400	28	0.4	25	0.01	190	80	-
19.4	-	0.0	-	-	-	-	-	0.05	0.29	1.7	0.19	-	-	20	0.10	100	370	26	0.4	23	0.01	180	74	-
18.1	-	0.0	-	-	-	-	2.48	-	-	-	-	-	-	48	0.70	200	320	33	-	-	-	260	-	-
16.3	-	0.0	-	-	-	-	2.24	-	-	-	-	-	-	43	0.60	180	290	30	-	-	-	230	-	-
18.1	-	-	-	-	-	-	-	-	-	-	-	-	-	48	0.70	200	320	33	-	-	-	260	-	-
16.3	-	-	-	-	-	-	-	-	-	-	-	-	-	43	0.60	180	290	30	-	-	-	230	-	-
18.1	-	-	-	-	-	-	5.07	-	-	-	-	-	-	48	0.70	200	320	33	-	-	-	260	-	-
16.3	-	-	-	-	-	-	4.57	-	-	-	-	-	-	43	0.60	180	290	30	-	-	-	230	-	-
21.2	-	-	-	13	0	1.5	1.67	0.17	0.20	5.3	0.44	1.6	0	27	1.03	117	328	25	2.2	-	0.05	225	14	-
0.3	-	11.0	-	0	9	0.0	0.04	0.03	0.01	0.2	0.02	-	9	12	0.38	4	94	10	-	-	0.09	12	-	-
0.1	-	10.7	-	0	-	0.0	-	-	0.02	0.1	0.03	-	0	7	0.90	7	110	11	0.1	-	0.06	13	-	-
0.1	-	9.9	-	0	-	0.0	-	-	0.01	0.1	0.02	-	0	12	1.00	4	75	7	-	-	0.02	6	-	-
0.1	-	10.3	-	0	-	0.0	-	-	0.01	0.1	0.02	-	0	9	0.50	4	61	8	-	-	0.01	6	-	-
0.1	-	9.1	-	0	-	0.0	-	-	-	0.1	0.01	-	0	12	0.80	11	81	8	-	-	-	8	-	-
0.3	-	9.1	-	0	-	0.0	-	-	0.01	0.1	0.02	-	0	9	0.50	5	58	7	-	-	-	9	-	-

COMPACT EDITION - RECIPROCITY

All data is per 100 grams of food
Dashes means data not included in source database

Name	% Edible	Water	kJoules	kcal	Total Fat	Saturated Fat	Trans Fat	Mono Fat	Poly Fat	Omega3	Omega6	Cholestrol	Carb	Starch	Sugar	Sugar Added	Fibre
Recommended Daily Amount	n/a	3300	8700	2000	65	20	nr	nr	nr	nr	nr	200	300	278	nr	nr	25
Units	%	g	kj	Kcal	g	g	g	g	g	g	g	mg	g	g	g	g	g
Wine, white, sweet	-	80.6	394	94	0.0	0.00	0.00	0.00	0.00	-	-	0.0	5.9	0.0	5.9	-	0.0
Winkles, boiled	-	73.0	306	72	1.2	0.20	0.00	0.20	0.40	0.23	0.12	105.0	-	-	-	-	-
Winkles, boiled, weighed with shells	-	13.9	58	14	0.2	-	0.00	-	0.10	-	-	20.0	-	-	-	-	-
Worcestershire sauce	-	65.3	480	113	0.1	-	-	-	-	-	-	0.0	28.3	-	21.5	-	-
Yam, baked	-	56.4	651	153	0.4	0.10	-	-	0.10	-	-	0.0	37.5	36.5	0.9	-	-
Yam, boiled in unsalted water, flesh only	-	64.4	568	133	0.3	0.10	0.00	-	0.10	-	-	0.0	33.0	32.3	0.7	-	-
Yam, flesh only, raw	-	67.2	488	114	0.3	0.10	0.00	-	0.10	-	-	0.0	28.2	27.5	0.7	-	-
Yam, steamed	-	67.2	488	114	0.3	0.10	-	-	0.10	-	-	0.0	28.2	27.5	0.7	-	-
Yam, Mountain, hawaii, raw	-	81.4	-	67	0.1	0.02	0	0	0.04	0.01	0.04	-	16.3	-	0.31	-	2.5
Yam, Mountain, hawaii, steamed, no salt	-	77.1	-	82	0.08	0.02	0	0	0.04	0.01	0.03	-	20	-	0	-	0
Yam, Mountain, hawaii, steamed, with salt	-	77.1	-	82	0.08	0.02	0	0	0.04	0.01	0.03	-	20	-	0	-	0
Yam, boiled or baked, no salt	-	70.1	-	116	0.14	0.03	0	0.01	0.06	0.01	0.05	-	27.5	-	0.49	-	3.9
Yam, boiled or baked, with salt	-	70.1	-	114	0.14	0.03	0	0.01	0.06	0.01	0.05	-	27	-	0.49	-	3.9
Yam, raw	-	69.6	-	118	0.17	0.04	0	0.01	0.08	0.01	0.06	-	27.9	-	0.5	-	4.1
Yambean (jicama), boiled, no salt	-	90.1	-	38	0.09	0	0	0	0	0	0	-	8.82	-	0	-	0
Yambean (jicama), boiled, with salt	-	90.1	-	36	0.09	0	0	0	0	0	0	-	8.23	-	0	-	0
Yambean (jicama), raw	-	90.1	-	38	0.09	0.02	0	0.01	0.04	0.01	0.03	-	8.82	-	1.8	-	4.9
Yardlong bean, boiled, no salt	-	87.5	-	47	0.1	0.03	0	0.01	0.04	0.02	0.02	-	9.18	-	0	-	0
Yardlong bean, boiled, with salt	-	87.5	-	47	0.1	0.03	0	0.01	0.04	0.02	0.02	-	9.17	-	0	-	0
Yardlong bean, raw	-	87.8	-	47	0.4	0.1	0	0.04	0.17	0.07	0.1	-	8.35	-	0	-	0
Yardlong beans, mature seeds, boiled, no salt	-	68.8	-	118	0.45	0.12	0	0.04	0.19	0.09	0.1	-	21.1	-	0	-	3.8
Yardlong beans, mature seeds, boiled, with salt	-	68.8	-	118	0.45	0.12	0	0.04	0.19	0.09	0.1	-	21.1	-	0	-	3.8
Yardlong beans, mature seeds, raw	-	8.43	-	347	1.31	0.34	0	0.11	0.56	0.26	0.31	-	61.9	-	0	-	11
Yautia (tannier), raw	-	73.1	-	98	0.4	0.08	0	0	0	0	0	-	23.6	-	0	-	1.5
Yeast extract	-	26.7	763	180	0.4	-	-	-	-	-	-	0.0	3.5	1.9	1.6	-	0.0
Yeast, dried	-	5.0	717	169	1.5	-	-	-	-	-	-	0.0	3.5	3.5	-	-	-
Yeast extract spread	-	40.9	-	185	0.9	0	0	0	0	0	0	-	20.4	-	1.6	-	6.5
Yeast, baker's, active dry	-	5.08	-	325	7.61	1	0	4.31	0.02	0	0.02	-	41.2	-	0	-	26.9
Yeast, baker's, compressed	-	69	-	105	1.9	0.24	0	1.05	0	0	0	-	18.1	-	0	-	8.1
Yellow Beans, boiled, with salt	-	63	-	144	1.08	0.28	0	0.09	0.47	0.21	0.25	-	25.3	-	0.34	-	10.4
Yellow Beans, raw	-	11.1	-	345	2.6	0.67	0	0.23	1.12	0.51	0.61	-	60.7	-	0	-	25.1
Yellow Beans, yellow, boiled, no salt	-	63	-	144	1.08	0.28	0	0.09	0.47	0.21	0.25	-	25.3	-	0.34	-	10.4
Yellow Cake, pudding type, dry mix	-	4	-	423	9.8	2.47	0	5.5	1.29	0.07	1.23	-	80	-	44.2	-	0.7
Yellow Peppers, sweet, raw	-	92	-	27	0.21	0.03	0	0	0	0	0	-	6.32	-	0	-	0.9
Yellow rice, seasoning, dry mix, unprepared	-	10.8	-	343	1.75	0	0	0.43	0.83	0.43	0.4	-	74.7	-	1.75	-	1.8
Yellowtail, mixed species, cooked	-	67.3	-	187	6.72	0	0	0	0	0	0	-	0	-	0	-	0
Yellowtail, mixed species, raw	-	74.5	-	146	5.24	1.28	0	1.99	1.42	0	0	-	0	-	0	-	0
Yoghurt Frozen, chocolate	-	71.2	-	127	3.6	2.27	0	0.96	0.1	0.03	0.07	-	21.6	-	19.2	-	2.3
Yoghurt Frozen, chocolate, nonfat milk, sweetened no sugar	-	73.5	-	107	0.8	0.51	0	0.21	0.03	0.01	0.02	-	19.7	-	12.6	-	2
Yoghurt Frozen, chocolate, soft serve	-	63.8	-	160	6	3.63	0	1.75	0.22	0.07	0.14	-	24.9	-	0	-	2.2
Yoghurt Frozen, flavors other than chocolate	-	71.2	-	127	3.6	2.33	0	0.99	0.1	0.03	0.07	-	21.6	-	19.9	-	0
Yoghurt Frozen, vanilla, soft serve	-	65.3	-	159	5.6	3.42	0	1.59	0.21	0.08	0.13	-	24.2	-	24	-	0
Yoghurt confectioner's coating	-	1.91	-	522	27	24.1	0	0.53	0.52	0.05	0.48	-	63.9	-	62.4	-	0
Yoghurt mixed fruit, strained babyfood	-	81.8	-	75	0.8	0.52	0	0.22	0.02	0.01	0.01	-	16.2	-	11.7	-	0.4
Yoghurt parfait, lowfat, fruit & granola	-	79	-	84	1.01	0.53	0	0.31	0.12	0.02	0.11	-	15.9	-	11.7	-	1.1
Yoghurt, chocolate, nonfat milk	-	71.6	-	112	0	0	0	0	0	0	0	-	23.5	-	15	-	1.2
Yoghurt, chocolate, nonfat milk, fortified with vitamin D	-	71.6	-	112	0	0	0	0	0	0	0	-	23.5	-	15	-	1.2
Yoghurt, frozen, flavors not chocolate, nonfat milk, low calorie sweetener	-	73.5	-	104	0.8	0.49	0	0.2	0.03	0.01	0.02	-	19.7	-	12.6	-	2
Yoghurt, frozen, flavors other than chocolate, lowfat	-	68.1	-	139	2.5	1.51	0	0.69	0.07	0.02	0.05	-	21	-	21	-	0
Yoghurt, fruit variety, nonfat	-	75.4	-	95	0.2	0.12	0	0.05	0.02	0.01	0.01	-	19	-	19	-	0
Yoghurt, fruit variety, nonfat, fortified with vitamin D	-	75.4	-	95	0.2	0.12	0	0.05	0.02	0.01	0.01	-	19	-	19	-	0
Yoghurt, fruit, low fat, 10 grams protein per 8 ounce	-	74.5	-	102	1.08	0.7	0	0.3	0.03	0.01	0.02	-	19.1	-	19.1	-	0

Protein	Salt	Alcohol	VitaminA	Retinol	Beta-Carotene	VitaminD	VitaminE	VitaminB1	VitaminB2	VitaminB3	VitaminB6	VitaminB9	VitaminB12	VitaminC	Calcium	Iron	Sodium	Potassium	Magnesium	Zinc	Selenium	Copper	Phosphorus	Iodine
50 g	2300 mg	nr mg	900 µg	nr µg	nr mg	600 µg	1 mg	1.5 mg	1.7 mg	20 mg	2 mg	400 µg	6 µg	60 mg	1000 mg	18 mg	2400 mg	3500 mg	400 mg	15 mg	70 µg	2 mg	1000 mg	150 µg
0.2	-	10.2	-	0	-	0.0	-	-	0.01	0.1	0.01	-	0	14	0.60	13	110	11	-	-	0.05	13	-	-
15.4	-	0.0	-	-	-	-	3.90	0.29	0.38	1.7	0.10	36.0	-	130	10.20	750	220	310	3.3	-	1.70	160	80	-
2.9	-	0.0	-	-	-	-	0.74	0.06	0.07	0.3	0.02	7.0	-	25	1.90	140	42	58	0.6	-	0.32	29	15	-
1.4	-	0.0	-	0	8	0.0	-	0.01	0.4	-	0.0	0	190	10.10	1500	600	73	0.4	1	0.21	31	1	-	
2.1	-	-	-	0	-	0.0	-	0.17	0.01	0.2	0.15	0.0	5	20	0.90	3	510	20	0.4	-	0.01	36	-	-
1.7	-	0.0	-	0	-	0.0	-	0.14	0.01	0.2	0.12	0.0	4	12	0.40	17	260	12	0.4	-	0.03	21	-	-
1.5	-	0.0	-	0	-	0.0	-	0.16	0.01	0.2	0.16	0.0	4	15	0.70	2	380	15	0.3	-	0.01	27	-	-
1.5	-	-	-	0	-	0.0	-	0.14	0.01	0.2	0.12	0.0	4	13	0.70	1	370	15	0.3	-	0.01	27	-	-
1.34	-	0	0	-	-	0	0.21	0.1	0.02	0.48	0.18	14	2.6	26	0.44	13	418	12	0.27	0.7	0.11	34	-	-
1.73	-	0	0	-	-	0	0	0.09	0.01	0.13	0.21	12	0	8	0.43	12	495	10	0.32	0.9	0.13	40	-	-
1.73	-	0	0	-	-	0	0	0.09	0.01	0.13	0.21	12	0	8	0.43	248	495	10	0.32	0.9	0.13	40	-	-
1.49	-	0	6	-	-	0	0.34	0.1	0.03	0.55	0.23	16	12.1	14	0.52	8	670	18	0.2	0.7	0.15	49	-	-
1.49	-	0	6	-	-	0	0.34	0.1	0.03	0.55	0.23	16	12.1	14	0.52	244	670	18	0.2	0.7	0.15	49	-	-
1.53	-	0	7	-	-	0	0.35	0.11	0.03	0.55	0.29	23	17.1	17	0.54	9	816	21	0.24	0.7	0.18	55	-	-
0.72	-	0	1	-	-	0	0	0.02	0.03	0.19	0.04	8	14.1	11	0.57	4	135	11	0.15	0.7	0.05	16	-	-
0.72	-	0	0	-	-	0	0	0.02	0.03	0.19	0.04	8	14.1	11	0.57	242	135	11	0.15	0.7	0.05	16	-	-
0.72	-	0	1	-	-	0	0.46	0.02	0.03	0.2	0.04	12	20.2	12	0.6	4	150	12	0.16	0.7	0.05	18	-	-
2.53	-	0	23	-	-	0	0	0.09	0.1	0.63	0.02	45	16.2	44	0.98	4	290	42	0.36	1.5	0.05	57	-	-
2.53	-	0	23	-	-	0	0	0.09	0.1	0.63	0.02	45	16.2	44	0.98	240	290	42	0.36	1.5	0.05	57	-	-
2.8	-	0	43	-	-	0	0	0.11	0.11	0.41	0.02	62	18.8	50	0.47	4	240	44	0.37	1.5	0.05	59	-	-
8.29	-	0	0	-	-	0	0	0.21	0.06	0.55	0.1	146	0.4	42	2.64	5	315	98	1.08	2.8	0.23	181	-	-
8.29	-	0	1	-	-	0	0	0.21	0.06	0.55	0.1	146	0.4	42	2.64	241	315	98	1.08	2.8	0.23	181	-	-
24.3	-	0	3	-	-	0	0	0.89	0.23	2.16	0.37	658	1.6	138	8.61	17	1157	338	3.5	8.2	0.88	559	-	-
1.46	-	0	0	-	-	0	0	0.1	0.04	0.67	0.24	17	5.2	9	0.98	21	598	24	0.5	0.7	0.26	51	-	-
40.7	-	0.0	-	0	0	0.0	-	4.10	11.90	64.0	1.60	14.5	0	70	2.90	4300	2100	160	2.7	-	0.20	950	49	-
35.6	-	0.0	-	0	-	0.0	-	2.33	4.00	8.5	2.00	-	-	80	20.00	50	2000	230	8.0	-	5.00	1290	-	-
23.9	-	0	0	-	-	0	-	23.4	17.5	128	0	3786	0	67	4.04	3380	2100	180	4.19	27.6	0.24	104	-	-
40.4	-	0	0	-	-	0	0	11	4	40.2	1.5	2340	0.3	30	2.17	51	955	54	7.94	7.9	0.44	637	-	-
8.4	-	0	0	-	-	0	0	1.88	1.13	12.3	0.43	785	0.1	19	3.25	30	601	40	9.97	8.1	0.15	336	-	-
9.16	-	0	0	-	-	0	0.94	0.19	0.1	0.71	0.13	81	1.8	62	2.48	241	325	74	1.06	1.3	0.19	183	-	-
22	-	0	0	-	-	0	0.69	0.33	2.43	0.44	389	0	166	7.01	12	1042	222	2.83	12.8	0.64	488	-	-	
9.16	-	0	0	-	-	0	0.94	0.19	0.1	0.71	0.13	81	1.8	62	2.48	5	325	74	1.06	1.3	0.19	183	-	-
4	-	0	0	-	-	0	0.77	0.31	0.19	2.59	0.02	104	0	115	1.57	860	63	9	0.27	2.4	0.06	253	-	-
1	-	0	10	-	-	0	0.03	0.03	0.89	0.17	26	184	11	0.46	2	212	12	0.17	0.3	0.11	24	-	-	
7.02	-	0	9	-	-	0	0.25	0.4	0.13	3.51	0.58	140	0	35	2.53	1316	801	112	1.21	10.6	0.27	174	-	-
29.7	-	0	31	-	-	0	0	0.17	0.05	8.72	0.18	4	2.9	29	0.63	50	538	38	0.67	46.8	0.06	201	-	-
23.1	-	0	29	-	-	0	0	0.14	0.04	6.8	0.16	4	2.8	23	0.49	39	420	30	0.52	36.5	0.04	157	-	-
3	-	0	39	-	-	0	0.09	0.04	0.18	0.14	0.04	12	0	100	0.46	63	234	25	0.28	1.9	0.05	89	-	-
4.4	-	0	2	-	-	0	0.08	0.04	0.18	0.2	0.04	12	0.7	159	0.04	81	339	40	0.49	2.8	0.2	129	-	-
4	-	0	44	-	-	0	0	0.04	0.21	0.3	0.07	11	0.3	147	1.25	98	261	27	0.49	2.4	0.13	139	-	-
3	-	0	49	-	-	0	0.09	0.04	0.18	0.07	0.04	4	0.7	100	0.46	63	156	10	0.28	1.9	0.01	89	-	-
4	-	0	59	-	-	0	0.11	0.04	0.22	0.29	0.08	6	0.8	143	0.3	87	211	14	0.42	3.3	0.04	129	-	-
5.87	-	0	1	-	-	0	1.11	0.06	0.26	0.15	0.06	8	0.5	205	0.14	88	290	18	0.7	4.7	0.01	157	-	-
0.8	-	0	5	-	-	0	0.13	0.02	0.05	0.14	0.04	2	11.7	28	0.2	16	62	4	0.11	0.8	0.02	22	-	-
3.36	-	0	30	-	-	0	0.25	0.07	0.17	0.71	0.23	51	14.3	105	0.49	49	189	17	0.89	3.9	0.05	93	-	-
3.53	-	0	0	-	-	0	0	0.05	0.21	0.22	0.05	12	0	88	0.42	135	339	40	1.13	7	0.21	166	-	-
3.53	-	0	0	-	-	0	0	0.05	0.21	0.22	0.05	12	0	88	0.42	135	339	40	1.13	7	0.21	166	-	-
4.4	-	0	2	-	-	0	0.08	0.04	0.18	0.2	0.04	12	0.7	159	0.04	81	339	40	0.49	2.8	0.2	129	-	-
8	-	0	34	-	-	0	0.06	0.03	0.12	0.05	0.03	3	0	200	0	45	108	7	0.19	1.3	0.01	62	-	-
4.4	-	0	2	-	-	0	0.06	0.04	0.18	0.1	0.04	9	0.7	152	0.07	58	194	15	0.74	6	0.01	119	-	-
4.4	-	0	2	-	-	0	0.06	0.04	0.18	0.1	0.04	9	0.7	152	0.07	58	194	15	0.74	6	0.01	119	-	-
4.37	-	0	10	-	-	0	0.02	0.04	0.18	0.1	0.04	9	0.7	152	0.07	58	195	15	0.74	3.1	0.08	119	-	-

COMPACT EDITION - RECIPROCITY

All data is per 100 grams of food
Dashes means data not included in source database

Name	% Edible	Water	kJoules	kcal	Total Fat	Saturated Fat	Trans Fat	Mono Fat	Poly Fat	Omega3	Omega6	Cholestrol	Carb	Starch	Sugar	Sugar Added	Fibre
Recommended Daily Amount Units	n/a %	3300 g	8700 kj	2000 Kcal	65 g	20 g	nr g	nr g	nr g	nr g	nr mg	200 mg	300 g	278 g	nr g	nr g	25 g
Yoghurt, fruit, low fat, 10 grams protein per 8 ounce, fortified with vitamin D	-	74.5	-	102	1.08	0.7	0	0.3	0.03	0.01	0.02	-	19.1	-	19.1	-	0
Yoghurt, fruit, low fat, 11 grams protein per 8 ounce	-	74.1	-	105	1.41	0.91	0	0.39	0.04	0.01	0.03	-	18.6	-	0	-	0
Yoghurt, fruit, low fat, 9 grams protein per 8 ounce	-	75.3	-	99	1.15	0.74	0	0.32	0.03	0.01	0.02	-	18.6	-	18.6	-	0
Yoghurt, fruit, low fat, 9 grams protein per 8 ounce, fortified with vitamin D	-	75.3	-	99	1.15	0.74	0	0.32	0.03	0.01	0.02	-	18.6	-	18.6	-	0
Yoghurt, fruit, lowfat, with low calorie sweetener	-	74.1	-	105	1.41	0.91	0	0.39	0.04	0.01	0.03	-	18.6	-	2.9	-	0
Yoghurt, fruit, lowfat, with low calorie sweetener, fortified with vitamin D	-	74.1	-	105	1.41	0.91	0	0.39	0.04	0.01	0.03	-	18.6	-	2.9	-	0
Yoghurt, plain, low fat, 12 grams protein per 8 ounce	-	85.1	-	63	1.55	1	0	0.43	0.04	0.01	0.03	-	7.04	-	7.04	-	0
Yoghurt, plain, skim milk, 13 grams protein per 8 ounce	-	85.2	-	56	0.18	0.12	0	0.05	0.01	0	0	-	7.68	-	7.68	-	0
Yoghurt, plain, whole milk, 8 grams protein per 8 ounce	-	87.9	-	61	3.25	2.1	0	0.89	0.09	0.03	0.07	-	4.66	-	4.66	-	0
Yoghurt, vanilla flavor, lowfat milk, low calorie sweetener	-	79	-	86	1.25	0.75	0	0.31	0.04	0.01	0.03	-	13.8	-	5.43	-	0
Yoghurt, vanilla or lemon flavor, nonfat milk, low calorie sweetener	-	87.4	-	43	0.18	0.12	0	0.05	0.01	0	0	-	7.5	-	7.5	-	0
Yoghurt, vanilla, low fat, 11 grams protein per 8 ounce	-	79	-	85	1.25	0.81	0	0.34	0.04	0.01	0.03	-	13.8	-	13.8	-	0
Yoghurt, vanilla, low fat, 11 grams protein per 8 ounce, fortified with vitamin D	-	79	-	85	1.25	0.81	0	0.34	0.04	0.01	0.03	-	13.8	-	13.8	-	0
Yoghurt, vanilla, non fat	-	79	-	78	0	0	0	0	0	0	0	-	17	-	5.88	-	0
Yoghurt, vanilla/ lemon, nonfat milk, low calorie sweetener, fortified vitamin D	-	87.4	-	43	0.18	0.12	0	0.05	0.01	0	0	-	7.5	-	7.5	-	0
Yoghurt, whole milk, fruit, multigrain cereal added DHA fortified babyfood	-	79.2	-	98	3.53	1.84	0	0.92	0.37	0.21	0.15	-	13.2	-	11.5	-	0.3
Yoghurt, whole milk, fruit, multigrain cereal added iron fortified babyfood	-	80.2	-	92	3.08	1.58	0	0.74	0.41	0.26	0.15	-	13	-	11.5	-	0.6
Yoghurt, Greek style, fruit	-	73.5	572	137	8.4	5.57	0.21	2.17	0.19	-	-	13.8	11.2	0.7	10.5	-	-
Yoghurt, Greek style, plain	-	78.2	551	133	10.2	6.75	0.21	2.53	0.28	0.05	0.23	16.7	4.8	0.3	4.5	-	0.0
Yoghurt, low fat, fruit	-	78.9	331	78	1.1	0.80	-	0.30	-	-	-	6.0	13.7	1.0	12.7	-	0.3
Yoghurt, low fat, hazelnut	-	77.4	387	91	1.5	0.58	0.00	0.75	0.09	0.01	0.08	1.6	16.0	1.1	14.9	-	0.9
Yoghurt, low fat, plain	-	87.2	243	57	1.0	0.66	0.02	0.24	-	-	0.03	1.3	7.8	0.3	7.5	-	0.0
Yoghurt, low fat, toffee	-	76.0	386	91	0.9	0.62	0.01	0.20	0.03	0.01	0.02	1.3	18.0	1.2	16.8	-	0.0
Yoghurt, soya, non-dairy alternative to yoghurt, fruit, fortified	-	82.7	306	72	2.0	0.32	0.00	0.40	1.18	0.15	1.03	0.0	11.0	0.3	10.7	-	1.0
Yoghurt, virtually fat free/diet, fruit	-	85.4	250	59	0.2	0.10	-	0.10	-	-	-	-	10.1	0.7	9.4	-	0.4
Yoghurt, virtually fat free/diet, plain	-	86.9	230	54	0.2	0.10	-	0.10	-	-	-	-	8.2	0.3	7.9	-	0.0
Yoghurt, whole milk, fruit	-	76.0	463	109	3.0	2.01	0.07	0.73	0.09	0.02	0.07	3.4	17.7	1.1	16.6	-	-
Yoghurt, whole milk, infant, fruit flavour	-	78.4	378	90	3.7	2.45	0.08	0.93	0.10	0.02	0.08	3.5	11.1	0.7	10.4	-	0.2
Yoghurt, whole milk, plain	-	81.9	333	79	3.0	1.91	0.11	0.79	0.10	0.02	0.05	11.0	7.8	0.0	7.8	-	0.0
Yoghurt, whole milk, twin pot, not fruit	-	68.4	623	148	5.6	3.20	-	-	-	-	-	-	21.5	3.3	18.2	-	0.3
Yoghurt, whole milk, twin pot, thick and creamy with fruit	-	74.7	446	106	3.2	-	-	-	-	-	-	-	16.2	0.6	15.6	-	1.0
Yokan, from adzuki beans & sugar		35.5		260	0.12	0.04	0	0.01	0.03	0	0.03		60.7		0		0
Yorkshire pudding, with semi-skimmed milk, homemade	-	58.1	830	197	8.3	1.89	0.05	1.95	3.74	-	-	52.3	25.6	22.1	3.5	-	1.1
Yorkshire pudding, made with skimmed milk, homemade	-	60.1	801	190	7.4	1.23	-	1.72	3.78	-	-	51.2	25.9	22.3	3.6	-	1.1
Yorkshire pudding, made with whole milk	-	57.7	889	211	9.8	2.78	0.09	2.37	3.85	-	-	57.3	25.8	22.3	3.4	-	1.1

Protein	Salt	Alcohol	VitaminA	Retinol	Beta-Carotene	VitaminD	VitaminE	VitaminB1	VitaminB2	VitaminB3	VitaminB6	VitaminB9	VitaminB12	VitaminC	Calcium	Iron	Sodium	Potassium	Magnesium	Zinc	Selenium	Copper	Phosphorus	Iodine
50 g	2300 mg	nr mg	900 μg	nr μg	nr mg	600 μg	1 mg	1.5 mg	1.7 mg	20 mg	2 mg	400 μg	6 μg	60 mg	1000 mg	18 mg	2400 mg	3500 mg	400 mg	15 mg	70 μg	2 mg	1000 mg	150 μg
4.37	-	0	10	-	-	0	0.02	0.04	0.18	0.1	0.04	9	0.7	152	0.07	58	195	15	0.74	3.1	0.08	119	-	-
4.86	-	0	0	-	-	0	0	0.04	0.2	0.1	0.04	10	0.7	169	0.07	65	216	16	0.82	3.1	0.08	133	-	-
3.98	-	0	11	-	-	0	0.02	0.03	0.16	0.09	0.04	9	0.6	138	0.06	53	177	13	0.67	2.8	0.08	109	-	-
3.98	-	0	11	-	-	0	0.02	0.03	0.16	0.09	0.04	9	0.6	138	0.06	53	177	13	0.67	2.8	0.08	109	-	-
4.86	-	0	131	-	-	0	0.06	0.04	0.18	0.1	0.04	10	0.7	152	0.07	58	194	16	0.82	3.1	0.08	133	-	-
4.86	-	0	131	-	-	0	0.06	0.04	0.18	0.1	0.04	10	0.7	152	0.07	58	194	16	0.82	3.1	0.08	133	-	-
5.25	-	0	14	-	-	0	0.03	0.04	0.21	0.11	0.05	11	0.8	183	0.08	70	234	17	0.89	3.3	0.01	144	-	-
5.73	-	0	2	-	-	0	0	0.05	0.23	0.12	0.05	12	0.9	199	0.09	77	255	19	0.97	3.6	0.01	157	-	-
3.47	-	0	27	-	-	0	0.06	0.03	0.14	0.07	0.03	7	0.5	121	0.05	46	155	12	0.59	2.2	0.01	95	-	-
4.93	-	0	12	-	-	0	0.02	0.04	0.2	0.11	0.04	11	0.8	171	0.07	66	219	16	0.83	4.9	0.01	135	-	-
3.86	-	0	2	-	-	0	0	0.03	0.16	0.09	0.04	8	1.1	143	0.12	59	177	13	0.67	3.1	0.08	109	-	-
4.93	-	0	12	-	-	0	0.02	0.04	0.2	0.11	0.04	11	0.8	171	0.07	66	219	16	0.83	4.9	0.01	135	-	-
4.93	-	0	12	-	-	0	0.02	0.04	0.2	0.11	0.04	11	0.8	171	0.07	66	219	16	0.83	4.9	0.01	135	-	-
2.94	-	0	61	-	-	0	0.01	0.04	0.2	0.11	0.04	11	0	118	0	47	141	16	0.83	4.9	0.01	88	-	-
3.86	-	0	2	-	-	0	0	0.03	0.16	0.09	0.04	8	1.1	143	0.12	59	177	13	0.67	3.1	0.08	109	-	-
3.4	-	0	24	-	-	0	0.07	0.05	0.13	0.12	0.03	8	1.4	107	0.15	41	149	15	0.59	2.8	0.02	95	-	-
3.05	-	0	22	-	-	0	0.09	0.05	0.12	0.12	0.04	7	3.6	98	4.18	38	143	15	0.54	2.4	0.03	86	-	-
4.8	-	0.0	-	115	-	0.1	0.39	0.12	0.13	0.1	-	0.0	-	141	0.16	64	218	14	0.6	3	-	136	39	-
5.7	-	0.0	-	115	-	0.1	0.38	0.12	0.13	0.1	0.01	0.2	-	126	0.11	66	184	13	0.5	3	-	138	39	-
4.2	-	0.0	-	10	-	-	0.28	0.12	0.21	0.1	-	0.3	1	140	0.11	62	204	15	0.5	2	-	120	48	-
4.4	-	-	-	8	-	0.1	0.28	0.12	0.22	0.1	0.01	0.3	1	160	0.17	58	215	18	0.6	2	0.02	141	46	-
4.8	-	0.0	-	8	-	0.1	-	0.12	0.22	0.1	0.01	0.3	1	162	0.08	63	228	16	0.6	2	0.03	143	34	-
3.8	-	-	-	8	-	0.1	-	0.12	0.33	0.1	0.01	0.3	1	159	0.11	67	220	16	0.6	2	-	132	34	-
3.3	-	0.0	-	-	3	0.8	-	0.11	0.21	-	-	0.4	-	120	0.45	24	94	15	0.2	2	-	72	10	-
4.8	-	0.0	-	-	-	-	0.03	0.12	0.21	0.1	-	0.3	1	140	0.10	62	204	15	0.5	1	-	120	-	-
5.4	-	0.0	-	-	-	-	-	0.12	0.22	0.1	0.01	0.3	1	160	0.13	71	247	16	0.6	2	0.03	151	53	-
4.0	-	0.0	-	36	-	0.1	0.18	0.12	0.16	0.1	0.01	0.3	1	122	0.12	58	170	13	0.4	2	-	96	27	-
3.8	-	0.0	-	36	-	0.1	0.18	0.12	0.15	0.1	0.01	0.3	-	120	0.21	46	176	12	0.5	2	0.02	114	27	-
5.7	-	0.0	-	28	21	0.0	0.05	0.06	0.27	0.2	0.10	0.2	1	200	0.10	80	280	19	0.7	2	-	170	63	-
4.2	-	0.0	-	-	-	-	-	-	-	-	-	-	-	136	-	100	-	-	-	-	-	-	-	-
4.1	-	0.0	-	20	15	-	0.12	0.06	0.19	0.2	0.08	0.2	2	130	0.16	53	175	13	0.4	-	-	106	-	-
3.29	-	0	0	-	-	0	0	0.01	0	0.06	0.01	8	0	27	1.16	83	45	18	0.07	2.3	0.03	40	-	-
6.7	-	0.0	-	30	6	0.4	3.07	0.08	0.21	0.5	0.08	1.0	2	119	0.80	52	181	16	0.7	5	0.05	124	29	-
6.8	-	-	-	18	-	0.4	3.07	0.08	0.21	0.5	0.08	1.0	1	123	0.80	54	185	16	0.7	5	0.05	126	28	-
6.7	-	0.0	-	43	10	0.4	3.12	0.11	0.23	0.6	0.10	1.0	1	119	0.80	52	182	16	0.7	5	0.05	125	29	-

COMPACT EDITION - RECIPROCITY

NOTES

NOTES

NOTES

Made in the USA
San Bernardino, CA
30 March 2018